看護師国試2025
必修問題完全予想550問

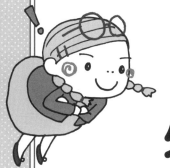

別冊付録

必修模試

50問 × 5セット

本体とは違う問題です。解答・解説は本体のP.179～です。
解答用紙を使って、本番のつもりで解いてみましょう。
解答時間は1問あたり1分、模試1回につき、50分です。

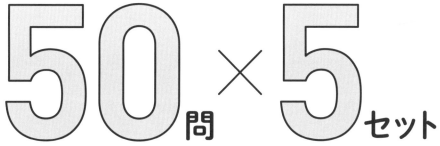

模試の内容

	問題（別冊）	解答・解説（本体）	問題数	解答時間
必修模試①	P.2～	P.182～	50問	50分
必修模試②	P.12～	P.192～	50問	50分
必修模試③	P.22～	P.202～	50問	50分
必修模試④	P.32～	P.213～	50問	50分
必修模試⑤	P.42～	P.227～	50問	50分
解答用紙	P.52	※ 縦型と横型があります。コピーしてご利用ください		

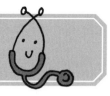

問題▶ 1 頻出

令和4（2022）年における家族の世帯構造で単独世帯が占める割合に近いのはどれか。

1. 13%
2. 23%
3. 33%
4. 43%

問題▶ 2 新規項目 頻出

令和4（2022）年の男性の平均寿命に近いのはどれか。

1. 74年
2. 78年
3. 81年
4. 86年

問題▶ 3

令和4（2022）年の死亡数に最も近いのはどれか。

1. 127万人
2. 157万人
3. 187万人
4. 217万人

問題▶ 4

食物繊維がもつ役割はどれか。

1. 下痢の改善
2. 細胞の構成
3. エネルギーの産生
4. コレステロールの吸着

問題▶ 5 頻出

運動によって予防効果があるのはどれか。

1. メニエール病
   Ménière's disease
2. 骨粗鬆症
   osteoporosis
3. 鉄欠乏性貧血
   iron-deficiency anemia
4. 1型糖尿病
   type 1 diabetes

問題▶ 6 分化して抗体産生を行うのはどれか。

1. T細胞
2. B細胞
3. 肥満細胞
4. 樹状細胞
5. ナチュラルキラー細胞

問題▶ 7 医療機関における倫理委員会の役割はどれか。

1. チーム医療を推進する。
2. 麻薬取扱者を任命する。
3. 医療事故に対して対応する。
4. 研究や医療行為を審査する。

問題▶ 8 令和4（2022）年の感染症発生動向調査による年間の性感染症〈STD〉報告数で最も多いのはどれか。
sexually transmitted disease

1. 淋菌感染症
   gonococcal infection
2. 尖圭コンジローマ
   condyloma acuminatum
3. 性器クラミジア感染症
   genital chlamydiosis
4. 性器ヘルペスウイルス感染症
   genital herpes

問題▶ 9 不足すると骨軟化症になるのはどれか。

1. ビタミンA
2. ビタミンB_{12}
3. ビタミンC
4. ビタミンD

問題▶ 10 右図はマズロー，A．H．の欲求階層である。Aの階層で求めるのはどれか。
Maslow, A. H.

1. 生命維持
2. 危険の回避
3. 自分の可能性の追求
4. 社会集団への所属
5. 他人からの承認

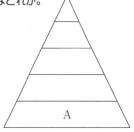

問題▶11 膝関節を伸展させる筋肉はどれか。

1. 腸腰筋
2. 大殿筋
3. 下腿三頭筋
4. 大腿四頭筋

問題▶12 老年期に感じることが多くなるのはどれか。

1. 現実感
2. 高揚感
3. 焦燥感
4. 好奇心

問題▶13 アプガースコアについて正しいのはどれか。

1. 5項目についてみる。
2. 0点が最も良好である。
3. 専門の機器が必要である。
4. 生後1週間までの児が対象である。

問題▶14 令和2（2020）年度の診療種類別にみた国民医療費で最も多いのはどれか。

1. 入院外医療費
2. 入院医療費
3. 歯科診療医療費
4. 薬局調剤医療費

問題▶15 肝硬変で低下するのはどれか。
cirrhosis

1. アルブミン
2. ビリルビン
3. クレアチニン
4. トリグリセリド

問題▶16

呼吸器の構造について正しいのはどれか。

1. 左右の肺は3葉ずつある。
2. 右肺は左肺より大きい。
3. 気管支は右が左より長い。
4. 異物は左気管支に入りやすい。

問題▶17

五肢

医療機関で－20℃以下で保存する血液製剤はどれか。

1. 血　漿
2. 血小板
3. 赤血球
4. アルブミン
5. グロブリン

問題▶18

頻出

認知症の行動・心理症状はどれか。
dementia

1. 妄　想
2. 記憶障害
3. 見当識障害
4. 実行機能の障害

問題▶19

頻出　五肢

要介護認定の申請先はどれか。

1. 主治医
2. 市町村
3. 介護保険審査会
4. 地域包括支援センター
5. 後期高齢者医療広域連合

問題▶20

頻出　五肢

永久歯28本が生える時期はどれか。

1. 2〜 4歳
2. 5〜 7歳
3. 8〜10歳
4. 11〜13歳
5. 16〜25歳

問題▶21

失語症の原因となるのはどれか。

1. 小脳出血
2. 脳梗塞
   cerebral infarction
3. 重症筋無力症
   myasthenia gravis
4. 筋萎縮性側索硬化症
   amyotrophic lateral sclerosis

問題▶22

総義歯の取り扱いで適切なのはどれか。

1. 食事をするたびに義歯を洗浄する。
2. 歯肉に接する義歯の内側は歯みがき剤でよく磨く。
3. 義歯は80℃以上のお湯で洗う。
4. 口腔内の洗浄は義歯を装着して行う。

問題▶23

特殊感覚はどれか。

1. 触 覚
2. 味 覚
3. 痛 覚
4. 温度感覚

問題▶24

患者の選択権の行使を阻害するのはどれか。

1. パターナリズム
2. アドボカシー
3. リビングウィル
4. インフォームド・コンセント

問題▶25

三次予防はどれか。

1. 健康診査
2. 早期治療
3. 再発防止
4. 健康教育

問題▶26

看護師の業務従事者届の届出先として規定されているのはどれか。

1. 就業先
2. 厚生労働大臣
3. 都道府県ナースセンター
4. 就業地の都道府県知事

問題▶27 新規項目

医療者間のコミュニケーションエラーについて正しいのはどれか。

1. 医療事故とは無関係である。
2. 口頭での指示はエラーを少なくする。
3. 報告するときには背景や状況を伝える。
4. 相手のミスを指摘するのは禁忌である。

問題▶28

対象となる薬剤に下図のような表示を義務づけている法律はどれか。

1. 医療法
2. 医師法
3. 薬剤師法
4. 医薬品、医療機器等の品質、有効性及び安全性の確保等に関する法律〈薬機法〉

問題▶29

上腕骨骨折時のギプス固定中に起こりやすいのはどれか。
humeral fracture

1. 腓骨神経麻痺
2. 橈骨神経麻痺
3. 脛骨神経麻痺
4. 坐骨神経麻痺

問題▶30

触診でアセスメントするのはどれか。

1. 気管支
2. 甲状腺
3. 心臓弁
4. 腸蠕動

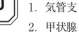

問題▶ 31

身体的ニーズはどれか。

1. 「医療従事者の患者への接遇を改善してほしい」
2. 「診療の待ち時間を短縮してほしい」
3. 「痛みを最小限にする医療を受けられるようにしてほしい」
4. 「インフォームド・コンセントを徹底してほしい」

問題▶ 32

新規項目 頻出

危機に際した患者の心理を4段階で論じたのはどれか。

1. コーン, N.
   Chon,N.
2. ションツ, F.C.
   Shontz,F.C.
3. フィンク, S.L.
   Fink,S.L.
4. キューブラー・ロス, E.
   Kübler Ross,E.

問題▶ 33

頻出

初乳の特徴はどれか。

1. 成乳より脂肪分が多い。
2. 成乳よりもIgAが多く含まれる。
3. 成乳と比較して分泌量が多い。
4. 産褥10日目までの乳汁をいう。

問題▶ 34

頻出

毛細血管中の脱酸素化ヘモグロビンが（　）g/dL以上になるとチアノーゼが発現する。
（　）内に入るのはどれか。

1. 3
2. 5
3. 10
4. 15

問題▶ 35

頻出

上腕への皮下注射で適切なのはどれか。

1. 注射部位の皮膚を伸展する。
2. 皮下組織の下の層に薬液を注入する。
3. 皮下脂肪が5mm以上の部位を選択する。
4. 針のカット面を上向きにして薬液の膨隆を確認する。

問題▶ 36

頻出

標準的な発育において1歳には出生体重の□倍の体重となる。
□に入る数字で正しいのはどれか。

1. 1.5倍
2. 2 倍
3. 3 倍
4. 5 倍

問題▶ 37

頻出

経鼻胃管の先端が胃内に留置されていることを確認する方法で正しいのはどれか。

1. 胃管に水を注入する。
2. 肺野の音の聴取を行う。
3. 胃管からの吸引物をpH試験紙で調べる。
4. 口を開けてもらい胃管があるかどうかを見る。

問題▶ 38

ナルコーシスの原因はどれか。

1. 高血圧症
　hypertension
2. 高尿酸血症
　hyperuricemia
3. 高炭酸ガス血症
　hypercapnia
4. 高ナトリウム血症
　hypernatremia

問題▶ 39

成人患者の鼻腔内の一時的吸引における吸引圧で適切なのはどれか。

1. － 150mmHg
2. － 250mmHg
3. － 350mmHg
4. － 450mmHg

問題▶ 40

サーカディアンリズムから最も影響を受けるのはどれか。

1. 食事と排泄
2. 睡眠と覚醒
3. 記憶と忘却
4. 心臓と血管

問題▶**41**

成人の血圧測定に用いる上腕用マンシェットの幅はどれか。

1. 5cm
2. 7cm
3. 9cm
4. 14cm

問題▶**42**

10% A液0.5mLをブドウ糖液499.5mLに加え、500mLとした。
できた液の濃度はどれか。

1. 0.001%
2. 0.01 %
3. 0.1 %
4. 1 %

問題▶**43**

膀胱留置カテーテルの固定用バルーンに入れるのはどれか。

1. 水道水
2. リンゲル液
3. 生理食塩水
4. 滅菌蒸留水

問題▶**44**

鎖骨下静脈に中心静脈カテーテルを挿入する際に起こりやすい合併症はどれか。

1. 気　胸
2. 脱　水
3. 無気肺
4. 鎖骨骨折

問題▶**45**

前立腺癌に特徴的な腫瘍マーカーはどれか。
prostate cancer

1. PSA
2. AFP
3. CEA
4. CA125

問題▶ 46

下図の三方活栓で、薬液の流れはどれか。

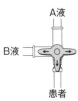

1. A液のみ注入
2. B液のみ注入
3. A液、B液ともに注入
4. A液、B液ともに中断

問題▶ 47

褥瘡が疑われる皮膚の発赤にガラス板を押し当てると、すぐに離しても発赤が消えない。この状態の褥瘡の深達度分類（NPUAP分類）はどれか。

1. ステージⅠ
2. ステージⅡ
3. ステージⅢ
4. ステージⅣ

問題▶ 48

針刺し事故によって感染する可能性が高いのはどれか。

1. ロタウイルス
2. C型肝炎ウイルス
3. ヘルペスウイルス
4. サイトメガロウイルス

問題▶ 49

成人に対する一次救命処置〈BLS〉で、胸骨圧迫と人工呼吸の回数比は30：□である。□に入るのはどれか。

1. 1　　　　2. 2
3. 3　　　　4. 5

問題▶ 50

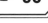

滅菌に使われるガスはどれか。

1. 炭酸ガス
2. ヘリウムガス
3. アルゴンガス
4. 酸化エチレンガス

必修模試②

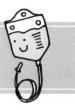

問題▶ 1
頻出

令和4（2022）年の人口動態統計における死亡場所で病院の占める割合はどれか。

1. 50%
2. 65%
3. 80%
4. 95%

問題▶ 2
頻出

令和4（2022）年の人口動態統計における死因のうち第2位はどれか。

1. 肺　炎
   pneumonia
2. 老　衰
3. 心疾患
   heart disease
4. 脳血管疾患
   cerebrovascular disease

問題▶ 3
頻出

令和4（2022）年の出生数に一番近いのはどれか。

1. 　77万人
2. 　97万人
3. 117万人
4. 137万人

問題▶ 4
新規項目

令和3（2021）年の業務上疾病の発生数に最も近いのはどれか。

1. 　5,000人
2. 　9,000人
3. 15,000人
4. 28,000人

問題▶ 5
頻出

令和2（2020）年度の国民1人当たりのおおよその国民医療費はどれか。

1. 　34万円
2. 　73万円
3. 　90万円
4. 105万円

6
 頻出

健康日本21（第三次）における1日の塩分摂取量の目標値で正しいのはどれか。

1. 5.0g
2. 7.0g
3. 9.0g
4. 11.0g

問題▶ **7**
頻出

インスリンを分泌するのはどれか。

1. 腎　臓
2. 膵　臓
3. 肝　臓
4. 副腎皮質

問題▶ **8**

退院調整の目的として最も適切なのはどれか。

1. 入院中・退院後の医療費を抑制する。
2. 退院後の療養生活について自己決定する。
3. 入院中と同じスタッフが継続したケアを行う。
4. 入院生活を振り返り、体験を肯定的に受け止める。

問題▶ **9**

回腸に造設されたストーマから通常排泄される便はどれか。

1. 水様便
2. 泥状便
3. 固形便
4. 硬　便

問題▶ **10**
頻出

ヘルシンキ宣言が述べているのはどれか。

1. 児童の権利
2. 健康の定義
3. 疾病の伝播予防
4. 医学研究に関する倫理

問題▶ 11

五肢

リスクマネジメントと最も関連があるのはどれか。

1. 健康増進
2. 職業倫理
3. 社会福祉
4. 安全管理
5. セルフケア

問題▶ 12

頻出

日本産科婦人科学会による臨床的な分娩開始時期の定義である。AとBに入る数値はどれか。

「陣痛周期（A）分以内あるいは陣痛頻度1時間に（B）回以上」

	A（分）	──	B（回）
1.	5	──	12
2.	10	──	6
3.	15	──	4
4.	20	──	3

問題▶ 13

動脈血の二酸化炭素分圧の正常値はどれか。

1. 20mmHg
2. 40mmHg
3. 60mmHg
4. 80mmHg

問題▶ 14

介護保険法の地域支援事業で正しいのはどれか。

1. 保険給付である。
2. 65歳以上であればすべてのサービスを受けられる。
3. ひとり暮らし高齢者の見守りは生活支援サービスに含まれる。
4. 介護予防・生活支援サービス事業と地域包括ケアシステム事業に分けられる。

問題▶ 15

令和3（2021）年度の小学生の疾病・異常被患率で最も高いのはどれか。

1. う 歯 dental caries
2. 耳疾患
3. 裸眼視力1.0未満
4. 鼻もしくは副鼻腔の疾患

問題▶ 16

躁状態に対して用いられる薬剤はどれか。

1. レボドパ
2. 炭酸リチウム
3. 塩酸ペンタゾシン
4. クロルプロマジン塩酸塩

問題▶ 17

五肢

感染症の予防及び感染症の患者に対する医療に関する法律〈感染症法〉において、後天性免疫不全症候群〈AIDS〉acquired immunodeficiency syndrome が分類されるのはどれか。

1. 一　類
2. 二　類
3. 三　類
4. 四　類
5. 五　類

問題▶ 18

頻出　五肢

老年期に生じる身体的な変化はどれか。

1. 赤色骨髄の増加
2. 血管抵抗の増大
3. 消化管の運動の亢進
4. 水晶体の弾性の増大
5. 筋肉の貯水能力の増大

問題▶ 19

ある慢性肺気腫chronic pulmonary emphysemaの患者の看護目標は「呼吸困難が軽減し、夜間よく眠れたという言動がある」である。現在、よく眠れるようになり、この計画を終了しようとしている。
看護過程のどの段階に該当するか。

1. アセスメント
2. 計画立案
3. 実　施
4. 評　価

問題▶ 20

男性の育児休業を定めているのはどれか。

1. 労働基準法
2. 育児・介護休業法
3. 男女雇用機会均等法
4. 次世代育成支援対策推進法

令和4（2022）年の日本の人口ピラミッドはどれか。

1.
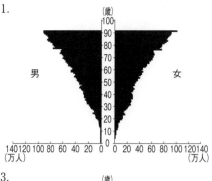

2.
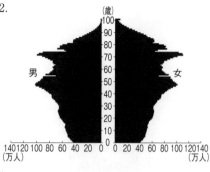

3.
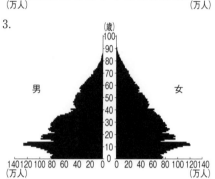

4.
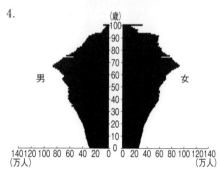

問題 ▶ **22**

令和4（2022）年の国民生活基礎調査で、65歳以上の者のいる世帯の全世帯に占める割合に最も近いのはどれか。

1. 30%
2. 40%
3. 50%
4. 60%

問題 ▶ **23**

肋骨の数で正しいのはどれか。

1. 5対
2. 7対
3. 10対
4. 12対

問題 ▶ **24**

薬物動態のうち、薬物が組織に移行することを指すのはどれか。

1. 蓄 積
2. 分 布
3. 代 謝
4. 吸 収
5. 排 泄

問題▶ 25

日本における令和4（2022）年の1〜4歳の子どもの死因で最も多いのはどれか。

1. 心疾患
   heart disease
2. 悪性新生物〈腫瘍〉
   malignant neoplasm
3. 不慮の事故
   accidents
4. 先天奇形、変形および染色体異常

問題▶ 26

介護保険の認定は「非該当」のほかに◻︎段階ある。
◻︎にあてはまるのはどれか。

1. 2
2. 3
3. 5
4. 7

問題▶ 27

リビングウィルで明らかにするのはどれか。

1. 終末期に自分がどのような医療を受けたいかの意思
2. 判断力が低下したときを想定した支援方針や財産についての希望
3. 自分の個人情報がどのように使われるのかについての同意
4. 医療従事者からの十分な説明に基づく医療についての同意

問題▶ 28

倫理原則の善行についての説明で適切なのはどれか。

1. 患者に対して正直に接する。
2. 利益や医療資源を平等に配分する。
3. 患者に危害を与えないようにする。
4. 患者の考える最善の利益を尊重し実現に努める。

問題▶ 29

グリーフケアの対象はどれか。

1. 家族を亡くした人
2. 介護で疲労している人
3. 独居している介護が必要な人
4. 排泄のケアを担当する人

問題▶ 30

新生児の生理的体重減少の正常範囲はどれか。

1. 4%以下
2. 5〜10%
3. 10〜15%
4. 15〜20%

必修模試❷

17

問題▶ 31

新規項目

アカウンタビリティについて正しいのはどれか。

1. 倫理原則が対立していること
2. 自分の行為の理由と結果を説明すること
3. コミュニケーションの相手と感情的交流が成立すること
4. 持っている力を最大限に発揮できるよう支援すること

問題▶ 32

頻出

McBurney〈マックバーネー〉圧痛点があるのはどれか。

1. 胸　部
2. 腹　部
3. 背　部
4. 鼠径部

問題▶ 33

頻出

最優先で対応する患者の欲求はどれか。

1. 承認の欲求
2. 愛情の欲求
3. 生理的な欲求
4. 自己実現の欲求

問題▶ 34

頻出

三尖弁の位置として正しいのはどれか。

1. 大動脈の起始部
2. 肺動脈の起始部
3. 左心房と左心室の間
4. 右心房と右心室の間

問題▶ 35

気道の確保の方法として下顎挙上法を選択する状況はどれか。

1. 意識を消失している場合
2. 下顎呼吸が出現している場合
3. 頸椎損傷が疑われる場合
   cervical spine injury
4. 異物による窒息が疑われる場合
   suffocation

問題▶ 36 〈頻出〉

患者を車椅子で移動させる際に適切なのはどれか。

1. 患者の両腕は肘置き台の外側に置く。
2. エレベーターに乗り込むときは前向きで入る。
3. 急な下り坂では患者を後ろ向きにして進む。
4. 段差を越えるときはハンドリムを持って前輪を上げる。

問題▶ 37

TORCH症候群の原因はどれか。

1. ウイルス
2. アルコール
3. 常染色体異常
4. 性染色体異常

問題▶ 38 〈頻出〉

異常な呼吸音のうち、断続性副雑音はどれか。

1. いびきのような音〈類鼾音〉
2. ヒューヒューという高い音〈笛声音〉
3. 耳元で髪をねじるような音〈捻髪音〉
4. ギュッギュッというこすれる音〈胸膜摩擦音〉

問題▶ 39 〈五肢〉

国民健康保険の保険者で正しいのはどれか。

1. 国
2. 健康保険組合
3. 市町村(特別区を含む)
4. 都道府県と市町村(特別区を含む)
5. 全国健康保険協会

問題▶ 40 〈頻出〉

運動の強度の単位はどれか。

1. ワット
2. メッツ
3. ジュール
4. 国際単位

問題▶ 41

頻出

●の位置を聴診して得られるのはどれか。

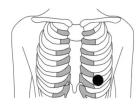

1. 三尖弁の音
2. 僧帽弁の音
3. 大動脈弁の音
4. 肺動脈弁の音

問題▶ 42

頻出

日本の令和4（2022）年における家族の世帯構造で最も少ないのはどれか。

1. 単独世帯
2. 三世代世帯
3. 夫婦のみの世帯
4. 夫婦と未婚の子のみの世帯

問題▶ 43

頻出

糖尿病ケトアシドーシスで生じるのはどれか。

1. 吐血
2. 低血糖
3. Kussmaul〈クスマウル〉呼吸
4. 血中ケトン体欠乏

問題▶ 44

頻出

ブローカ言語中枢があるのはどれか。

1. 前頭葉
2. 側頭葉
3. 頭頂葉
4. 後頭葉

問題▶ 45

頻出

循環血液量減少性ショックに陥る可能性があるのはどれか。

1. 気胸
   pneumothorax
2. 脱水
   dehydration
3. 心筋梗塞
   myocardial infarction
4. 脊髄損傷
   spinal cord injury

問題▶ 46 成人男性の赤血球数の基準値はどれか。

1. 250〜350万/μL
2. 450〜550万/μL
3. 650〜750万/μL
4. 850〜950万/μL

問題▶ 47 胎児循環の特徴はどれか。

頻出

1. 臍静脈は2本ある。
2. 心室に卵円孔がある。
3. 臍動脈には動脈血が流れる。
4. 動脈管は肺をスキップする構造である。

問題▶ 48 エリクソン，E. H. による青年期の発達課題はどれか。
Erikson,E.H.

頻出

1. 親密性 対 孤立
2. 積極性 対 罪悪感
3. 勤勉性 対 劣等感
4. アイデンティティの確立 対 同一性混乱

問題▶ 49 保健師助産師看護師法により看護師免許が与えられない可能性があるのはどれか。

1. 22歳未満の者
2. 素行が著しく不良である者
3. 罰金以上の刑に処せられた者
4. 伝染性の疾患にかかっている者

問題▶ 50 滅菌物の取り扱いで正しいのはどれか。

1. 鑷子を包装から取り出すときは先端を閉じた状態にする。
2. 滅菌パックはハサミを用いて開封する。
3. 滅菌包みは布の内側の端をつまんで開く。
4. 綿球の消毒薬はなるべく多く含ませた状態のまま鑷子で持ち上げる。

令和4（2022）年の国民生活基礎調査における女性の有訴者の自覚症状で最も多いのはどれか。

1. 鼻　閉
2. 腰　痛
3. 肩こり
4. 手足の関節が痛む

問題 ▶ **2**

令和4（2022）年の人口動態統計における妻の平均初婚年齢に最も近いのはどれか。

1. 28　歳
2. 30　歳
3. 32　歳
4. 34　歳

問題 ▶ **3**

令和4（2022）年の人口動態統計による自殺者数に最も近いのはどれか。

1. 1万1,000人
2. 2万1,000人
3. 3万1,000人
4. 4万1,000人

問題 ▶ **4**

コンピュータのキーボードで入力作業を行う際に最も発生しやすいのはどれか。

1. 振動障害
2. 聴力の低下
3. 頸肩腕症候群
  cervico-omo-brachial-syndrome
4. 電離放射線障害

問題 ▶ **5**

特定機能病院の入院患者数の規定で正しいのはどれか。

1. 100人以上
2. 200人以上
3. 300人以上
4. 400人以上

問題▶ 6

頻出

以下は日本高血圧学会（2019）による成人の血圧値（診察室血圧）の分類である。
「Ⅰ度高血圧は収縮期血圧が（　　　）〜159かつ／または拡張期血圧が90〜99であるものを指す」
（　　　）内に入るのはどれか。

1. 120
2. 130
3. 140
4. 150

問題▶ 7

頻出 **五肢**

妊娠中に超音波ドップラー法で胎児心音が100％聴取できるようになる時期はどれか。

1. 　6　週
2. 　8　週
3. 12　週
4. 16　週
5. 20　週

問題▶ 8

頻出

胎生期から10歳までの血清免疫グロブリン濃度の変化のグラフである。
矢印が示している免疫グロブリンはどれか。

1. IgA
2. IgE
3. IgG
4. IgM

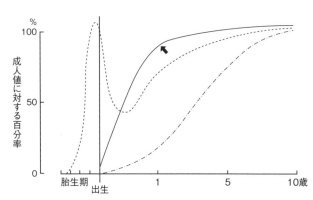

問題▶ 9

頻出 **五肢**

対光反射の中枢はどれか。

1. 小　脳
2. 中　脳
3. 延　髄
4. 大脳皮質
5. 視床下部

問題 ▶ 10

頻出

側頭葉にあるのはどれか。

1. 一次運動野
2. 聴覚野
3. 視覚野
4. 体性感覚野

 問題 ▶ 11

頻出

次の成人男性のBMI〈Body Mass Index〉に最も近いのはどれか。
46歳、身長180cm、体重71.3kg

1. BMI 22
2. BMI 24
3. BMI 28
4. BMI 30

 問題 ▶ 12

頻出 **五肢**

出生時からみられ、2歳ごろに消失するのはどれか。

1. 自動歩行反射
2. 緊張性頸反射
3. パラシュート反射
4. Moro〈モロー〉反射
5. Babinski〈バビンスキー〉反射

 問題 ▶ 13

頻出

二峰性の発熱が特徴なのはどれか。

1. 水痘
   varicella
2. 麻疹
   measles
3. 流行性耳下腺炎〈ムンプス〉
   mumps
4. 百日咳
   pertussis

 問題 ▶ 14

五肢

心機能を抑制する作用があるのはどれか。

1. β遮断薬
2. ジゴキシン
3. ドパミン塩酸塩
4. 抗コリン薬
5. アドレナリン

問題▶ 15

神経麻痺症状のおそれがある食中毒の原因菌はどれか。

1. 腸炎ビブリオ
2. ボツリヌス菌
3. 黄色ブドウ球菌
4. サルモネラ属菌

問題▶ 16

五肢

心電図で心室の収縮の過程を表しているのはどれか。

1. A
2. B
3. C
4. D
5. E

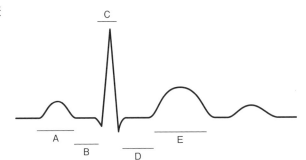

問題▶ 17

頻出

食間薬を服用する時間で正しいのはどれか。

1. 食後30分
2. 食後1時間
3. 食後2時間
4. 食後4時間

問題▶ 18

頻出

小児期にボールを蹴ることができるようになる時期はどれか。

1. 1歳ころ
2. 2歳ころ
3. 3歳ころ
4. 4歳ころ

問題▶ 19

頻出

正期産の最終日はどれか。

1. 妊娠40週6日
2. 妊娠41週6日
3. 妊娠42週6日
4. 妊娠43週6日

問題▶ 20 頻出

国民健康保険に加入している自営業者（50歳）の医療費の一部負担金の割合はどれか。
1. 1 割
2. 2 割
3. 3 割
4. 4 割

問題▶ 21 頻出

ほとんどの栄養素の吸収が行われるのはどれか。
1. 胃
2. 小　腸
3. 結　腸
4. 肝　臓

問題▶ 22

病棟における「7対1」などの看護配置によって決まるのはどれか。
1. 調剤料
2. 入院基本料
3. 入院時食事療養費
4. 手術にかかる費用

問題▶ 23 頻出

令和4（2022）年の合計特殊出生率はどれか。
1. 1.26
2. 1.30
3. 1.33
4. 1.38

問題▶ 24 頻出

地域包括支援センターは◻︎◻︎、または◻︎◻︎から委託を受けた法人が設置できる。◻︎◻︎に入るのはどれか。
1. 国
2. 都道府県
3. 市町村
4. 保健所

問題▶ 25

CO_2ナルコーシスの症状で正しいのはどれか。
1. 咳　嗽
2. 難　聴
3. 浮　腫
4. 呼吸抑制

問題▶26 多発的に生じる感覚障害の原因として最も考えられるのはどれか。

1. 糖尿病
   diabetes mellitus
2. 手根管症候群
3. 圧迫による神経損傷
4. 注射による神経損傷

問題▶27 アルツハイマー型認知症について正しいのはどれか。
dementia of Alzheimer type

頻出

1. 男性に多い。
2. 大脳の一部が萎縮している。
3. パーキンソン症状が強く現れる。
4. 初期の症状は記銘記憶障害である。

問題▶28 左肩・左上肢・顎への関連痛が生じる疾患はどれか。

頻出

1. 胃潰瘍
   gastric ulcer
2. 胆石症
   cholelithiasis
3. 心筋梗塞
   myocardial infarction
4. 尿管結石症
   ureterolithiasis

問題▶29 図の器具を使うのはどれか。

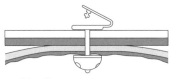

1. 胃　瘻
2. 人工肛門
3. 中心静脈栄養
4. 脳室-腹腔シャント

問題▶30 労働基準法では、原則として「1日に□時間を超えて労働させてはならない」とされている。
□に入るのはどれか。

頻出

1. 6
2. 8
3. 10
4. 12

問題▶31 頻出

指定訪問看護ステーションは常勤換算で（　　　）人以上の看護職員を配置することが定められている。

（　　　）に入るのはどれか。

1. 2.0
2. 2.5
3. 3.0
4. 3.5

問題▶32 視覚

患者の手に写真（**視覚素材No.5**）の物品を装着している目的で最も適切なのはどれか。

1. 血液型の確認
2. 患者誤認の防止
3. 医療コストの削減
4. 病院からの無断外出の防止

問題▶33

学童期における呼吸の型はどれか。

1. 鼻翼呼吸
2. 腹式呼吸
3. 胸式呼吸
4. 胸腹式呼吸

問題▶34 頻出

股関節の運動を図に示す。内旋はどれか。

1.
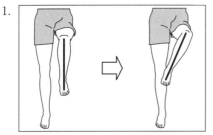

2.
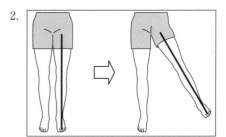

3.
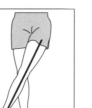

4.
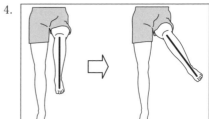

問題▶35

誤嚥しやすい患者の食事の援助で適切なのはどれか。

1. 食材は細かく刻む。
2. 固形物は水分と混ぜる。
3. 頸部を前屈して嚥下する。
4. 表面に粉のついた食材を使う。

問題▶36

細菌感染による急性炎症で最初に反応する白血球はどれか。

1. 好酸球
2. 好中球
3. 好塩基球
4. リンパ球

問題▶37

一次救命処置〈BLS〉はどれか。

1. 気管挿管
2. 酸素吸入
3. 自動体外式除細動器〈AED〉使用
4. 静脈路の確保

問題▶38

患者の自己決定を擁護する看護師の行動で適切なのはどれか。

1. 専門用語を使って説明する。
2. 患者が質問する機会をつくる。
3. 患者が理解できない説明は省略する。
4. 患者の意見よりも家族の意見を尊重する。

問題▶39

日和見感染症はどれか。
opportunistic infection

1. 風　疹
rubella
2. インフルエンザ
influenza
3. マイコプラズマ肺炎
mycoplasma pneumonia
4. ニューモシスチス肺炎
pneumocystis pneumonia

問題▶40

交感神経の緊張状態で生じるのはどれか。

1. 瞳孔の収縮
2. 気管支の収縮
3. 唾液分泌促進
4. 心拍数の増加

問題▶41

心的外傷後ストレス障害〈心的外傷後ストレス症〉で正しいのはどれか。
post-traumatic stress disorder

1. 数日間で症状は消失する。
2. 他人の注視を受けることに不安をもつ。
3. 結婚などのライフイベントが原因となる。
4. 原因になった出来事の記憶を繰り返し思い出す。

問題▶42 五肢

介護保険の地域密着型サービスはどれか。

1. 訪問リハビリテーション
2. 介護医療院
3. 介護老人福祉施設
4. 介護老人保健施設
5. 認知症対応型共同生活介護

問題▶43

左麻痺患者の寝衣交換で正しいのはどれか。

1. 脱がせるときも着せるときも左手から行う。
2. 脱がせるときも着せるときも右手から行う。
3. 脱がせるときは右手から行い、着せるときは左手から行う。
4. 脱がせるときは左手から行い、着せるときは右手から行う。

問題▶44

生後6か月児で発達の遅れを疑うのはどれか。

1. 首がすわらない。
2. つかまり立ちができない。
3. ひとりで座っていることができない。
4. 親指と人さし指を使って、物をつまむことができない。

問題▶45 頻出

脳死判定の前提条件を満たした成人の脳死の判定について、1回目の脳死判定から2回目の判定までの間隔はどれか。

1. 3時間以上
2. 6時間以上
3. 12時間以上
4. 24時間以上

問題▶46

五肢

成人に対する手技と数値の組合せで適切なのはどれか。

1. 男性の尿道カテーテル挿入の長さ：14〜17cm
2. 女性の尿道カテーテル挿入の長さ：7〜10cm
3. グリセリン浣腸の挿入の長さ：8cm
4. 経鼻胃管チューブの挿入の長さ：45〜50cm
5. 胸骨圧迫の深さ：3cm

問題▶47

6つの「Right」というルールが防止するのはどれか。

1. 感染症
2. 褥　瘡
3. 与薬ミス
4. 転倒事故

問題▶48

頻出

老年期の運動能力の変化の原因はどれか。

1. 関節液の増加
2. 軟骨の石灰化
3. 重心動揺の低下
4. 歩行時の後傾姿勢

問題▶49

頻出

側臥位の成人患者の褥瘡好発部位はどれか。

1. 踵骨部
2. 仙骨部
3. 肩甲骨部
4. 大転子部

問題▶50

頻出 **五肢**

意識レベルの観察で最初に行うのはどれか。

1. 名前を確認する。
2. 瞳孔の状態を見る。
3. 痛み刺激を与える。
4. 身体を揺さぶる。
5. 患者に声で呼びかける。

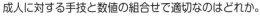 必修模試❸

必修模試④

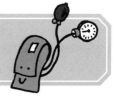

問題▶1

ウェルネスの定義はどれか。
1. 病気や障害がない状態
2. 輝くように生き生きしている状態
3. 身体的・精神的・社会的に健康上の問題がない状態
4. 自分で健康をコントロールし、改善できる状態

問題▶2 頻出

令和4（2022）年の国民生活基礎調査で、世帯構造別にみた世帯数の割合で最も多いのはどれか。
1. 単独世帯
2. 夫婦のみの世帯
3. 夫婦と未婚の子のみの世帯
4. 三世代世帯

問題▶3 頻出

令和4（2022）年の出生数に近いのはどれか。
1. 67万人
2. 77万人
3. 87万人
4. 97万人

問題▶4 頻出

主要死因別にみた死亡率の推移を右図に示す。
老衰を示すのはどれか。
1. ①
2. ②
3. ③
4. ④

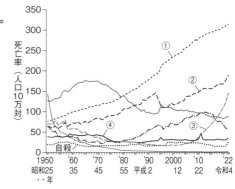

問題▶5 新規項目 頻出

健康寿命について適切なのはどれか。
1. 日常生活が制限されることなく生活できる期間をいう。
2. 治療の必要な病気がない期間をいう。
3. 身体的苦痛のない期間をいう。
4. 0歳児が平均的にあと何年、生きられるかの予測値である。

問題▶ **6** 頻出

「国民健康・栄養調査」において、運動習慣のある者とは、1回30分以上の運動を、週（　　）回以上実施し1年以上持続している者としている。
（　　）内に入るのはどれか。

1. 1
2. 2
3. 3
4. 4

 問題▶ **7** 頻出

男性の飲酒で、生活習慣病のリスクを高める純アルコール摂取量（1日あたり）とされるのはどれか。

1. 10g/日以上
2. 20g/日以上
3. 30g/日以上
4. 40g/日以上

問題▶ **8** 新規項目 頻出

労働衛生の3管理のうち、作業管理に該当するのはどれか。

1. 作業姿勢の改善
2. 特殊健康診断の実施
3. 有害物質の作業環境測定
4. 騒音の許容基準の遵守

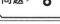 問題▶ **9**

医療保険制度の被用者保険はどれか。

1. 厚生年金保険
2. 国民健康保険
3. 共済組合保険
4. 雇用保険

問題▶ **10**

介護保険法に基づく地域支援事業はどれか。

1. 要介護者の訪問看護
2. 介護予防ケアマネジメント
3. 訪問入浴介護
4. 短期入所療養介護

問題 ▶ 11

「人生の最終段階における医療・ケアの決定プロセスに関するガイドライン」に示される内容で適切なのはどれか。

1. 本人による意思決定を基本とするものである。
2. 一度、表示された自らの意思は変わるものではない。
3. 積極的安楽死も対象とする。
4. 医師と本人との協議で医療・ケアの方針を決定する。

問題 ▶ 12

ノーマライゼーションについて適切なのはどれか。

1. 障害者の保護
2. 障害の原因追求と治療の促進
3. 障害者収容施設の充実
4. 障害者についての一般市民の理解の促進

問題 ▶ 13

頻出

保健師助産師看護師法に定める守秘義務で適切なのはどれか。

1. 退職すれば守秘義務はなくなる。
2. 違反者に罰則規定はない。
3. 助産師の規定はない。
4. 保健師の規定はない。

問題 ▶ 14

看護師等免許保持者の届出制度（離職看護師等届出）について適切なのはどれか。

1. 都道府県知事に届け出る。
2. 届出をしない場合は罰則規定がある。
3. 根拠法令は保健師助産師看護師法である。
4. 免許取得後ただちに就業しない場合も届出をする必要がある。

問題 ▶ 15

コーン，N．の示す障害受容過程で最初にみられるのはどれか。
Cohn, N.

1. 防　衛
2. 悲　嘆
3. ショック
4. 回復への期待

問題▶16

頻出

スキャモンの各器官別発育曲線を右図に示す。
神経系型はどれか。

1. ①
2. ②
3. ③
4. ④

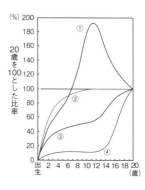

問題▶17

頻出

老年期の身体機能の変化で適切なのはどれか。

1. 拡張期血圧が著しく増加する。
2. 直腸内圧閾値は低下する。
3. 尿の濃縮力は低下する。
4. 発汗量は増加する。

問題▶18

家族の機能で、老いた両親を介護するのはどれか。

1. 情緒的機能
2. 社会化機能
3. ヘルスケア機能
4. 生殖機能

問題▶19

頻出

医療法に定められている地域医療支援病院の要件はどれか。

1. 厚生労働大臣の承認施設である。
2. 20人以上の患者を入院させることができる。
3. 救急医療の提供能力を有する。
4. 高度な医療提供能力を有する。

問題▶20

頻出

訪問看護ステーションの人員に関する基準で適切なのはどれか。

1. 看護職員は常勤換算で2.5名以上であること。
2. 看護職員のうち2名は常勤であること。
3. 管理者は医師であること。
4. 理学療法士は配置できない。

問題▶21 頻出

保健所の業務はどれか。

1. 乳幼児健康診査
2. エイズの予防
   acquired immunodeficiency syndrome
3. 予防接種
4. 介護認定審査

問題▶22

学校保健安全法で、出席停止期間を「解熱後3日を経過するまで」としているのはどれか。

1. 結核
   tuberculosis
2. 麻疹
   measles
3. 風疹
   rebella
4. 水痘
   varicella

問題▶23 頻出

動脈の特徴はどれか。

1. 弁がある。
2. 静脈壁に比べて動脈壁は厚い。
3. 静脈に比べて内腔は広い。
4. 心臓に戻る血液を運ぶ血管である。

問題▶24 頻出

体重60kgの成人男性の血液量に近いのはどれか。

1. 3L
2. 5L
3. 7L
4. 9L

問題▶25 頻出

胃の主細胞で分泌されるのはどれか。

1. 粘液
2. 胃酸
3. ペプシノゲン
4. ペプシン

問題▶26

頻出

甲状腺の傍濾胞細胞から分泌されるホルモンと拮抗作用をもつのはどれか。

1. サイロキシン
2. トリヨードサイロニン
3. パラソルモン
4. グルカゴン

問題▶27

新規項目

失語症で、話し言葉は流暢でないが、人の話は理解できるのはどれか。
aphasia

1. Broca〈ブローカ〉失語症
2. Wernicke〈ウェルニッケ〉失語症
3. 全失語症
4. 構音障害

問題▶28

水欠乏性脱水（一次脱水）でみられるのはどれか。

1. 強い口渇
2. 血圧上昇
3. 頭　痛
4. 血清ナトリウム濃度の低下

問題▶29

乾性咳嗽を主徴とするのはどれか。

1. 結　核
tuberculosis
2. 間質性肺炎
interstitial pneumonia
3. 気管支拡張症
bronchiectasis
4. 肺水腫
pulmonary edema

問題▶30

頻出

アダムス-ストークス〈Adams-Stokes〉症候群の原因となるのはどれか。
Adams-Stokes syndrome

1. 不整脈
2. 肝性脳症
3. 低血糖
4. 呼吸不全

問題▶31 空腹時に心窩部痛を自覚し、食事摂取で軽減することがあるのはどれか。

1. 胃食道逆流症
   gastro-esophageal reflux disease
2. 十二指腸潰瘍
   duodenal ulcer
3. 胆石症
   cholelithiasis
4. 急性膵炎
   acute pancreatitis

・・・

問題▶32 乏尿をきたすのはどれか。

1. 脱　水
   dehydration
2. 尿崩症
   diabetes insipidus
3. 前立腺肥大症
   prostatic hyperplasia
4. 膀胱炎
   cystitis

・・・

問題▶33 垂直感染するのはどれか。

頻出

1. 風疹ウイルス
2. 水痘−帯状疱疹ウイルス
3. セラチア
4. マイコプラズマ

・・・

問題▶34 ウイルス感染が発症のリスク因子と考えられるのはどれか。

頻出

1. 胃　癌
   gastric cancer
2. 大腸癌
   colon cancer
3. 肺　癌
   lung cancer
4. 子宮頸癌
   cancer of the uterine cervix

・・・

問題▶35 ロタウイルス感染症について適切なのはどれか。
rotavirus infection
1. 経産道感染する。
2. 嘔吐・発熱・水様性下痢がみられる。
3. 肺炎を合併する。
   pneumonia
4. 予防接種は開発されていない。

問題▶ 36

頻出

脂質異常症を疑うのはどれか。
dyslipidemia

1. 総コレステロール————180mg/dL

2. LDLコレステロール————118mg/dL

3. HDLコレステロール———— 36mg/dL

4. トリグリセリド————138mg/dL

問題▶ 37

頻出

有害事象（副作用）として、呼吸抑制がみられるのはどれか。

1. 抗がん薬

2. 副腎皮質ステロイド薬

3. 麻薬性鎮痛薬

4. 硝酸薬

問題▶ 38

脳梗塞発症直後（4.5時間以内）に血栓を溶解する目的で使用するのはどれか。
cerebral infarction

1. アスピリン

2. ワルファリンカリウム

3. ヘパリンナトリウム

4. 組織型プラスミノーゲンアクチベータ〈rt-PA〉

問題▶ 39

新規項目

止痢薬のなかで腸管運動抑制薬はどれか。

1. 天然ケイ酸アルミニウム

2. ビフィズス菌

3. タンニン酸アルブミン

4. ロペラミド塩酸塩

問題▶ 40

頻出

肺水腫の発症により聴取される呼吸音はどれか。
pulmonary edema

1. グーグー

2. ヒューヒュー

3. ブクブク

4. ギュッギュッ

問題▶41

小脳機能を評価するのはどれか。

1. バレー徴候
2. リンネテスト
3. ロンベルグ試験
4. ウェーバーテスト

問題▶42

認知症患者の転倒・転落予防対策として、最も適切なのはどれか。
dementia

1. 4点ベッド柵を設置する。
2. 離床センサーを設置する。
3. 手足を抑制する。
4. ベッドの高さを高くする。

問題▶43

哺乳瓶に使用する消毒薬はどれか。

1. グルタラール
2. 次亜塩素酸ナトリウム（0.01％）
3. エタノール
4. ポビドンヨード

問題▶44

点滴静脈内注射の残りが250mLある。これを1時間30分で終了したい。
1分間当たりの滴下数はどれか（一般用輸液セット〈20滴/mL〉を使用する）。

1. 40滴
2. 45滴
3. 50滴
4. 55滴

問題▶45

新鮮凍結血漿の取り扱いで適切なのはどれか。

1. 室温で保存する。
2. 恒温槽で30～37℃のぬるま湯で融解して投与する。
3. 融解後は3日以内に投与する。
4. 融解後、投与しなかった新鮮凍結血漿は再凍結する。

問題▶46
頻出

静脈血採血の穿刺部位の選択として適切なのはどれか。

1. 太く、浅く、弾力性が少ない血管を選ぶとよい。
2. 麻痺がある場合は麻痺側で行う。
3. 橈側皮静脈、肘正中皮静脈、尺側皮静脈から選ぶとよい。
4. 拍動が感じられる血管を選択するとよい。

問題▶47
頻出 視覚

酸素ボンベを別に示す（**視覚素材No.6**）。
酸素の残量を計算するのにみるのはどれか。

1. ア
2. イ
3. ウ
4. エ

問題▶48
視覚

写真の機器（**視覚素材No.7**）の使用で適切なのはどれか。

1. ジェットネブライザーで、薬剤を吸入する。
2. 滅菌精製水や蒸留水などの水は不要である。
3. 嘴管が必要である。
4. 使用後はうがいを促す。

問題▶49
頻出

点眼法で適切なのはどれか。

1. 複数の点眼薬の指示があれば、1分の間隔で点眼する。
2. 眼軟膏の指示があれば、点眼薬より先に投与する。
3. 点眼は1滴でよい。
4. 上眼瞼を拭き綿で軽く引き上げ、眼球に触れないように点眼する。

問題▶50

創傷の治癒過程の最初にみられるのはどれか。

1. 炎　症
2. 出血・凝固
3. 肉芽形成
4. 瘢　痕

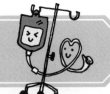

必修模試⑤

問題▶ 1

令和4（2022）年10月1日現在の日本の人口ピラミッドである。
下の膨らみの部分（←）の年齢はどれか。

1. 44～47歳
2. 48～51歳
3. 52～55歳
4. 56～59歳

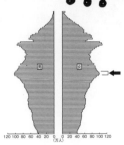

資料：総務省統計局「令和4年10月1日現在推計人口」

頻出

問題▶ 2

令和4（2022）年の日本の従属人口指数に近いのはどれか。

1. 48
2. 68
3. 148
4. 168

頻出

問題▶ 3

部位別悪性新生物〈腫瘍〉の年齢調整死亡率で、近年増加傾向にあるのはどれか。

1. 胃
2. 肝および肝内胆管
3. 膵
4. 気管、気管支および肺

頻出

問題▶ 4

令和2（2020）年の患者調査おける傷病分類別にみた外来の受療率で最も高いのはどれか。

1. 筋骨格系及び結合組織の疾患
2. 精神及び行動の障害
3. 呼吸器系の疾患
4. 消化器系の疾患
5. 循環器系の疾患

頻出 **五肢**

問題▶ 5

環境基本法に基づき、大気汚染に係る環境基準が定められているのはどれか。

1. 浮遊粒子状物質〈SPM〉
2. 水銀およびアルキル水銀化合物
3. シアン化合物
4. カドミウムおよびその化合物

頻出

問題▶ 6

頻出

令和3（2021）年の労働者の定期健康診断において有所見率が最も高いのはどれか。

1. 血圧
2. 肝機能
3. 血中脂質
4. 血糖検査

問題▶ 7

ワーク・ライフ・バランスによってめざす社会はどれか。

1. 仕事を犠牲にしてでも生活を充実させる社会
2. 働き方の二極化を推進する社会
3. 多様な働き方・生き方が選択できる社会
4. 育児休業を取得しやすくして女性が家で子育てしやすい社会

問題▶ 8

頻出

通勤途上、凍結した道路で転倒し、病院に搬送された場合に適用されるのはどれか。

1. 医療保険
2. 介護保険
3. 労働者災害補償保険
4. 年金保険

問題▶ 9

後期高齢者医療制度について適切なのはどれか。

1. 対象は65歳以上の高齢者である。
2. 保険者は全国健康保険協会である。
3. 根拠法令は老人保健法である。
4. 給付率は9割（一定以上あるいは現役並みの所得者は除く）である。

問題▶ 10

介護保険の地域密着型サービスはどれか。

1. 訪問入浴介護
2. 短期入所療養介護
3. 看護小規模多機能型居宅介護
4. 住宅改修費の支給

問題▶ 11

災害時トリアージは倫理原則のどれに基づくものか。

1. 善行の原則
2. 公正・正義の原則
3. 誠実・忠誠の原則
4. 無危害の原則

問題▶ 12

業務従事者届の提出先はどれか。

1. 住居地の市町村
2. 住居地の保健所
3. 就業地の市町村
4. 就業地の都道府県

問題▶ 13

原始反射が消失する時期から出現する、中脳から大脳皮質レベルの反射（姿勢反射）といわれるのはどれか。

1. モロー反射
2. 探索反射
3. 手掌把握反射
4. パラシュート反射

問題▶ 14

女子の第二次性徴で最初にみられるのはどれか。

1. 陰毛の発生
2. 乳房の発育
3. 初　経
4. 骨端線の閉鎖

問題▶ 15

頻出

更年期にみられる特徴的な症状はどれか。

1. 血圧低下
2. 浮　腫
3. ほてり
4. 不整脈

問題▶ 16 頻出

30歳を100%としたときに、80歳代の高齢者が80〜90%その機能を維持できるのはどれか。

1. 肺活量
2. 標準腎血漿流量
3. 神経伝導速度
4. 心拍出量係数

問題▶ 17

医療法に規定される医療提供施設で入院・入所者総数が9人以下なのはどれか。

1. 地域医療支援病院
2. 病　院
3. 診療所
4. 助産所

問題▶ 18

事業者に雇入時の健康診断を義務づけているのはどれか。

1. 労働基準法
2. 労働安全衛生法
3. 健康保険法
4. 労働者災害補償保険法

問題▶ 19

退院調整における看護師の役割について適切なのはどれか。

1. 1日も早く退院できるようにする。
2. 自宅での療養生活が望めない場合は、施設を決める。
3. 入院中に自宅を訪問して、療養生活に必要な物品等を準備する。
4. 患者・家族の望む在宅療養生活を継続するために、病院と地域をつなぐ。

問題▶ 20

安静時の心拍出量が5,000mL/分の場合、腎血流量に近いのはどれか。

1. 　500mL/分
2. 1,000mL/分
3. 2,000mL/分
4. 2,500mL/分

問題 ▶ 21

嚥下機能の「食塊を咽頭に送り込む」運動に重要な役割を果たすのはどれか。

1. 滑車神経
2. 三叉神経
3. 顔面神経
4. 舌下神経

問題 ▶ 22

眼房水を分泌するのはどこか。

1. 角　膜
2. 網　膜
3. 毛様体
4. シュレム管

問題 ▶ 23

血管外に出るとマクロファージになるのはどれか。

1. 好中球
2. 好塩基球
3. 単　球
4. リンパ球

問題 ▶ 24

血糖値の上昇と抗炎症作用を併せもつのはどれか。

1. バソプレシン
2. サイロキシン
3. グルカゴン
4. 糖質コルチコイド

問題 ▶ 25

膵液の分泌を促進するのはどれか。

1. ガストリン
2. セクレチン
3. カルシトニン
4. ソマトスタチン

問題▶ 26

狭心症によって左下顎に疼痛を感じることがある。
angina pectoris
この痛みはどれか。

1．内臓痛

2．関連痛

3．深部痛

4．表在痛

問題▶ 27

多尿が起こる原因はどれか。

1．アルドステロンの分泌過剰

2．バソプレシンの分泌過剰

3．高血糖状態の持続

4．水欠乏性脱水

問題▶ 28

写真を別に示す（**視覚素材No.8**）。
この状態はどれか。

1．脱　水

2．浮　腫

3．変　性

4．壊　死

必修模試 ❺

問題▶ 29

生活習慣病はどれか。
lifestyle related diseases

1．高血圧症
hypertension

2．百日咳
pertussis

3．1型糖尿病
type 1 diabetes mellitus

4．関節リウマチ
rheumatoid arthritis

問題▶ 30

ノロウイルス感染症について適切なのはどれか。
norovirus infection

1．春先から夏にかけて流行する。

2．飛沫感染する。

3．ワクチンが開発されている。

4．消毒には次亜塩素酸ナトリウムが有効である。

頻出

せん妄と認知症を鑑別する際の認知症の特徴はどれか。
deliria　dementia　　　　　　dementia

1．発症は緩徐で漸進的である。

2．経過は可逆的である。

3．幻覚がしばしば観察される。

4．見当識障害は早期からみられる。

頻出

腎機能の低下を疑う血液生化学検査のデータはどれか。

1．血清アルブミン値の低下

2．血清カルシウム値の増加

3．血清クレアチニン値の増加

4．血清ビリルビン値の増加

尿検査で尿比重の低下がみられるのはどれか。

1．水分の過剰摂取

2．糖尿病
　　diabetes mellitus

3．発汗多量

4．下　痢
　　diarrhea

新規項目

インターフェロン製剤が適用になるのはどれか。

1．が　ん
　　cancer

2．結　核
　　tuberculosis

3．関節リウマチ
　　rheumatoid arthritis

4．全身性エリテマトーデス
　　systemic lups erythematosus

ニトログリセリン舌下錠について適切なのはどれか。

1．副反応には血圧上昇がある。

2．初回通過効果を強く受ける。

3．仰臥位または座位で服用する。

4．噛まずに飲み込む。

問題▶ 36 インスリン10単位はどれか。

1. 0.1 mL
2. 1 mL
3. 10 mL
4. 100 mL

問題▶ 37 副反応に出血傾向があるのはどれか。

1. アスピリン
2. アトロピン
3. イソニアジド
4. フロセミド

問題▶ 38 フォーカスチャーティングについて適切なのはどれか。

1. 問題に沿って経過記録を書く。
2. 看護師独自の記録様式である。
3. 日々の経過記録はSOAP形式で書く。
4. その日の患者の特記すべき事柄を、焦点化して書く。

問題▶ 39 成人の安静時のバイタルサインで基準値内と判断するのはどれか。

1. 脈拍　80/分
2. 呼吸　26/分
3. 腋窩温　37.5℃
4. 血圧　130/92mmHg

問題▶ 40 ジャパン・コーマ・スケール〈JCS〉で10−Rと判断された状態で適切なのはどれか。

1. 痛み刺激で払いのける動作をする。
2. 不穏状態である。
3. 尿失禁がみられる。
4. 自発性が喪失している。

問題▶ 41

摘便について適切なのはどれか。
1. S状結腸に便が停滞し自力で排泄が困難な場合に行う。
2. 緩下薬や浣腸などを行う前に実施する。
3. 手袋をはめた示指にワセリンを十分に塗って用手的に排出させる。
4. 強く努責をしてもらいながら便を掻き出す。

問題▶ 42

ノンレム睡眠時の生体の状態を表すのはどれか。
1. 眼球運動がみられる。
2. 脳波ではデルタ波がみられる。
3. 抗利尿ホルモンの分泌は低下する。
4. 呼吸は不規則である。

問題▶ 43

褥瘡発生を予測するスケールはどれか。
1. ブレーデンスケール
2. DESIGN-R
3. チャイルド・ピュー分類
4. アップルコアサイン

問題▶ 44

10％ベンザルコニウム塩化物を0.1％に希釈して1,000mLの消毒液をつくるのに必要な10％ベンザルコニウム塩化物の量はどれか。
1. 　5 mL
2. 　10 mL
3. 　15 mL
4. 　20 mL

問題▶ 45

飛沫感染予防策について適切なのはどれか。
1. 個室管理は不要である。
2. 患者が室外に出るときはN95マスクを着用する。
3. 患者は咳エチケットは必要ない。
4. 医療従事者はサージカルマスクを着用する。

問題▸46

15%塩化カリウム注射液の投与方法で適切なのはどれか。

1. 希釈して点滴による静脈内注射
2. 原液の静脈注射
3. 筋肉注射
4. 皮下注射

問題▸47

臼歯と頬の間に挿入して口腔内与薬するのはどれか。

1. 舌下錠
2. トローチ
3. バッカル錠
4. チュアブル錠

問題▸48

針を刺入したときに「採血部位の強い痛みや手のしびれがないか」を問うのは、採血に関連する有害事象の何を確認するものか。

1. 神経損傷
   nerve injury
2. 血管迷走神経反応〈VVR〉
   vasovagal reaction
3. 感染症
   infection
4. 皮下血腫
   subcutaneous hematoma

問題▸49

橈骨動脈からの出血時の止血法で適切なのはどれか。

1. 出血している上肢を下垂して出血量を減少させる。
2. 手袋を装着する。
3. 直接的圧迫法で止血できない場合は、腋窩動脈を強く圧迫する。
4. 看護師が止血帯を使用するときは強く巻き、60分以上継続する。

問題▸50

一次トリアージに用いられるスタート〈START〉法で最初に評価するのはどれか。

1. 簡単な指示に応じるかの確認
2. 呼吸の有無の確認
3. 橈骨動脈触知の確認
4. 歩行の確認

必修模試 解答用紙

よい解答例	悪い解答例
●	⊙ ⊖

試験問題数50問　　解答時間50分　※コピーしてご利用ください

〈縦型〉

問題	1	2	3	4	5	6	7	8	9	10	11	12	13	14	15	16	17	18	19
	①	①	①	①	①	①	①	①	①	①	①	①	①	①	①	①	①	①	①
	②	②	②	②	②	②	②	②	②	②	②	②	②	②	②	②	②	②	②
	③	③	③	③	③	③	③	③	③	③	③	③	③	③	③	③	③	③	③
	④	④	④	④	④	④	④	④	④	④	④	④	④	④	④	④	④	④	④
	⑤	⑤	⑤	⑤	⑤	⑤	⑤	⑤	⑤	⑤	⑤	⑤	⑤	⑤	⑤	⑤	⑤	⑤	⑤

問題	20	21	22	23	24	25	26	27	28	29	30	31	32	33	34	35	36	37	38
	①	①	①	①	①	①	①	①	①	①	①	①	①	①	①	①	①	①	①
	②	②	②	②	②	②	②	②	②	②	②	②	②	②	②	②	②	②	②
	③	③	③	③	③	③	③	③	③	③	③	③	③	③	③	③	③	③	③
	④	④	④	④	④	④	④	④	④	④	④	④	④	④	④	④	④	④	④
	⑤	⑤	⑤	⑤	⑤	⑤	⑤	⑤	⑤	⑤	⑤	⑤	⑤	⑤	⑤	⑤	⑤	⑤	⑤

問題	39	40	41	42	43	44	45	46	47	48	49	50
	①	①	①	①	①	①	①	①	①	①	①	①
	②	②	②	②	②	②	②	②	②	②	②	②
	③	③	③	③	③	③	③	③	③	③	③	③
	④	④	④	④	④	④	④	④	④	④	④	④
	⑤	⑤	⑤	⑤	⑤	⑤	⑤	⑤	⑤	⑤	⑤	⑤

採点＿＿＿＿問／50問

※合格基準：8割（40問）以上

〈横型〉

問題					
1 ①②③④⑤	11 ①②③④⑤	21 ①②③④⑤	31 ①②③④⑤	41 ①②③④⑤
2 ①②③④⑤	12 ①②③④⑤	22 ①②③④⑤	32 ①②③④⑤	42 ①②③④⑤
3 ①②③④⑤	13 ①②③④⑤	23 ①②③④⑤	33 ①②③④⑤	43 ①②③④⑤
4 ①②③④⑤	14 ①②③④⑤	24 ①②③④⑤	34 ①②③④⑤	44 ①②③④⑤
5 ①②③④⑤	15 ①②③④⑤	25 ①②③④⑤	35 ①②③④⑤	45 ①②③④⑤
6 ①②③④⑤	16 ①②③④⑤	26 ①②③④⑤	36 ①②③④⑤	46 ①②③④⑤
7 ①②③④⑤	17 ①②③④⑤	27 ①②③④⑤	37 ①②③④⑤	47 ①②③④⑤
8 ①②③④⑤	18 ①②③④⑤	28 ①②③④⑤	38 ①②③④⑤	48 ①②③④⑤
9 ①②③④⑤	19 ①②③④⑤	29 ①②③④⑤	39 ①②③④⑤	49 ①②③④⑤
10 ①②③④⑤	20 ①②③④⑤	30 ①②③④⑤	40 ①②③④⑤	50 ①②③④⑤

採点＿＿＿＿問／50問

※合格基準：8割（40問）以上

※実際の国家試験では、5肢問題の位置は固められており、マークシートの解答欄は5肢問題のみ5つになっています。

目標Ⅰ

目標Ⅱ

目標Ⅲ

目標Ⅳ

必修模試❶

必修模試❷

必修模試❸

必修模試❹

必修模試❺

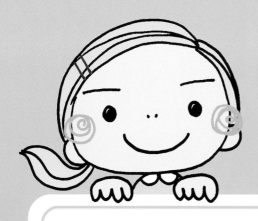

看護師国試2025

必修問題
完全予想
550問

編集 看護師国家試験対策プロジェクト

照林社

編集

看護師国家試験対策プロジェクト

執筆（執筆箇所）

大塚　真弓　看護師国家試験対策アドバイザー
（必修予想問題 300 問、必修模試①〜③）

池西　靜江　Office Kyo-Shien・代表
（必修模試④〜⑤）

石束　佳子　（専）京都中央看護保健大学校・顧問
（必修模試④〜⑤）

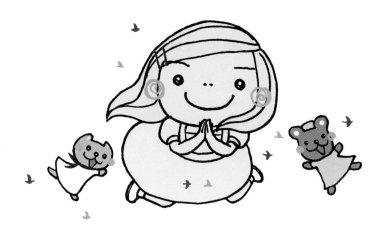

はじめに

　看護師国家試験では、第93回（2004年実施）から「必修問題」が30問、導入されました。必修問題は、「看護師として特に基本的かつ重要な知識および技術」を問う問題です。従来から出題されている一般問題・状況設定問題は、平均点との標準偏差で合否を判定する"相対基準"が適用されていますが、必修問題は"8割"以上正答できないとほかの問題が解けても合格することができない"絶対基準"が適用されています。この8割が壁となり、導入後、必修問題の1問に泣く人が少なからずおられ、必修問題8割をクリアすることが国試合格のカギを握っています。

　さらに、第99回（2010年実施）より、30問の必修問題が50問へと大幅に増加しました。看護師国家試験の出題数240問自体は変わりませんので、必修問題のウエイトが増すことになりました。

　同じく第99回から、一般問題・状況設定問題に5肢択一・択二問題が導入されましたが、5肢択一問題は第100回（2011年実施）から必修問題にも導入され、従来の4肢択一問題と比べ、難易度も上がってきています。もちろん、必修問題自体はごく基本的な知識を問う問題で、難問ではありません。基本的な知識さえ確実におさえ、多くの問題を解いて慣れていれば、8割はクリアできるはずです。

　また、2022年3月に「看護師国家試験出題基準 令和5年版」が発表され、第112回看護師国家試験（2023年実施）から適用されています。必修問題の小項目数は269項目から253項目とほとんど変化はありませんが、次のような変更がありました。

- ●「中項目（出題基準）」、「小項目（キーワード）」という構成となった。
- ●小項目（キーワード）から、受療行動、性行動、雇用形態、国民皆保険、エンパワメント、入院のオリエンテーション（入院相談）、気分〈感情〉障害、体温管理、包帯法などが外れた。

　そこで本書は第114回看護師国家試験必修問題対策として、改定出題基準と最新出題傾向に対応できるよう、改定出題基準の小項目の全範囲を網羅し5肢問題も含めた予想問題を300問作成しました。また、50問という本番の問題数にも慣れることができるように、300問とは別の予想問題で50問模試を5セット用意しました。合計550問すべてを予想問題で構成していますので、お手持ちの過去問題集と重複することなく、実力をつけることができます。

　いずれも繰り返し問題を解いて解説を読むことで、国試合格に必要な知識を身につけられるように解説を充実させました。

　多くの受験生のみなさんに本書をご活用いただき、国試合格の一助となることを願っています。みなさんの国試合格を心よりお祈り申し上げます。

2024年7月
看護師国家試験対策プロジェクト

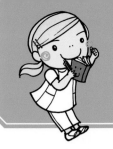

国試に受かるための
本書の活用法

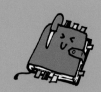

本書の構成

- ●**視覚素材**————————P.xii～
- ●**本体**
  必修予想問題300問————P.1～
- ●**別冊付録**
  必修模試50問×5セット————巻頭
- ●**別冊付録**
  必修模試 解答・解説————P.181～
- ●**別冊付録 必修模試 解答一覧**——巻末

特に重要な問題について

- ●令和5年版出題基準で新しく加わった項目については 新規項目 マークがついています
- ●頻出項目の問題には、頻出 マークがついています
- ●5肢択一問題には、五肢 マークがついています
- ●視覚素材を用いた問題には、視覚 マークがついています

＼この本の使い方／

STEP 1

本体 必修予想問題300問を解く

必修問題出題基準の小項目を網羅しています。
まず、この300問を解いて、解説を読むことで、国試合格に必要な知識を身につけます。

「プチナース看護師国試過去問解説集2025」とのリンク。過去問解説集で関連する過去問をチェックできます。
⍤：人体の構造と機能
疾：疾病の成り立ちと回復の促進
社：健康支援と社会保障制度
基：基礎看護学
成：成人看護学
老：老年看護学
母：母性看護学
小：小児看護学
精：精神看護学
在：地域・在宅看護論
　（在宅看護論）
統：看護の統合と実践
113回：113回別冊

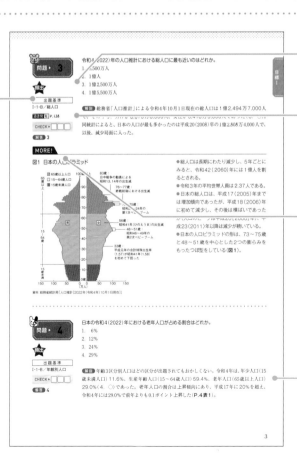

該当する出題基準の項目

チェック欄。解けたかどうかをチェックして、解けなかった問題には繰り返しチャレンジ!

MORE! には関連する知識が盛り込まれているので、解説と併せてチェック!

解答と○×、解説の重要語句は色文字になっているので、付属の赤シートで隠れます。
解説には、国試合格に必要な知識が盛り込まれているので、じっくり読みましょう!

STEP 2 別冊付録 必修模試にチャレンジ！

巻頭についている別冊付録「必修模試50問×5セット」を取り外します。
最後のページの解答用紙を使って、試験本番のつもりで解いてみます。
解いたあとは、巻末の解答一覧で答え合わせし、本体の「必修模試　解答・解説」で復習しましょう。

模試5回分、巻頭から取り外して使います。5肢問題も入った、本体の300問とは違うオール予想問題で、実力試しができます！

縦型・横型と両方用意しました。コピーして、解答用紙を使って、試験本番のつもりでチャレンジ！　試験時間は1セット50分。

解き終わったあとは、本体の解答・解説で答え合わせ。こちらも解説をじっくり読んで知識を確認しましょう！

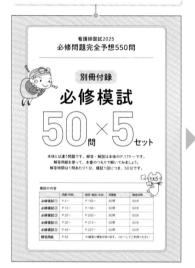

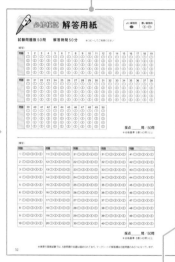

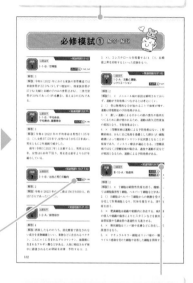

＊第113回までの国家試験では、必修問題と考えられる問題が午前に25問、午後に25問配置されています。

「プチナース看護師国試過去問解説集2025」とのリンク。過去問解説集で関連する過去問をチェックできます。

「必修予想問題300問」の関連する問題を記載。気になった問題は関連問題もチェックして、さらに知識を確実に！

STEP 3 繰り返し解いて知識を確実に！

STEP1、STEP2で間違ってしまった問題など、苦手なところは
繰り返し解いて、解説をじっくり読んで知識を確実に。
「必修予想問題300問」「必修模試」ともに8割クリアできればカンペキです！

〈 解説の○×の表記について 〉

● 解説中の○×は、各選択肢の正誤を表示しています。したがって、「誤っているのはどれか」のような否定形の設問の場合、誤っている文章を×、正しい文章を○としていますので、×の文章が答えとなります。

● 「優先度が低いのはどれか」のような、正誤ではなく優先度を問う設問の場合、優先度が最も低い文章を×、それ以外を○としてありますので、特にご注意ください。

※本書ではおもに『国民衛生の動向2023/2024』（厚生労働統計協会）から統計データを掲載しています。概数は確定数が出ているものは確定数に変更しています。
※本文中の製品の商標登録マークは省略しています。

必修問題対策のポイント

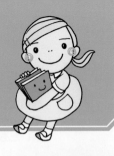

必修問題50問中40問以上正答できるようになろう！

必修問題は看護師として特に基本的かつ重要な知識および技術を問う問題で、8割以上正答できないと合格できない絶対基準が設けられています。まず、50問出題される必修問題を40問以上正答できるようになりましょう！

国試では、どの問題が必修問題かは公開されていませんが、午前・午後の最初の25問が必修問題であると考えられています。

理想の時間配分としては、1問あたり1分で解けるようにめざしましょう。必修問題・一般問題に1問1分、状況設定問題に1問2分使うと、10分見直しの時間がとれる計算になります。

●国試の構成（第99回〜第113回）

	形式	出題数	時間
午前	必修問題	25問	2時間40分
	一般問題	65問	
	状況設定問題	30問	
午後	必修問題	25問	2時間40分
	一般問題	65問	
	状況設定問題	30問	

＊出題位置などは変更になる可能性があります。

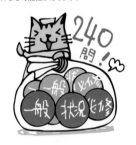

第113回（2024年実施）の出題状況、合格率を知ろう！

第113回では、必修問題50問中、5肢択一問題は1問出題されました。視覚素材を用いた問題は以前は出題されていましたが、最近では出題がありませんでした。

また、選択肢から正答を選ぶのではなく直接解答を記入する計算問題の非選択式形式は、いまのところ必修問題では出題されていません。

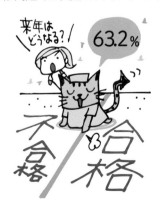

●過去6年の推移

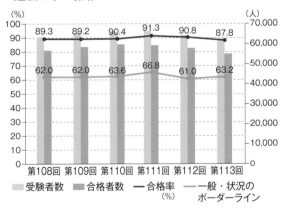

合格率	89.3	89.2	90.4	91.3	90.8	87.8
一般・状況のボーダーライン	62.0	62.0	63.6	66.8	61.0	63.2
	第108回	第109回	第110回	第111回	第112回	第113回

■受験者数　■合格者数　—合格率（%）　—一般・状況のボーダーライン

●問題の構成

	第111回	第112回	第113回
5肢択一問題 （必修問題の5肢択一）	23問 （1問）	26問 （1問）	21問 （2問）
5肢択二問題	12問	15問	17問
視覚素材 （必修問題の視覚素材）	2問 （0問）	1問 （0問）	1問 （0問）

「看護師国家試験出題基準」を活用しよう！

　看護師国家試験には出題（試験）範囲があり、「看護師国家試験出題基準」をもとに試験問題がつくられています。出題基準には、「必修問題」「人体の構造と機能」など単元ごとに、目標、大項目、中項目（出題範囲）、小項目（キーワード）という構成になっています。

　2022年3月には、改定された出題基準「看護師国家試験出題基準　令和5年版」が発表になりました。全体的な改定事項は次のとおりです。

- 看護を取り巻く状況の変化に伴い、**より重要となる教育内容に関する項目の精選と充実**を図った。
- **中項目**が実際の「出題の範囲」であることから、具体的に**示す内容や求める知識・能力が明確となる**ような表現の工夫を行った。**小項目**は中項目の内容をわかりやすくするために示したキーワードであることから、**限定的にならないよう内容の精査**を行った。
- 改正前のカリキュラムで学んだ受験者と改正後のカリキュラムで学んだ受験者が混在する時期に使用されることから、**双方のカリキュラムで学び得る内容**となるよう配慮した。

　また、「必修問題」に関する改定内容は次のとおりです。

- 習熟度や難易度を考慮して、必修問題として問うべき内容の精査を行った。また、近年の教育現場及び臨床現場の実態を踏まえ、**感染防止対策**に関する項目の充実を図った。

　そのほかでは、「在宅看護論」については「在宅看護論／地域・在宅看護論」と併記されたこと、「看護の統合と実践」については看護基礎教育を修了した時点で備えているべき基本的な事項として問う内容が明確となるよう全体的に整理されたことなどが大きな改定点となっています。

　具体的に「必修問題」に新たに追加された小項目については下に挙げました。

　新しい出題基準は第112回看護師国家試験から適用されていますので、最新の出題基準に準拠した参考書や問題集で学習するとよいでしょう。

　本書は、最新の「看護師国家試験出題基準　令和5年版」に準拠して作成しています。必修問題出題基準は、「CONTENTS」（P.xvi～）にてご確認ください。

- 令和5年版出題基準で「必修問題」に新たに追加されたおもな小項目の例

> - 健康寿命　　　● 説明責任〈アカウンタビリティ〉
> - 嚥下障害　　　● 言語障害　　● 止痢薬
> - 免疫療法薬　　● コミュニケーションエラーの防止
> - 感染経路別予防策　　　● 手指衛生
> - 必要な防護用具（手袋、マスク、ガウン、ゴーグル）の選択・着脱
> - 採血後の観察内容、採血に関連する有害事象

「保健師助産師看護師国家試験出題基準令和5年版」については厚生労働省ホームページから閲覧・ダウンロードできます！
https://www.mhlw.go.jp/stf/shingi2/0000159020_00001.html

「既出問題」（過去問）も注視しよう！

　看護師国家試験では、既出問題（以下、過去問）をアレンジした問題が出題されています。質のよい過去問を活用する流れは今後も続きますので、過去問の出題傾向には注視していく必要があります。本問題集は、最新の国試の出題傾向に則って作成していますので、過去問を解いた後の必修固めに最適です。

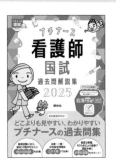

オススメ過去問集はこちら

プチナースらしい、わかりやすい解説と、見やすくかわいい誌面展開で勉強しやすい

プチナース看護師国試過去問解説集2025
編集／看護師国家試験対策プロジェクト
B5判／1,520頁
定価6,160円（本体：5,600円＋税）

実際の国試問題をみてみよう！

では、実際に第113回に出題された問題をみてみましょう。その前に知っておきたいのが、タキソノミー（評価領域分類）による問題のタイプです（**右図**）。医道審議会の答申では、必修問題では単純想起型、一般問題では単純想起型・解釈型、状況設定問題では解釈型・問題解決型を中心とした出題に改善するようにとなっており、必修問題では単純想起型の出題が多いのが特徴です。

● タキソノミーによる問題のタイプ

Ⅰ型 単純想起型
丸暗記した知識で解くことができる問題。

Ⅱ型 解釈型
検査値や症状など、与えられた情報が何を表しているか解釈する問題。

Ⅲ型 問題解決型
解釈するだけでなく、その問題を解決するためにはどうすればよいかを問われる問題。

第113回午前問題1 〔単純想起型〕

令和元年（2019年）の国民生活基礎調査における平均世帯人数はどれか。

1. 1.39人
2. 2.39人
3. 3.39人
4. 4.39人

出題基準	Ⅰ-1-B／世帯数
解答	2

解説 令和元（2019）年には2.39人であったが、令和4（2022）年には2.25人にまで低下している。これは覚えた知識で解くことができる。

第113回午後問題3 〔単純想起型〕

労働安全衛生法に規定されているのはどれか。

1. 失業手当の給付
2. 年少者の労働条件
3. 過労死に関する調査研究
4. 労働者に対する健康診断

出題基準	Ⅰ-2-C／労働環境
解答	4

解説 労働安全衛生法第66条で「事業者は、労働者に対し、厚生労働省令で定めるところにより、医師による健康診断を行わなければならない」と規定しており、4の労働者に対する健康診断が正しい。これは覚えた知識で解くことができる。

第113回午後問題42 〔解釈型〕

> 第113回必修問題では解釈型の出題がなかったため、ここでは一般問題から紹介します

術後の創傷治癒が遅延する因子となる検査値はどれか。

1. アルブミン2.2g/dL
2. 推算糸球体濾過量〈eGFR〉62mL/分/1.73m²
3. 動脈血酸素分圧〈PaO₂〉88Torr（room air）
4. ヘモグロビンA1c〈HbA1c〉5.5%

出題基準	成人看護学Ⅱ-5-C／創傷管理・処置
解答	1

解説 選択肢のデータそれぞれについて基準値内であるのか、基準値から外れているのかを判断し、解釈する必要がある。1のアルブミン2.2g/dLは低タンパク血症であり、創傷治癒を遅延させる。

第113回午前問題52　解釈型

第113回必修問題では解釈型の出題がなかったため、ここでは一般問題から紹介します

高齢者のコミュニケーション障害の要因と状態の組合せで正しいのはどれか。

1. 歯牙の欠損 ——— 言葉が出てこない。
2. 耳垢の蓄積 ——— 音が小さく聞こえる。
3. 想起能力の低下 —— 相手の表情が読み取れない。
4. 語音弁別能の低下 — はっきり発音できない。

出題基準　老年看護学Ⅱ-5-A／身体機能・認知機能等に応じたコミュニケーションの方法

解答　2

解説　問題としては難しくないが、状態とその原因を正しくとらえることが必要である。語音弁別能といった語の意味を知っていることも求められている。耳垢がたまったことによって聴力が落ちている2が正しい。

第113回午後問題67　問題解決型

第113回必修問題では問題解決型の出題がなかったため、ここでは一般問題から紹介します

Aさん（78歳、女性、要支援1）は1人で暮らしており、認知機能や嚥下機能の低下はない。訪問看護師は、内科と整形外科から朝2種類、夕3種類の合計5種類の内服薬が処方されていることを確認し、夕方に飲む薬だけが減っていることに気付いた。
訪問看護師のAさんへの対応で最も適切なのはどれか。

1. どの薬を何時に内服しているのかを聞く。
2. 服薬用のゼリーを用いて内服することを勧める。
3. 1日に5種類の薬を内服する必要があることを説明する。
4. 介護予防訪問介護を利用して服薬の介助を依頼することを勧める。

出題基準　地域・在宅看護論Ⅱ-6-C／薬物療法

解答　1

解説　「夕方に飲む薬だけが減っている」という情報から1のどの薬を何時に内服しているのかといった夕方の服薬に関する情報を得ることがまずは必要である。2は内服が困難な場合の対応、3は夕方に飲む薬だけが減っていることに対して1日に5種類の薬があることを伝えても意味はなく、4は原因を明らかにせずに社会資源を活用しようとしており適切ではない。解釈するだけではなく、適切な対応を問う内容である。

必修問題はとても基本的な問題です。そのぶん、過去問は答えを覚えてしまって、知識が身についたのか確認ができないため、この問題集が役に立ったという先輩の声がたくさんありました！
また、まだ出題されていない小項目（キーワード）もたくさんあるので、本書での対策がオススメです！
出題内容は基本的内容なので、1年生のときから早めに対策するのもいいでしょう。

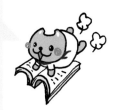

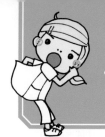

いっしょに使おう！
プチナース国試シリーズ

プチナース国試シリーズとして、いっしょに使いたい書籍をご紹介します。

国試対策の基盤となる過去問を攻略
プチナース看護師国試過去問解説集2025

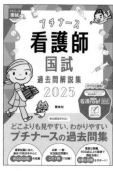

編集／看護師国家試験対策
プロジェクト
B5判/1,520頁
定価6,160円（本体：5,600
円＋税）

- 過去10回（104〜112回）を中心に問題を厳選。最新試験（113回）を合わせて約2,000問を収載。
- 必修・一般・状況設定から、問題を看護師国家試験出題基準ごとに分類。
- 解説は「解法のポイント」と「各選択肢の解説」で構成し、要点を絞りつつ国試合格に必要な知識が盛りだくさん。
- 解答と、解説中の重要な語句は色文字になっているので、付属の赤シートで隠れます。
- 誤答肢も含め、すべての選択肢をくわしく解説。根拠もしっかり理解できます。

＼ 過去問解説集　4つのポイント ／

❶ 600点以上の図表、「いっしょに覚える」で知識を深く、広げて覚えられる！
❷「必修」「頻出」「正答率70％以上」などマークつき
❸ 問題ごとに正答率を掲載。難易度がひとめでわかる！
❹ 看護roo! 国試アプリと連携。QRコードからアプリの類似問題が解ける

スキマ時間の学習や、直前の暗記対策まで
看護師国試2025　ここだけ覚える！

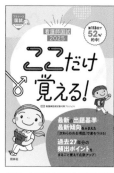

編集／看護師国家試験対策
プロジェクト
A5判/256頁
定価1,870円（本体：1,700
円＋税）

- 過去27年分の看護師国家試験の内容から、何度も問われている事項をまとめ、さらに最新の令和5年版出題基準や第113回国試を含めた最新傾向からの重要事項を「次ねらわれる項目」として解説しました。
- 覚えておきたい必須事項を簡潔にまとめた、国試対策のスタートから国試直前まで役立つ参考書です。
- 3回以上出題されている重要内容は★マーク、必修問題で問われた内容は「必」マークつき！
- 実際に問われた内容を赤字で表記。赤シートで隠せば暗記にも便利！

＼ ここだけ覚える！　3つのポイント ／

❶「ここだけ覚える！」は全部覚えるつもりで繰り返し読む！　コツコツ覚えていくのにも、直前期に詰め込むのにも使えます。
❷「次ねらわれる項目」は目新しい内容を問われても対応できるようにしっかり読む！　頭に入れておけば、国試本番で差がつきます。
❸ 覚えているかどうかの確認に、試験会場でも直前まで読み返す！　開始直前に読んだところが出題されるかも。

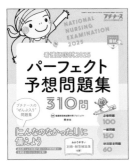

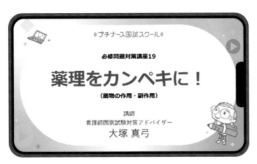

xi

視覚素材

問題に掲載されている視覚素材の写真です。
それぞれ対応する問題は、この視覚素材を見て解答してください。

No. 1

問題232（本体P.140）

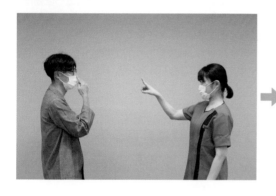 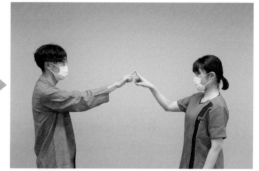

No. 2

問題277（本体P.167）

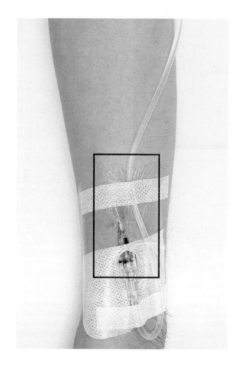

問題281
（本体P.170）

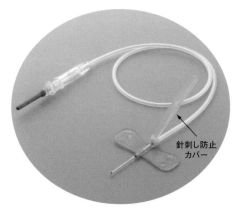

針刺し防止
カバー

（画像提供：テルモ株式会社）

問題295（本体P.178）

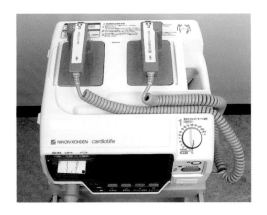

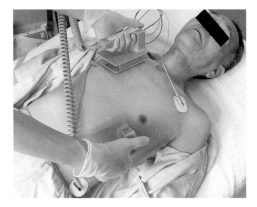

必修模試③ 問題32
（別冊付録P.28）

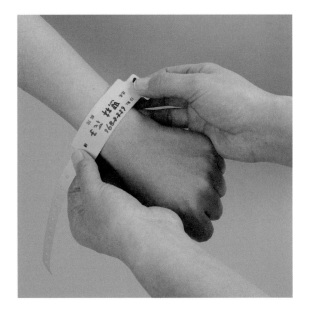

No. 6

必修模試④ 問題47
（別冊付録P.41）

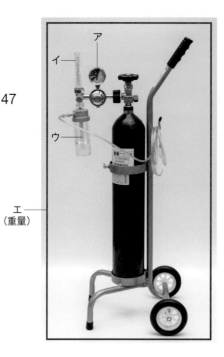

No. 7

必修模試④ 問題48
（別冊付録P.41）

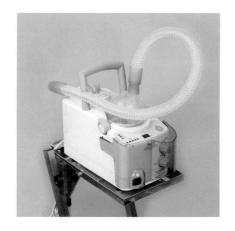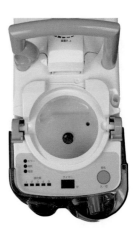

No. 8

必修模試⑤ 問題28
（別冊付録P.47）

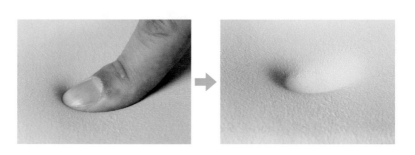

❶立位腹部Ｘ線画像
（ニボー像）

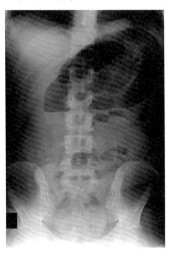

（第103回午前問題40）
●イレウスに特徴的な所見である
ニボー像（鏡面形成像）である。
腸の内容物（液体）がたまること
でできるものである。肺にでき
ることもある。

❷胸部Ｘ線画像
（心拡大）

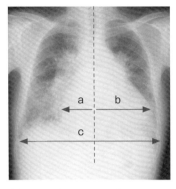

（第104回午前問題29）
●心胸郭比（正常では50％未満）
は大きく、心拡大がみられる。

心胸郭比（CTR）（％）
$$= \frac{心臓の最大横径（a＋b）}{胸郭の最大横径（c）} \times 100$$
50％以上で心拡大と判定

❸頭部ＣＴ画像：
硬膜外血腫

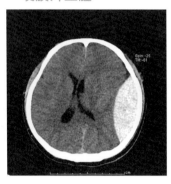

（第105回午前問題68）
●頭部ＣＴ画像である。硬膜外血
腫では凸レンズ型の画像がみら
れる。脳出血の部分は白く（高
吸収域）、脳梗塞の部分は黒く
なる（低吸収域）ので違いをおさ
えておきたい。

❹頭部ＣＴ画像：
硬膜下血腫（小児）

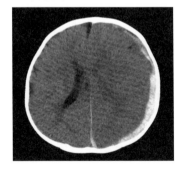

（第107回午前問題53）
●硬膜下血腫では三日月～半月型
になる。❸の硬膜外血腫では凸
レンズ型になるので比較して覚
えておこう。

❺腹部ＣＴ画像：
胆石の嵌頓（かんとん）

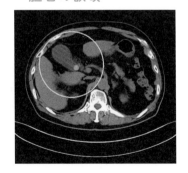

（第107回午前問題70）
●胆石が胆嚢の出口にはまり込ん
で動かない状態である。

❻胸部Ｘ線画像
（気胸）

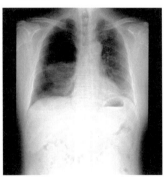

（第110回午前問題41）
●右肺の虚脱が進み肺野の透過性
が亢進し（血管陰影がみられず
黒くなっている）気胸を起こし
ている。

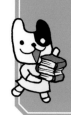

看護師国試2025 必修問題 完全予想550問
CONTENTS

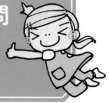

- 本書に掲載している予想問題について、出題基準*該当項目に対して、「**本体**」「**模試（別冊付録）**」の欄に問題番号を記しています。目次としてご利用ください。
- 過去5年分の看護師国家試験の出題状況も記していますので、併せてご活用ください。必修問題は午前・午後に分けて配置されています。午前はA、午後はPで記しています。
- 令和5年版に新たに出題基準に加わったり変更があった項目については ▭ で示しています。

*出題基準は目標Ⅰ〜Ⅳに分けられており、目標達成に求められる教育内容を、大項目、中項目（出題範囲）、小項目（キーワード）に分けて示しています。

Ⅰ 健康および看護における社会的・倫理的側面について基本的な知識を問う　　P.2

大項目	中項目（出題範囲）		国試出題状況					本体	模試（別冊付録）
			109回	110回	111回	112回	113回		
3. 看護で 活用する 社会保障	A.医療保険制度の基本								②-39
	小項目（キーワード）	医療保険の種類	P4					問38（P.26）	④-9
		国民医療費		P3				問39（P.27）、 問40（P.27）	①-14、②-5
		高齢者医療制度			A4			問41（P.28）	⑤-9
		給付の内容	A4		P4	P4		問42（P.30）、 問43（P.30）	③-20、⑤-8
	B.介護保険制度の基本								
	小項目（キーワード）	保険者						問44（P.31）	
		被保険者	A3					問45（P.31）	
		給付の内容						問46（P.32）	②-14、③-42、⑤-10
		要介護・要支援の認定				A5		問47（P.34）	①-19、②-26
		地域支援事業					A4	問48（P.35）	④-10
4. 看護に おける倫理	A.基本的人権の擁護								
	小項目（キーワード）	個人の尊厳				(A6)	P4	問49（P.36）	
		患者の権利		P4			A5※3	問50（P.36）	①-24、②-27
		自己決定権と患者の意思			A5			問51（P.37）	③-38、④-11
		インフォームド・コンセント						問52（P.37）	
		ノーマライゼーション						問53（P.37）	④-12
		情報管理（個人情報の保護）						問54（P.38）	
	B.倫理原則								②-10、⑤-11
	小項目（キーワード）	自律尊重						問55（P.38）	
		善行						問56（P.39）	②-28
		公正、正義						問57（P.39）	
		誠実、忠誠						問58（P.39）	
		無危害						問59（P.40）	
	C.看護師等の役割								
	小項目（キーワード）	説明責任〈アカウンタビリティ〉						問60（P.40）	②-31
		倫理的配慮						問61（P.41）	①-7
		権利擁護〈アドボカシー〉					P4	問62（P.41）	
5. 看護に 関わる 基本的法律	A.保健師助産師看護師法					P5			②-49
	小項目（キーワード）	保健師・助産師・看護師の定義		A5				問64（P.42）	
		保健師・助産師・看護師の業務						問63（P.41）、 問65（P.42）	
		保健師・助産師・看護師の義務 （守秘義務、業務従事者届出 の義務、臨床研修等を受ける努 力義務）	P5			P5	P5	問66（P.43）	①-26、④-13、⑤-12
		養成制度						問67（P.43）	
	B.看護師等の人材確保の促進に関する法律								
	小項目（キーワード）	目的、基本方針						問68（P.44）	
		ナースセンター			P5			問69（P.45）	④-14

※1 「問題として適切であるが、必修問題としては妥当でないため」という理由で採点除外になっている。
※2 中項目全体にかかる内容である。
※3 「正解した受験者については採点対象に含め、不正解の受験者については採点対象から除外する」となっている。

出題基準を
チェックして勉強を
スタートさせよう!

Ⅱ 看護の対象および看護活動の場と看護の機能について基本的な知識を問う　P.46

大項目	中項目(出題範囲)		109回	110回	111回	112回	113回	本体	模試(別冊付録)
			国試出題状況						
6. 人間の特性	A.人間と欲求								①-31
	小項目(キーワード)	基本的欲求						問70(P.46)	①-10、②-33
		社会的欲求	P17		A6※1			問71(P.46)	
	B.対象の特性							問73(P.47)	
	小項目(キーワード)	QOL				A6	A6	問72(P.47)	
		健康や疾病に対する意識						問74(P.48)	①-25
		疾病・障害・死の受容		A13	P6※1			問75(P.48)	①-32、②-29、④-15
7. 人間の ライフ サイクル 各期の特徴 と生活	A.胎児期				P7				
	小項目(キーワード)	形態的発達と異常		P6	A7			問76(P.49)	③-7
	B.新生児・乳児期				P7				
	小項目(キーワード)	発達の原則		A6		P7	P7	問77(P.50)	①-36、③-12、④-16、⑤-13
		身体の発育	P7			P6	P6	問78(P.51)	①-13、②-30
		運動能力の発達						問79(P.51)	③-44
		栄養				A25	A25	問80(P.52)	
		親子関係						問81(P.53)	
	C.幼児期								
	小項目(キーワード)	身体の発育		P7				問82(P.54)	①-20
		運動能力の発達				A7	A7	問83(P.54)	③-18
		言語の発達						問84(P.55)	
		社会性の発達			P7※1			問85(P.55)	
		基本的生活習慣の確立						問86(P.56)	
	D.学童期				A8				②-15、③-33
	小項目(キーワード)	運動能力の発達、体力の特徴		A7	(A8)			問87(P.56)	
		社会性の発達				P8	P8	問88(P.57)	
		学習に基づく行動						問89(P.57)	
	E.思春期								
	小項目(キーワード)	第二次性徴	A5	P8				問90(P.58)	⑤-14
		アイデンティティの確立	P6					問91(P.58)	②-48
		親からの自立						問92(P.58)	
		異性への関心						問93(P.59)	
	F.成人期						A8		
	小項目(キーワード)	社会的責任と役割				A8		問94(P.60)	
		生殖機能の成熟と衰退			A9			問95(P.61)	⑤-15
		基礎代謝の変化			P8			問96(P.61)	
	G.老年期								
	小項目(キーワード)	身体的機能の変化	P8					問97(P.62)	②-18、③-48、④-17、⑤-16
		認知能力の変化						問98(P.63)	
		心理社会的変化						問99(P.63)	①-12
8. 看護の対象 としての 患者と家族	A.家族の機能								④-18
	小項目(キーワード)	家族関係						問100(P.64)	
		家族構成員				P9	P9	問101(P.64)	
		疾病が患者・家族に与える 心理・社会的影響	A8					問102(P.65)	
	B.家族形態の変化								
	小項目(キーワード)	家族の多様性						問103(P.65)	
		構成員の変化						問104(P.66)	
9. 主な看護 活動の場と 看護の機能	A.看護活動の場と機能・役割					A9	A9		
	小項目(キーワード)	病院、診療所	P10	P9				問105(P.67)、 問107(P.69)	③-5、③-22、④-19
		助産所						問108(P.69)	⑤-17
		訪問看護ステーション			P10			問109(P.70)	③-31、④-20
		介護保険施設						問106(P.68)、問110 (P.70)、問119(P.76)	
		地域包括支援センター						問111(P.71)	③-24
		市町村、保健所		A10		P10	P10	問112(P.72)、問113 (P.72)、問116(P.74)	④-21
		学校						問114(P.73)、問121 (P.78)	④-22
		企業						問115(P.73)	⑤-18
		チーム医療		(A16) P10				問117(P.75)、問120 (P.78)	
		退院調整						問118(P.76)	②-8、⑤-19

※1　「問題として適切であるが、必修問題としては妥当でないため」という理由で採点除外になっている。

Ⅲ 看護に必要な人体の構造と機能および健康障害と回復について基本的な知識を問う　P.80

大項目	中項目（出題範囲）		国試出題状況					本体	模試（別冊付録）
			109回	110回	111回	112回	113回		
10. 人体の構造と機能	A.人体の基本的な構造と正常な機能								
	小項目（キーワード）	内部環境の恒常性						問122（P.80）	①-40
		神経系	P12	A11	(P13)	P11	A12	問123（P.81）	②-44、③-9、③-10、③-40
		運動系	A10		A1		A11	問124（P.82）	①-11、②-23
		感覚器系				A10		問125（P.83）	①-23、⑤-22
		循環器系		P11	P11	P12	P11※1	問126（P.83）	②-34、②-47、③-16、④-23、⑤-20
		血液、体液				A1、A11、P13	(A13)	問127（P.84）	④-24、⑤-23
		免疫系	A24				A13	問128（P.85）	①-6、③-8、③-36
		呼吸器系	A11※1		(P13)			問129（P.85）	①-16、①-38、②-13
		消化器系	P11、P13	(P12) A12		A18	P12	問130（P.86）	②-9、③-21、④-25、⑤-25
		栄養と代謝系	(P13) (P14)	(A14) (P25)	A12			問131（P.86）	①-9
		泌尿器系		(P12)				問132（P.87）	
		体温調節				A12		問133（P.87）	
		内分泌系		(A12)	P12			問134（P.88）	②-7、④-26、⑤-24
		性と生殖器系						問135（P.89）	
		妊娠・分娩・産褥の経過	A6				P13	問136（P.89）、問137（P.91）、問138（P.92）	①-33、②-12、③-19
		遺伝						問139（P.92）	
	B.人間の死								
	小項目（キーワード）	死の三徴候	A9					問140（P.93）	
		死亡判定						問141（P.94）	
		脳死						問142（P.94）	③-45
11. 徴候と疾患	A.主要な症状と徴候				P18				
	小項目（キーワード）	意識障害		A14		(A24)	A24	問144（P.95）	
		嚥下障害						問143（P.95）	⑤-21
		言語障害						問145（P.95）	①-21、④-27
		ショック			P14			問146（P.96）	②-45
		高体温、低体温		P13	P15			問147（P.96）	
		脱水						問148（P.97）	④-28
		黄疸			A13			問149（P.98）	①-15
		頭痛						問150（P.99）	
		咳嗽、喀痰						問151（P.100）	④-29
		吐血、喀血		A15				問152（P.101）	
		チアノーゼ				P14	P14	問153（P.101）	①-34
		呼吸困難				(A24)		問154（P.102）	③-25
		胸痛			(A14)			問155（P.102）	⑤-26
		不整脈	A12					問156（P.103）、問157（P.103）	④-30
		腹痛、腹部膨満						問158（P.104）	②-32、④-31
		悪心、嘔吐						問159（P.105）、問160（P.106）	
		下痢	P15					問161（P.106）	
		便秘			P19			問162（P.107）	
		下血				A13	A13	問163（P.108）	
		乏尿、無尿、頻尿、多尿	P23	A19				問164（P.108）	④-32、⑤-27
		浮腫						問165（P.108）	⑤-28
		貧血	(A13)	P25	P16			問166（P.109）	
		睡眠障害						問167（P.109）	
		感覚過敏・鈍麻						問168（P.110）	③-26
		運動麻痺		P14				問169（P.110）	①-29
		けいれん			P17			問170（P.111）、問171（P.111）	

※1 「正解した受験者については採点対象に含め、不正解の受験者については採点対象から除外する」となっている。

大項目	中項目(出題範囲)		国試出題状況					本体	模試(別冊付録)
			109回	110回	111回	112回	113回		
11. 徴候と疾患	B.主要な疾患による健康障害								
	小項目(キーワード)	生活習慣病	P14	P15	(A14)、P2	A14	P15	問172(P.111)、問173(P.112)、問174(P.112)、問175(P.112)、問176(P.113)	②-6、②-43、③-6、③-28、⑤-29
		がん	A21	A16				問177(P.113)、問178(P.114)、問179(P.115)、問180(P.115)	①-45、④-34
		感染症			A25、(P14)	P15	A15	問181(P.115)、問182(P.116)、問183(P.116)、問184(P.116)、問185(P.117)	①-8、②-17、②-37、③-13、③-39、④-33、⑤-30
		精神疾患						問186(P.117)、問187(P.118)、問188(P.118)	③-41
		小児の疾患						問189(P.118)、問190(P.119)、問191(P.120)	④-35
		高齢者の疾患						問192(P.120)、問193(P.121)、問194(P.121)	①-18、③-27、⑤-31
	C.基本的な臨床検査値の評価								
	小項目(キーワード)	血液学検査	A13		A15			問195(P.122)	②-46
		血液生化学検査				A16	P25	問196(P.122)、問197(P.122)	④-36、⑤-32
		免疫血清学検査						問198(P.123)	
		尿検査						問199(P.123)	⑤-33
12. 薬物治療に 伴う反応	A.主な薬物の作用と副作用(有害事象)					A17			
	小項目(キーワード)	抗感染症薬				A16		問200(P.123)	
		抗がん薬						問201(P.124)	
		強心薬、抗不整脈薬						問202(P.124)	
		狭心症治療薬						問203(P.124)	③-14、⑤-35
		抗血栓薬				P16		問204(P.125)	④-38、⑤-37
		降圧薬、昇圧薬			P21			問205(P.125)、問206(P.125)	
		利尿薬		P16				問207(P.127)	
		消化性潰瘍治療薬						問208(P.127)	
		下剤、止痢薬						問209(P.127)	④-39
		抗アレルギー薬						問210(P.128)	
		免疫療法薬						問211(P.128)	⑤-34
		副腎皮質ステロイド薬						問212(P.128)	
		糖尿病治療薬						問213(P.129)	⑤-36
		中枢神経作用薬						問214(P.130)	②-16
		麻薬			P16			問215(P.131)	④-37
		消炎鎮痛薬				A17		問216(P.131)	
	B.薬物の管理								
	小項目(キーワード)	禁忌				(A17)、P25		問217(P.132)、問218(P.132)	
		保存・管理方法	A14					問219(P.133)	①-28
		薬理効果に影響する要因	A17、P17、P22					問220(P.133)	②-24

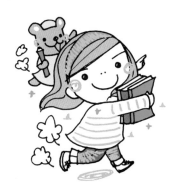

大項目	中項目(出題範囲)		国試出題状況					本体	模試(別冊付録)
			109回	110回	111回	112回	113回		
13. 看護における基本技術	A.コミュニケーション								
	小項目(キーワード)	言語的コミュニケーション			A18			問221(P.134)	
		非言語的コミュニケーション						問222(P.134)	
		面接技法	P19					問223(P.134)	
	B.看護過程								⑤-38
	小項目(キーワード)	情報収集、アセスメント		A18			P17	問224(P.135)	
		計画立案						問225(P.135)	
		実施						問226(P.136)	
		評価						問227(P.136)	②-19
	C.フィジカルアセスメント					P25	A19、P18		①-30
	小項目(キーワード)	バイタルサインの観察	A15、P18※1		A17	P17		問228(P.137)	①-41、②-41、⑤-39
		意識レベルの評価	P16					問229(P.138)	③-50、⑤-40
		呼吸状態の観察			A18		A18、A25※3	問230(P.138)	②-38、④-40
		腸蠕動音聴取		P19				問231(P.139)	
		運動機能の観察		P19				問232(P.140)	③-34、④-41
14. 日常生活援助技術	A.食事								
	小項目(キーワード)	食事の環境整備、食事介助		P18				問233(P.141)	
		誤嚥の予防	A16			A18		問234(P.142)	
	B.排泄								
	小項目(キーワード)	排泄の援助(床上、トイレ、ポータブルトイレ、おむつ)				P20		問235(P.143)、問236(P.144)、問237(P.144)	
		導尿				P19		問238(P.145)	①-43
		浣腸			P18			問239(P.145)	
		摘便						問240(P.146)	⑤-41
		失禁のケア						問241(P.146)	
	C.活動と休息								
	小項目(キーワード)	体位、体位変換						問242(P.147)	
		移動、移送				P21※2		問243(P.148)	②-36
		ボディメカニクス						問244(P.148)	
		廃用症候群の予防			P19			問245(P.150)	
		睡眠						問246(P.150)	⑤-42
	D.清潔								
	小項目(キーワード)	入浴、シャワー浴	P20			P20		問247(P.151)	
		清拭				A19		問248(P.151)	
		口腔ケア			A19			問249(P.151)	①-22
		洗髪		P20				問250(P.152)	
		手浴、足浴		A20				問251(P.153)	
		陰部洗浄	A17					問252(P.153)	
		整容						問253(P.154)	
		寝衣交換			P20			問254(P.154)	③-43
15. 患者の安全・安楽を守る看護技術	A.療養環境				P25				
	小項目(キーワード)	病室環境						問255(P.154)	
		共有スペース			(P25)			問256(P.156)	
		居住スペース						問257(P.156)	
	B.医療安全対策								②-11
	小項目(キーワード)	転倒・転落の防止						問258(P.156)	④-42
		誤薬の防止						問259(P.157)	③-47
		患者誤認の防止						問260(P.157)	③-32
		誤嚥・窒息の防止						問261(P.158)	③-35
		コミュニケーションエラーの防止						問262(P.158)	①-27

※1 「問題として適切であるが、必修問題としては妥当ではないため」という理由で採点除外になっている。
※2 「設問が不十分で正解が得られないため」という理由で採点除外になっている。
※3 「正解した受験者については採点対象に含め、不正解の受験者については採点対象から除外する」となっている。

大項目	中項目(出題範囲)		国試出題状況					本体	模試(別冊付録)
			109回	110回	111回	112回	113回		
15. **患者の** **安全・安楽** **を守る** **看護技術**	C.感染防止対策								
	小項目(キーワード)	標準予防策 <スタンダードプリコーション>	P21	P21				問263(P.158)	
		感染経路別予防策				(P15)		問264(P.159)	⑤-45
		手指衛生		A21				問265(P.159)	
		必要な防護用具(手袋、マスク、 ガウン、ゴーグル)の選択・着脱				A20、 P22		問266(P.161)、問267 (P.161)	
		無菌操作					A21	問268(P.161)	②-50
		滅菌と消毒	A18			A21		問269(P.163)	①-50、④-43、 ⑤-44
		針刺し・切創の防止						問270(P.163)	①-48
		感染性廃棄物の取り扱い			A20			問271(P.164)、問272 (P.164)	
16. **診療に伴う** **看護技術**	A.栄養法								
	小項目(キーワード)	経管・経腸栄養法	A20	A22				問273(P.165)	①-37、③-29、③-46
		経静脈栄養法						問274(P.166)	①-44
	B.薬物療法								
	小項目(キーワード)	与薬方法	A23		P22	A22	A22	問275(P.167)	①-35、①-42、③-17、 ④-44、④-49、 ⑤-46、⑤-47
		薬効・副作用(有害事象)の観察						問276(P.167)	
	C.輸液・輸血管理								①-46
	小項目(キーワード)	刺入部位の観察						問277(P.167)	
		点滴静脈内注射		P23	P23			問278(P.168)	
		輸血	P22					問279(P.168)	①-17、④-45
	D.採血								
	小項目(キーワード)	刺入部位						問280(P.169)	④-46
		採血方法	P25		A21	P23	P23	問281(P.170)	
		採血後の観察内容、 採血に関連する有害事象						問282(P.170)	⑤-48
	E.呼吸管理								
	小項目(キーワード)	酸素療法の原則				A23	A23※3	問283(P.171)	
		酸素ボンベ						問284(P.171)	④-47
		酸素流量計						問285(P.172)	
		鼻腔カニューラ						問286(P.172)	
		酸素マスク						問287(P.173)	
		ネブライザー						問288(P.174)	④-48
		口腔内・鼻腔内吸引		A24				問289(P.174)	①-39
		気管内吸引			A22			問290(P.175)	
		体位ドレナージ						問291(P.175)	
	F.救命救急処置					P21			①-49
	小項目(キーワード)	気道の確保				P21		問292(P.176)	②-35
		人工呼吸			A24			問293(P.177)	
		胸骨圧迫		A25	A24	P24	P24	問294(P.177)	
		直流除細動器						問295(P.178)	
		自動体外式除細動器〈AED〉	A19	P24				問296(P.178)	③-37
		止血法			A23			問297(P.178)	⑤-49
		トリアージ						問298(P.179)	⑤-50
	G.皮膚・創傷の管理								
	小項目(キーワード)	創傷管理						問299(P.179)	④-50
		褥瘡の予防・処置	P24		P24			問300(P.180)	①-47、③-49、⑤-43

※1 中項目全体にかかる内容である。
※2 「設問が不十分で正解が得られないため」という理由で採点除外になっている。
※3 「正解した受験者については採点対象に含め、不正解の受験者については採点対象から除外する」となっている。

［表紙・本文イラストレーション］ ウマカケバクミコ

［表紙・本文デザイン］ ビーワークス

［本文DTP制作］ 明昌堂

［メディカルイラストレーション］ 今﨑和広

［本文イラストレーション］ ウマカケバクミコ、中村知史、松井晴美、日の友太、まつむらあきひろ、カネコシオリ、コルシカ

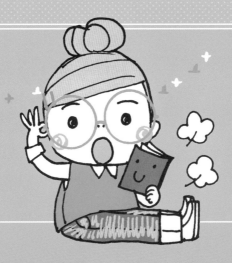

必修予想問題

300問

出題基準の全範囲を網羅した300問の予想問題。
これを解いて8割を確実に!

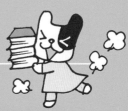

CONTENTS

健康および看護における社会的・倫理的側面について基本的な知識を問う

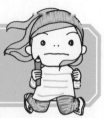

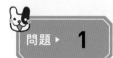

問題▶ 1

出題基準
I-1-A／
世界保健機関〈WHO〉の
定義

過去問 社 P.184

CHECK ▶ □□□

解答 2

「完全な肉体的、精神的および社会的福祉の状態である」と定義されたのはどれか。
1. 自 立
2. 健 康
3. 長 寿
4. 自己実現

解説 世界保健機関〈WHO〉憲章（1948年発効）において、「健康とは、完全な肉体的、精神的および社会的福祉（原文ではwell-beingである。「満たされた」と表現されることもある）の状態であり、単に疾病または病弱の存在しないことではない」と提唱した（2. ○）。ここでいう福祉とは幸福や充足のことである。その後、憲章全体の見直し作業のなかで「肉体的、精神的および社会的に、健康と疾病は別個のものではなく連続したものであり、健康は単に疾病または病弱の存在しないことではない」といった意味にしようという提案がなされ、このように論じられることも多い。

1の自立、3の長寿、4の自己実現ではない（1. 3. 4. ×）。

問題▶ 2

出題基準
I-1-A／
ウェルネスの概念

CHECK ▶ □□□

解答 4

ウェルネスの概念について正しいのはどれか。
1. 疾病や病弱ではない。
2. 介護が必要ではない。
3. 健康と疾病は連続していることを基盤とする。
4. 生きがいや自己実現のために活動している。

解説 アメリカの医学博士であるHalbert L. Dunn（ハルバートL.ダン）が1960年代に提唱したのがウェルネス（Wellness）の概念であり、健康（Health）よりも総合的な意味をもつ概念であるとされる。生きがいや自己実現を求めて活動している状態およびこれを自発的に達成する行動を指し、これを展開するには「身体のウェルネス」「精神のウェルネス」「環境のウェルネス」の枠組が必要であるとした（4. ○）。わが国ではウェルネスを「自分の人生には自分で責任を持つことを知り、幸福でより充実した人生を送るために、自分の現在の生活習慣（ライフスタイル）を点検し、自分で変えなければならないことに気づき、これを変革していく過程である」（野崎康明、1994年）と論じた。

1. ×　世界保健機関〈WHO〉による健康の定義に出てくるが「単に疾病または病弱の存在しないことではない」と否定されている。

2. ×　介護が必要ではないことがウェルネスの概念ではない。

3. ×　世界保健機関〈WHO〉による憲章の見直しのなかで提案された内容で、ウェルネスの概念ではない。

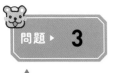

問題▶3

出題基準
I-1-B／総人口

過去問 社 P.138

CHECK▶ ☐☐☐

解答 3

令和4（2022）年の人口推計における総人口に最も近いのはどれか。

1. 8,500万人
2. 1億人
3. 1億2,500万人
4. 1億5,500万人

解説 総務省「人口推計」による令和4年10月1日現在の総人口は1億2,494万7,000人で、そのうち、男性が6,075万8,000人、女性が6,418万9,000人であった（3．○）。同統計によると、日本の人口が最も多かったのは平成20（2008）年の1億2,808万4,000人で、以後、減少局面に入った。

MORE!

図1 日本の人口ピラミッド

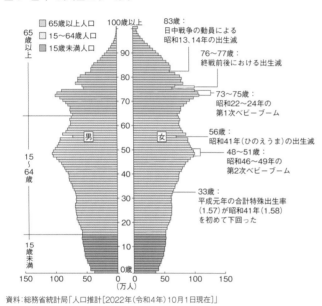

資料：総務省統計局「人口推計[2022年（令和4年）10月1日現在]」

- 総人口は長期にわたり減少し、5年ごとにみると、令和42（2060）年には1億人を割るとされる。
- 令和3年の平均世帯人員は2.37人である。
- 日本の総人口は、平成17（2005）年までは増加傾向であったが、平成18（2006）年に初めて減少し、その後は横ばいであったが（人口のピークは平成20[2008]年）、平成23（2011）年以降は減少が続いている。
- 日本の人口ピラミッドの形は、73〜75歳と48〜51歳を中心とした2つの膨らみをもったつぼ型をしている（**図1**）。

問題▶4

出題基準
I-1-B／年齢別人口

CHECK▶ ☐☐☐

解答 4

日本の令和4（2022）年における老年人口が占める割合はどれか。

1. 6%
2. 12%
3. 24%
4. 29%

解説 年齢3区分別人口はどの区分が出題されてもおかしくない。令和4年は、年少人口（15歳未満人口）11.6%、生産年齢人口（15〜64歳人口）59.4%、老年人口（65歳以上人口）29.0%（4．○）であった。老年人口の割合は上昇傾向にあり、平成17年に20%を超え、令和4年には29.0%で前年よりも0.1ポイント上昇した（**P.4表1**）。

3

表1 年齢3区分別人口構成割合(%)

	年少人口 (0〜14歳)	生産年齢人口 (15〜64歳)	老年人口 (65歳以上)	従属人口指数
平成29('17)年	12.3	60.0	27.7	66.8
平成30('18)	12.2	59.7	28.1	67.6
令和元('19)	12.1	59.5	28.4	68.1
令和2('20)	11.9	59.5	28.6	68.0
令和3('21)	11.8	59.4	28.9	68.5
令和4('22)	11.6	59.4	29.0	68.4

資料:総務省統計局「国勢調査報告」「人口推計(各年10月1日現在)」
※従属人口指数=(年少人口+老年人口)÷生産年齢人口×100

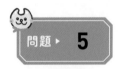

問題▶5

出題基準
I-1-B／労働人口

過去問 社 P.143

CHECK▶□□□

解答 3

労働力調査による労働力人口の令和4(2022)年平均に最も近いのはどれか。

1. 1,450万人
2. 3,624万人
3. 6,900万人
4. 1億1,038万人

解説 1. × 1,450万人は年少人口である。

2. × 3,624万人は老年人口である。

3. ○ 労働力人口は15歳以上人口のうち、就業者と完全失業者の合計である。6,902万人であった。過去に出題され採点除外となっているが、再び出題された例もあるので、労働力人口は総人口の半分強(55%)であることはおさえておきたい。

4. × 1億1,038万人は15歳以上人口である※。

※労働力調査の「15歳以上人口」(毎月末現在)は「人口推計」(総務省統計局)の翌月1日現在の概算値を用いている。なお、「人口推計」では概算値が当月の下旬に公表され、確定値はその5か月後に公表されている。

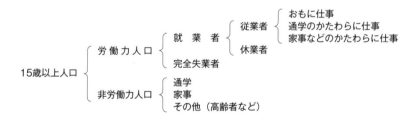

●令和4年平均では、労働力人口は6,902万人(前年に比べ減少)で、15歳以上人口は約1億1,038万人であった。

●令和4年平均の労働力人口は前年に比べ5万人減少しており、男性は3,805万人(前年に比べ減少)、女性は3,096万人(前年に比べ増加)で、男性は減少したが、女性はやや増加した(総務省統計局「労働力調査」基本集計より)。

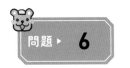

問題 ▶ 6

出題基準
I-1-B／将来推計人口

過去問 社 P.140

CHECK ▶ ☐☐☐

解答 3

令和52（2070）年の将来推計人口における65歳以上の人口が総人口に占める割合はどれか。

1. 19%
2. 29%
3. 39%
4. 49%

解説 人口は令和4（2022）年で1億2,494万7,000人であるが、令和52（2070）年には8,699万6,000人程度になると推計される。令和52（2070）年に予測される年齢3区分別人口は0〜14歳が9.2%、15〜64歳が52.1%、65歳以上が38.7%とされている（3. ○）。従属人口指数は「（年少人口＋老年人口）÷生産年齢人口×100」なので、老年人口の増加により急速に上昇すると予想されている。

MORE!

● 将来推計人口は、令和42（2060）年に約9,615万人、令和52（2070）年には約8,700万人となるものとされている（**表2**、令和5年推計。なお、将来推計人口は年度によって変動する）。

● 年齢構成はしだいに高齢化し、令和52年で、老年人口（65歳以上）の総人口に占める割合は38.7%（増加）、年少人口（0〜14歳）の割合は9.2%（減少）、生産年齢人口（15〜64歳）の割合は52.1%（減少）になると推計されている（**図2**）。

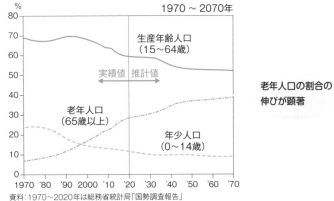

図2 年齢3区分別人口構成割合の推移

1970 〜 2070年

老年人口の割合の伸びが顕著

資料：1970〜2020年は総務省統計局「国勢調査報告」
2021年以降は国立社会保障・人口問題研究所「日本の将来推計人口」（令和5年推計）の推計値（出生中位・死亡中位仮定）

● 将来推計人口では、生産年齢人口の扶養負担の程度を表す従属人口指数は、令和2年の68.0%から令和52年には91.8%になるとされ、今後かなり急速に高まると予想される。年少人口指数は横ばいだが、老年人口指数の伸びが目立っている。

● 純再生産率が1（合計特殊出生率では2.1程度）以上であれば将来人口は増加し、1を下回ると減少する。

　▶ 純再生産率：母の年齢別出生率を女児だけについて合計した総再生産率に、さらにこの女児が妊娠可能な年齢を過ぎるまでの死亡を見込んだもの（令和3年は0.63）

　▶ 期間合計特殊出生率：その年次の15〜49歳までの女性の年齢別出生率を合計したもの（令和4年は1.26［実数］）

表2 将来推計人口（出生中位［死亡中位］推計）

	人口（千人）		年齢3区分割合(%)			指数(%)		
	総数	うち65歳以上	0〜14歳	15〜64歳	65歳以上	年少人口	老年人口	従属人口
令和2（2020）年	126,146	36,027	11.9	59.5	28.6	20.0	48.0	68.0
12（'30）	120,116	36,962	10.3	58.9	30.8	17.5	52.2	69.8
22（'40）	112,837	39,285	10.1	55.1	34.8	18.4	63.2	81.6
32（'50）	104,686	38,878	9.9	52.9	37.1	18.8	70.2	89.0
42（'60）	96,148	36,437	9.3	52.8	37.9	17.6	71.8	89.3
52（'70）	86,996	33,671	9.2	52.1	38.7	17.6	74.2	91.8

総人口は、5年ごとにみると2060年ごろには1億人を割る

資料：国立社会保障・人口問題研究所「日本の将来推計人口」（令和5年推計）
注：年齢3区分割合は、年齢不詳をあん分補正した人口を分母として算出している。

減少　　増加　　　　　急速に高まる

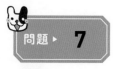

問題▶ 7

頻出

出題基準
I-1-B／世帯数
過去問 社 P.143

CHECK▶ ☐☐☐

解答 3

令和4（2022）年の国民生活基礎調査における家族の世帯構造割合で核家族の占める割合に最も近いのはどれか。

1. 40%
2. 50%
3. 60%
4. 70%

解説 国民生活基礎調査における世帯構造別の分類では、核家族世帯、単独世帯、三世代世帯、その他の世帯に分けられている。核家族世帯は、世帯構造の1つの分類として扱われており、夫婦のみの世帯、夫婦と未婚の子のみの世帯、ひとり親と未婚の子のみの世帯のことで、57.1%を占める（3. ○）。

MORE!

● 令和4（2022）年の世帯総数は5,431万世帯であった。
● 三世代世帯は平成22～24年は7%台で推移していたが、平成25年には6.6%になり、令和4年は3.8%であった。
● 令和4年の65歳以上の者のいる世帯数は、2,747万4,000世帯で、全体の50.6%を占める。内訳は、①夫婦のみの世帯（32.1%）、②単独世帯（31.8%）、③親と未婚の子のみの世帯（20.1%）、④三世代世帯（7.1%）となっている。

表3 世帯構造別の割合の推移

		平成30（2018）年	令和元（2019）年	令和3（2021）年	令和4（2022）年	
単独世帯		27.7%	28.8%	29.5%	32.9%	
核家族世帯	夫婦のみの世帯	24.1%	24.4%	24.5%	24.5%	57.1%
	夫婦と未婚の子のみの世帯	29.1%	28.4%	27.5%	25.8%	
	ひとり親と未婚の子のみの世帯	7.2%	7.0%	7.1%	6.8%	
三世代世帯		5.3%	5.1%	4.9%	3.8%	
その他の世帯		6.6%	6.3%	6.5%	6.2%	

資料：厚生労働省「国民生活基礎調査」
注：令和2年は、調査を実施していない

問題▶ 8

出題基準
I-1-B／婚姻、家族形態
過去問 社 P.147

CHECK▶ ☐☐☐

解答 3

令和4（2022）年における男性の平均初婚年齢に最も近いのはどれか。

1. 25歳
2. 28歳
3. 31歳
4. 34歳

解説 令和4（2022）年における平均初婚年齢は男性が31.1歳（3. ○）、女性が29.7歳であった。

MORE!

● 令和4年における日本の婚姻件数は50万4,930組で前年より増加し、婚姻率は人口千対4.1で、前年と同率であった（**図3**）。一方、離婚件数は17万9,099組で前年より減少し、離婚率は人口千対1.47で前年より低下した（**図4**）。

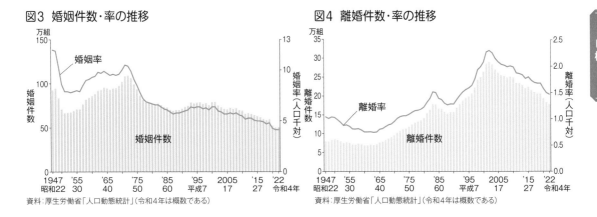

図3 婚姻件数・率の推移

資料:厚生労働省「人口動態統計」(令和4年は概数である)

図4 離婚件数・率の推移

資料:厚生労働省「人口動態統計」(令和4年は概数である)

図5 50歳時の未婚割合の推移

資料:各年の国勢調査に基づく実績値(国立社会保障・人口問題研究所「人口統計資料集」)。
　　(2015年及び2020年は配偶関係不詳補完結果に基づく。)
内閣府「令和4年版　少子化社会対策白書」
https://www8.cao.go.jp/shoushi/shoushika/whitepaper/measures/w-2022/r04webhonpen/html/b1_s1-1-3.
html(2023/4/24閲覧)

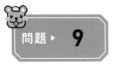

問題▶**9**

頻出

出題基準

I-1-B／
出生と死亡の動向

過去問 社 P.188

CHECK▶□□□

解答 2

令和4(2022)年の合計特殊出生率はどれか。

1. 1.12
2. 1.26
3. 1.34
4. 1.40

解説　出生数は昭和50年以降減少傾向であったが、平成18年に6年ぶりに増加に転じた後、平成22年までは増減を繰り返した。平成23年からは減少を続け、令和4年は77万759人であった(P.8表4・5)。

　令和4年の合計特殊出生率は1.26(前年より低下)で過去最低であった(2. ○)。平成24〜30年は小さい増減を繰り返し、令和に入ってからは減少が続いている。

表4 出生に関する統計の推移

	出生数(人)	出生率[1] (人口千対)	合計特殊出生率[2]	総再生産率	純再生産率※
平成30('18)年	918,400	7.4	1.42	0.69	0.69
令和元('19)	865,239	7.0	1.36	0.66	0.66
2('20)	840,835	6.8	1.33	0.65	0.64
3('21)	811,622	6.6	1.30	0.64	0.63
4('22)	770,759	6.3	1.26	—	—

資料:厚生労働省「人口動態統計」、国立社会保障・人口問題研究所「人口統計資料集」
注:1)日本人人口を分母に用いている。
　　2)15〜49歳の各歳別日本人女性人口を分母に用いている。
※純再生産率については問題6のMORE!(P.5)も参照のこと。

表5 人口動態統計の概況

	実数		率	
	令和4('22)年	令和3('21)年	令和4('22)年	令和3('21)年
出生(人)	770,759	811,622	6.3	6.6
死亡(人)	1,569,050	1,439,856	12.9	11.7
乳児死亡(人)	1,356	1,399	1.8	1.7
自然増減(人)	△798,291	△628,234	△6.5	△5.1
死産(胎)	15,179	16,277	19.3	19.7
周産期死亡(胎)	2,527	2,741	3.3	3.4
婚姻(組)	504,930	501,138	4.1	4.1
離婚(組)	179,099	184,384	1.47	1.50

資料:厚生労働省「人口動態統計」

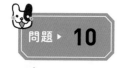

問題▶**10**

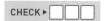
頻出

出題基準
I-1-B／
出生と死亡の動向

過去問 社 P.189

CHECK ▶ □□□

解答 1

日本の令和4(2022)年における出生数に最も近いのはどれか。

1. 77万人
2. 99万人
3. 122万人
4. 144万人

解説 令和4(2022)年の出生数は77万759人であった(1. ○)。最近10年間をみると、2014年から2015年にかけて増加した以外は減少している。10年間で26万6,473人減少した。

表6 出生数と合計特殊出生率の推移

	出生数(人)	合計特殊出生率
2012年	1,037,232	1.41
2018年	918,400	1.42
2019年	865,239	1.36
2020年	840,835	1.33
2021年	811,622	1.30
2022年	770,759	1.26
2040年(推計)	718,000	1.33

資料:厚生労働省「人口動態統計」2019年までは厚生労働省政策統括官付参事官付人口動態・保健社会統計室「人口動態統計」、2040年の出生数は国立社会保障・人口問題研究所「日本の将来推計人口(令和5年推計)」における出生中位・死亡中位仮定による推計値

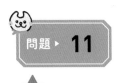

問題 ▶ 11

頻出

出題基準
I-1-B／死因の概要

過去問 社 P.190

CHECK ▶ □ □ □

解答 3

令和4（2022）年の人口動態統計による死因のうち、悪性新生物〈腫瘍〉の占める割合はどれか。

1. 約11%
2. 約15%
3. 約25%
4. 約33%

解説 1. × 約11%は第3位の老衰（11.4%）である。

2. × 約15%は第2位の心疾患（14.8%）である。

3. ○ 第1位の悪性新生物〈腫瘍〉は24.6%であり、約25%である。

4. × 第1位でも約33%には達しない。

MORE!

表7 粗死亡率・年齢調整死亡率（人口千対）の推移

	粗死亡率[1]			年齢調整死亡率[2]	
	総数	男	女	男	女
平成29（'17）年	10.8	11.4	10.2	14.0	7.6
30（'18）	11.0	11.6	10.4	13.8	7.6
令和元（'19）	11.2	11.7	10.6	13.5	7.5
2（'20）	11.1	11.8	10.5	13.3	7.2
3（'21）	11.7	12.4	11.1	13.6	7.4
4（'22）	12.9	13.5	12.3	14.4	7.9

資料：厚生労働省「人口動態統計」
注：1）年齢調整死亡率と併記したので粗死亡率と表したが、単に死亡率といっているものである。
　　2）年齢調整死亡率の基準人口は「平成27年モデル人口」であり、年齢5歳階級別死亡率により算出した。

図6 主要死因別にみた死亡率（人口10万対）の推移

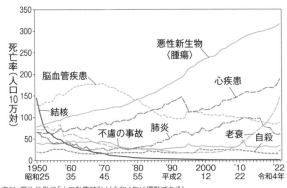

資料：厚生労働省「人口動態統計」（令和4年は概数である）
注：死因分類はICD-10（2013年版）準拠（平成29年適用）による。なお、平成6年まではICD-9による。

表8 死因順位（令和4年）

	死因	死亡数（人）	死亡率（人口10万対）	割合（%）
1位	悪性新生物〈腫瘍〉	385,797	316.1	24.6
2位	心疾患	232,964	190.9	14.8
3位	老衰	179,529	147.1	11.4
4位	脳血管疾患	107,481	88.1	6.9
5位	肺炎	74,013	60.7	4.7
6位	誤嚥性肺炎	56,069	45.9	3.6
7位	不慮の事故	43,420	35.6	2.8
8位	腎不全	30,739	25.2	2.0
9位	アルツハイマー病	24,860	20.4	1.6
10位	血管性等の認知症	24,360	20.0	1.6
総数	全死因	1,569,050	1,285.8	100.0

資料：厚生労働省「人口動態統計」

死因の上位3位までで約51%、4位までで約58%を占める

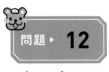

問題 ▶ 12

頻出 **新規項目**

出題基準
I-1-B／平均余命、平均寿命、健康寿命

令和元（2019）年における女性の健康寿命について正しいのはどれか。

1. 男性よりも短い。
2. 約75年である。
3. 平成28（2016）年よりも短くなった。
4. 同年の平均寿命との差は10年未満である。

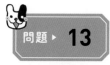

過去問 社 P.197

CHECK ▶ □□□

解答 2

解説 健康に生活できる期間のことを健康寿命という。平均寿命と健康寿命の差である期間は、介護や医療が必要となる期間ということもできる。

1. × 女性の健康寿命は75.38年で、男性の72.68年よりも長い。
2. ○ 75.38年なので約75年である。
3. × 平成28(2016)年の女性の健康寿命は74.79年で、令和元(2019)年はより長くなった。
4. × 同年の平均寿命との差は87.45(年) − 75.38(年) = 12.07年で、10年を超えている。

問題 ▶ **13**

出題基準
I-1-C／有訴者の状況

過去問 社 P.199

CHECK ▶ □□□

解答 1

令和4(2022)年の国民生活基礎調査で人口千人当たりの有訴者率の女性の症状で最も高いのはどれか。

1. 腰　痛
2. 肩こり
3. 手足の関節が痛む
4. せきやたんが出る

解説 有訴者率は年齢に従って上昇する。令和4年の有訴者率は276.5(男性246.7、女性304.2)であった。10歳以降は全年齢層(10歳きざみ)で女性のほうが高い(図7)。

有訴者率の高い症状(複数回答あり)は、前回調査では男性では「腰痛」が最も高く、女性は「肩こり」が最も高かったが、令和4(2022)年は男女ともに「腰痛」「肩こり」の順となった(1. ○)。

MORE!

●有訴者率とは病気やけが等で自覚症状のある者の人口千人当たりの割合で、基本的に成人以降は年齢が高くなるに従って上昇する。

図7 性・年齢階級別にみた有訴者率(人口千対)

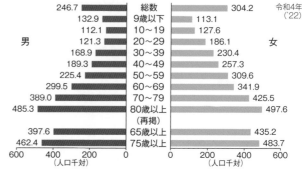

資料：厚生労働省「国民生活基礎調査」
注：総数には年齢不詳を含む。

問題 ▶ **14**

頻出 ★　新規項目

出題基準
I-1-C／有病率、罹患率、受療率

令和2(2020)年の患者調査から算出した主な傷病の有病率が最も高いのはどれか。

1. 心疾患
   heart disease
2. 2型糖尿病
   type 2 diabetes mellitus
3. 悪性新生物〈腫瘍〉
   malignant neoplasm
4. 高血圧疾患
   hypertention

過去問 社 P.199

CHECK ▶ ☐☐☐

解答 4

解説 ある時点のある疾患の患者数を人口で割った値を有病率といい、一定期間内におけるある疾患の新規発生患者の単位人口に対する割合を罹患率という。

　令和2（2020）年患者調査のうちの「総患者数、性・年齢階級（5歳）×傷病分類別」「総患者数、性・年齢階級（5歳）×傷病小分類別」の主な傷病の患者数と「受療率の算出に用いた人口（全国人口）」（2020年10月の人口動態統計）を用いて算出した主な傷病の有病率は**表9**のとおりで、高血圧疾患が最も高い（4．○）。

表9　主な傷病の有病率（抜粋）

令和2年（2020年）10月

主な傷病	全体 （126,146）	男性 （61,350）	女性 （64,797）	年齢区分			
				75歳以上 （18,602）	65-74歳 （17,425）	20-64歳 （69,382）	20歳以下 （20,738）
高血圧疾患	11.92%	11.17%	12.63%	34.97%	27.16%	5.44%	0.04%
歯科関連疾患 （う蝕、歯肉炎、歯の補てつ）	11.01%	9.30%	12.63%	17.57%	18.61%	8.40%	7.67%
┌歯肉炎及び歯周疾患	6.82%	5.52%	8.05%	11.22%	12.20%	5.16%	4.06%
│う蝕	2.29%	2.05%	2.52%	1.82%	2.54%	2.01%	3.53%
└歯の補てつ	1.90%	1.73%	2.06%	4.53%	3.87%	1.24%	0.08%
脂質異常症	3.18%	2.04%	4.26%	6.38%	8.11%	2.02%	0.01%
2型糖尿病	2.93%	3.59%	2.31%	6.42%	7.36%	1.75%	0.02%
悪性新生物〈腫瘍〉	2.90%	2.94%	2.86%	7.75%	6.33%	1.58%	0.06%
心疾患（高血圧性のものを除く）	2.42%	2.87%	1.99%	8.83%	4.65%	0.84%	0.09%
┌不整脈及び伝導障害	0.76%	0.88%	0.65%	2.47%	0.37%	1.04%	0.04%
│狭心症	0.68%	0.85%	0.52%	2.19%	0.35%	0.90%	0.00%
│心不全	0.44%	0.43%	0.44%	1.78%	0.15%	0.41%	0.01%
│陳旧性心筋梗塞	0.17%	0.29%	0.06%	0.42%	0.12%	0.27%	0.00%
│その他の虚血性心疾患	0.10%	0.09%	0.10%	0.25%	0.03%	0.25%	0.01%
└急性心筋梗塞　など	0.06%	0.09%	0.03%	0.18%	0.03%	0.10%	0.00%

＊同年の傷病分類別にみた入院と外来の受療率は反映されているが、順位は異なるため注意する
〈引用〉日本生活習慣病予防協会：https://www.seikatsusyukanbyo.com/calendar/Table02.pdf（2024/6/26閲覧）

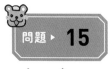

問題 ▶ **15**

頻出★　新規項目

出題基準
Ⅰ-1-C／有病率、罹患率、受療率

過去問 社 P.200

CHECK ▶ ☐☐☐

解答 1

傷病分類別にみた令和2（2020）年の外来受療率で最も高いのはどれか。
1．消化器系の疾患
2．循環器系の疾患
3．精神及び行動の障害
4．筋骨格系及び結合組織の疾患

解説 入院では「精神及び行動の障害」、「循環器系の疾患」が高く、外来では「消化器系の疾患」（1．○）、「筋骨格系及び結合組織の疾患」、「循環器系の疾患」が高い。

MORE！

● 令和2年の患者調査では、入院受療率（人口10万対）は960で、年齢階級別にみると男女ともに90歳以上が最も高い。
● 外来受療率（人口10万対）は5,658であった。年齢階級別にみると、男性は80～84歳、女性は75～79歳が最も高い。
● 消化器系の疾患には「う蝕」、「歯肉炎及び歯周疾患」が、循環器系の疾患には「脳血管疾患」が含まれる点に注意する。

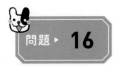

問題▶ 16

令和2（2020）年9月中の患者調査で病院における~~平均在院日数に最も近い~~のはどれか。

1. 10日
2. 20日
3. 30日
4. 40日

出題基準
Ⅰ-1-C／入院期間

CHECK▶ ☐☐☐

解答 **3**

解説 令和2年9月中の患者調査で病院における平均在院日数は33.3日（3. ○）、一般診療所では19.0日で、平成29年に比べ、ともに長くなっている（**図8**）。

「病院報告」による平均在院日数の統計もあり、同じ令和2年では全病床28.3日、一般病床16.5日で、最も長いのは精神病床277.0日、介護療養病床287.7日であった（令和3・4年のデータはP.244を参照）。

MORE!

●令和2年9月中の退院患者の平均在院日数を傷病分類別にみると、長い順に「Ⅴ　精神及び行動の障害」294.2日、「Ⅵ　神経系の疾患」83.5日、「Ⅸ　循環器系の疾患」41.5日である。なお、呼吸器系の疾患は34.5日、消化器系の疾患は13.2日である。

図8　病床種類別にみた退院患者の平均在院日数

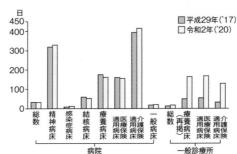

各年9月中
資料：厚生労働省「患者調査」
注　令和2年の退院患者の平均在院日数の数値には注意を要する。詳細は厚生労働省「令和2年（2020）患者調査の概況」の「調査の概要」利用上の注意を参照。

問題▶ 17

令和2（2020）年の患者調査で男性の外来受療率が最も高い年齢階級はどれか。

1. 50〜54歳
2. 60〜64歳
3. 75〜79歳
4. 80〜84歳

出題基準
Ⅰ-1-C／外来受診の状況

過去問 社 P.200

CHECK▶ ☐☐☐

解答 **4**

解説 入院受療率では男女ともに年齢が高くなるにつれて上昇していくが、外来受療率のピークは男性は80〜84歳（4. ○）、女性は75〜79歳となっている。

図9　性・年齢階級別にみた受療率（人口10万対）－入院・外来－
令和2（'20）年10月

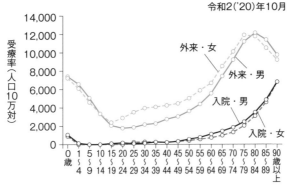

資料：厚生労働省「患者調査」

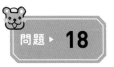

問題 ▶ 18

頻出

出題基準
I-2-A／食事と栄養

過去問 成 P.396

CHECK ▶ □□□

解答 **4**

メタボリックシンドロームの診断基準における腹囲〈ウエスト周囲径〉の組み合わせで正しいのはどれか。

男性 ─── 女性

1. 85cm以上 ─ 85cm以上
2. 90cm以上 ─ 90cm以上
3. 90cm以上 ─ 85cm以上
4. 85cm以上 ─ 90cm以上

解説 立位で、軽呼気時の臍の高さの腹囲〈ウエスト周囲径〉が男性85cm以上・女性90cm以上で、かつ血圧・血糖・脂質の3つのうち2つ以上が基準値外になるとメタボリックシンドロームと診断される（4.○）。メタボリックシンドロームは、内臓脂肪型肥満に高血圧・高血糖・脂質代謝異常が合併することにより、心疾患や脳血管疾患などになりやすい状態である。

表10 メタボリックシンドロームの診断基準

必須項目	（内臓脂肪蓄積） ウエスト周囲径		男性 ≧ 85cm 女性 ≧ 90cm
	（内臓脂肪面積 男女ともに≧100cm²に相当）		
選択項目 3項目のうち 2項目以上	1	高トリグリセライド血症 かつ／または 低HDLコレステロール血症	≧ 150mg/dL < 40mg/dL
	2	収縮期（最大）血圧 かつ／または 拡張期（最小）血圧	≧ 130mmHg ≧ 85mmHg
	3	空腹時高血糖	≧ 110mg/dL

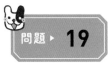

問題 ▶ 19

頻出

出題基準
I-2-A／食事と栄養

CHECK ▶ □□□

解答 **4**

日本人の食事摂取基準（2020年版）で策定された、成人男性の食塩摂取量はどれか。

1. 6.0g/日未満
2. 6.5g/日未満
3. 7.0g/日未満
4. 7.5g/日未満

解説 「日本人の食事摂取基準（2020年版）」では、ナトリウム（食塩相当量）の成人目標量を2015年版からさらに男女0.5g/日ずつ引き下げ、男性7.5g/日未満、女性6.5g/日未満としたので注意して覚える（4.○）。加えて、高血圧および慢性腎臓病（CKD）の重症化予防のために6.0g/日未満を設定した（**P.14表11**）。

なお、健康日本21（第二次）の食塩摂取量の目標は8g/日で、令和6（2024）年度から開始された健康日本21（第三次）では7g/日とされていることに注意する。

表11 「日本人の食事摂取基準（2020年版）」おもな改定のポイント

●活力ある健康長寿社会の実現に向けて
・きめ細かな栄養施策を推進する観点から、50歳以上について、より細かな年齢区分による摂取基準を設定。
・高齢者のフレイル予防の観点から、総エネルギー量に占めるべきタンパク質由来エネルギー量の割合（％エネルギー）について、65歳以上の目標量の下限を13％エネルギーから15％エネルギーに引き上げ。
・若いうちからの生活習慣病予防を推進するため、以下の対応を実施。
　▶飽和脂肪酸、カリウムについて、小児の目標量を新たに設定。
　▶ナトリウム（食塩相当量）について、成人の目標量を0.5g/日引き下げるとともに（男性7.5g/日未満、女性6.5g/日未満）、高血圧及び慢性腎臓病（CKD）の重症化予防を目的とした量として、新たに6g/日未満と設定。
　▶コレステロールについて、脂質異常症の重症化予防を目的とした量として、新たに200mg/日未満に留めることが望ましいことを記載。

●EBPM（Evidence Based Policy Making：根拠に基づく政策立案）の更なる推進に向けて
・食事摂取基準を利用する専門職等の理解の一助となるよう、目標量のエビデンスレベルを対象栄養素ごとに新たに設定。

厚生労働省　https://www.mhlw.go.jp/stf/newpage_08415.html　を参考に作成（2024/5/16閲覧）

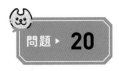

問題▶20

頻出

出題基準
I-2-A／食事と栄養

過去問 社 P.227

CHECK▶□□□

解答 4

令和元（2019）年の国民健康・栄養調査の結果で、女性における肥満者（BMI ≧ 25.0）の割合が最も高い年代はどれか。
1. 30〜39歳
2. 40〜49歳
3. 50〜59歳
4. 60〜69歳

解説 図10のとおり、女性の肥満者の割合は男性より低く、全体では22.3％で、最も高い年代は4の60〜69歳である（4. ○）。女性の20〜29歳と30〜39歳では肥満者よりもやせの者（BMI＜18.5）の割合が高い。一方、男性は全体では33.0％と3人に1人が肥満者であり、肥満者の割合が高い年代は40〜49歳の39.7％と50〜59歳の39.2％である。

MORE!

図10　性・年齢階級別にみた肥満者とやせの者の割合

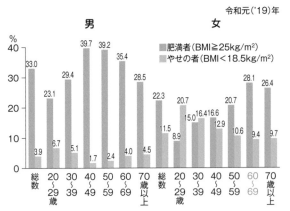

資料　厚生労働省「国民健康・栄養調査」

図11　肥満者とやせの者の割合の推移

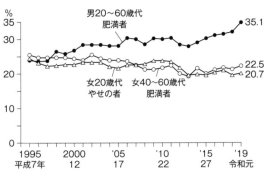

資料　厚生労働省「国民健康・栄養調査」
注　20歳代女性やせの者の割合は、移動平均により平滑化した結果から作成。
　　移動平均：グラフ上の結果のばらつきを少なくするため、各年次結果と前後の年次結果を足し合わせ、計3年分を平均化したもの。ただし、平成24年については単年の結果である。

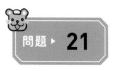

問題 ▶ 21

出題基準
I-2-A／排泄

CHECK ▶ ☐☐☐

解答 2

日本人の食事摂取基準（2020年版）において18〜64歳の男性の1日の食物繊維の摂取目標量はどれか。

1. 11g／日以上
2. 21g／日以上
3. 31g／日以上
4. 41g／日以上

目標 I

解説 食物繊維の摂取が排便習慣に影響を与えるとされる。また糖尿病などの生活習慣病の発症予防に寄与する。15〜64歳の女性では18g／日以上、18〜64歳の男性では21g／日以上が目標量となっている（2. ○）。サツマイモ100gに2.2g程度の食物繊維が含まれる。十分な食物繊維摂取は難しいこともイメージしておきたい。

MORE!

表12 食物繊維の摂取目標量（g/日）

	3〜5歳	6〜7歳	8〜9歳	10〜11歳	12〜14歳	15〜17歳	18〜29歳	30〜49歳	50〜64歳	65歳以上
男性	8以上	10以上	11以上	13以上	17以上	19以上	21以上	21以上	21以上	20以上
女性	8以上	10以上	11以上	13以上	17以上	18以上	18以上	18以上	18以上	17以上

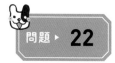

問題 ▶ 22

頻出

出題基準
I-2-A／活動と運動、
レクリエーション

過去問 社 P.229

CHECK ▶ ☐☐☐

解答 4

令和元（2019）年の国民健康・栄養調査において、運動習慣のある女性の割合が最も高い年齢階級はどれか。

1. 40〜49 歳
2. 50〜59 歳
3. 60〜69 歳
4. 70歳以上

解説 20歳以上の運動習慣のある者の割合は、男性33.4%、女性25.1%である。年齢階級別にみると、男女とも70歳以上が最も高い（4. ○、**図12**）。

図12 運動習慣のある者の割合（20歳以上）　令和元年（'19）

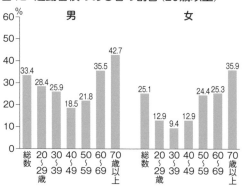

資料：厚生労働省「国民健康・栄養調査」
注：運動習慣のある者とは、1回30分以上の運動を週2回以上実施し、1年以上持続している者である。

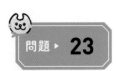

問題▶23

五肢

出題基準
I-2-A／休息と睡眠

過去問 人 P.16

CHECK▶ ☐ ☐ ☐

解答 3

レム睡眠の特徴で正しいのはどれか。

1. 眼球は動かない。
2. 体温が低くなる。
3. 覚醒時に似た脳波が出現する。
4. 入眠時に生じる。
5. 骨格筋は収縮する。

解説 1. ×　レム睡眠のレム（REM）はRapid Eye Movementの略で、急速な眼球運動のことなので眼球が動く。眼球が動かないのはノンレム（non-REM）睡眠である。

2. ×　レム睡眠では体温は高くなり、呼吸が不規則になりやすい。

3. ○　夢を見るのはレム睡眠であり、脳は活動していて覚醒時に近い脳波となる。

4. ×　入眠時はノンレム睡眠となる。

5. ×　レム睡眠では骨格筋は弛緩する。

表13　睡眠の型と特徴

	ノンレム睡眠 non rapid eye movement	レム睡眠 rapid eye movement
活動	脳の眠り 身体活動がない	身体の眠り 骨格筋が完全に弛緩 顔や指先がピクピク動く
眼	動かない	急速な眼球運動
呼吸	ゆっくり規則的	不規則
体温	低下	上昇
脳波	デルタ波 大きく遅い波	ベータ波 小さくて速い波 夢を見る

池西靜江, 石束佳子, 阿形奈津子 編：看護学生スタディガイド2025. 照林社, 東京, 2024；331. より引用

MORE!

表14　健康づくりのための睡眠指針2014〜睡眠12箇条〜

第1条	良い睡眠で、からだもこころも健康に
第2条	適度な運動、しっかり朝食、ねむりとめざめのメリハリを
第3条	良い睡眠は、生活習慣病予防につながります
第4条	睡眠による休養感は、こころの健康に重要です
第5条	年齢や季節に応じて、ひるまの眠気で困らない程度の睡眠を
第6条	良い睡眠のためには、環境づくりも重要です
第7条	若年世代は夜更かし避けて、体内時計のリズムを保つ
第8条	勤労世代の疲労回復・能率アップに、毎日十分な睡眠を
第9条	熟年世代は朝晩メリハリ、ひるまに適度な運動で良い睡眠
第10条	眠くなってから寝床に入り、起きる時刻は遅らせない
第11条	いつもと違う睡眠には、要注意
第12条	眠れない、その苦しみをかかえずに、専門家に相談を

　この指針では、睡眠について正しい知識を身につけ、定期的に自らの睡眠を見直して、適切な量の睡眠の確保、睡眠の質の改善、睡眠障害への早期からの対応によって、事故の防止とともに、からだとこころの健康づくりを目指しています。

厚生労働省健康局「健康づくりのための睡眠指針2014」（平成26年3月）より抜粋

問題▶24

出題基準
I-2-A／
清潔と衣生活

CHECK▶ ☐☐☐

解答 2

適切な衣類を着用することと最も関連があるのはどれか。
1. 生理的機能を妨げる。
2. 生活活動を機能的にする。
3. 人間関係には影響しない。
4. 外界からの危害因子が増える。

（解説）1. × 適切な衣類を着用することによって体温調節や汚染から身を守るなど生理的機能を助ける。
2. ○ 仕事、運動、休息などの生活活動に合わせた衣類を選択することは生活活動を機能的にする。
3. × 社会環境や習慣、行事などに合わせた衣類の選択は人間関係に影響を及ぼす。冠婚葬祭に合わせた衣類などが例である。
4. × 適切な衣類を着用することによって虫、光、熱などの外界からの危害因子を減らすことができる。

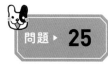

問題▶25

頻出

出題基準
I-2-A／喫煙、嗜好品

過去問 社 P.230
過去問 113回 P.7

CHECK▶ ☐☐☐

解答 3

令和元（2019）年の国民健康・栄養調査において20歳以上の男女別の喫煙習慣者の割合に最も近いのはどれか。
1. 男性50％―女性25％
2. 男性36％―女性13％
3. 男性27％―女性8％
4. 男性20％―女性10％

（解説）タバコの煙にはタール、ニコチン、一酸化炭素などの有害物質が含まれる。喫煙はがん、虚血性心疾患、脳血管疾患、慢性閉塞性肺疾患（COPD）、歯周疾患、低出生体重児や流・早産などの危険因子である。令和元（2019）年の国民健康・栄養調査における喫煙習慣者の割合は男性27.1％、女性7.6％で、3が最も近い（3. ○）。

MORE!

表15 喫煙習慣者の割合の推移　　　　　　　　　　　　　　　（単位　％）

	平成7 （'95）	12 （'00）	17 （'05）	22 （'10）	27 （'15）	28 （'16）	29 （'17）	30 （'18）	令和元 （'19）
男	52.7	47.4	39.3	32.2	30.1	30.2	29.4	29.0	27.1
女	10.6	11.5	11.3	8.4	7.9	8.2	7.2	8.1	7.6

資料：厚生労働省「国民健康・栄養調査」
注：調査対象は20歳以上。なお、調査方法は平成15年から変更。

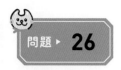

問題▶26

出題基準
I-2-A／ストレス

過去問 精 P.1042

CHECK▶ □□□

セリエ，Hが論じた生体反応を表したグラフである。この反応と最も関連があるのはどれか
Selye, H.

1. 肺
2. 副　腎
3. 生殖器
4. 甲状腺

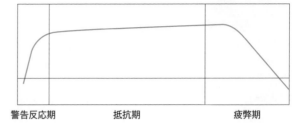

警告反応期　　　　　　抵抗期　　　　　　疲弊期

解答 2

解説 ストレスが加わったときには、おもに自律神経系と下垂体系の2つのルートがはたらく。自律神経系は交感神経を介して、交感神経節および副腎髄質からノルアドレナリンあるいはアドレナリンが分泌されるシステムである。一方、下垂体系は視床下部からの刺激を受けて、副腎皮質から糖質コルチコイド(コルチゾール)や電解質コルチコイド(アルドステロン)を分泌するシステムである。この一連の反応を抵抗力と副腎皮質の重量(2. ○)で論じたのがセリエ，H(Hans Selye)の汎適応症候群である。

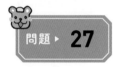

問題▶27

出題基準
I-2-A／ストレス

過去問 続 P.1204

CHECK▶ □□□

解答 3

労働安全衛生法の規定により労働者の心理的負担の程度を把握するための検査を行うのはどれか。

1. 国
2. 都道府県
3. 事業者
4. 労働基準監督署

解説 労働安全衛生法第66条の10で「事業者は、労働者に対し、厚生労働省令で定めるところにより、医師、保健師その他の厚生労働省令で定める者による心理的な負担の程度を把握するための検査を行わなければならない」と定めており、これがいわゆる労働者のストレスチェックに関する規定である(3. ○)。

1. × 国は心理的な負担の程度が労働者の健康の保持に及ぼす影響に関する医師等に対する研修を実施するよう努める、厚生労働大臣は、事業者が講ずべき措置の適切かつ有効な実施を図るため必要な指針を公表することなどが第66条の10で規定されているが、ストレスチェックは事業者が行う。

2. 4. × 都道府県と労働基準監督署は同条の規定と関連がない。

MORE!

〈労働安全衛生法〉
●労働安全衛生法は、職業病や労働災害の防止、より健康的な労働環境の確保および労働者の健康の向上を目的としている。
●労働者に対する健康診断の実施などが定められている。

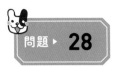

問題▶28

目標Ⅰ

出題基準
Ⅰ-2-A／ライフスタイル

CHECK▶ □ □ □

解答 2

令和4（2022）年のひとり暮らし〈単独世帯〉の全世帯数に占める割合に近いのはどれか。

1. 22%
2. 33%
3. 44%
4. 55%

解説 令和4（2022）年の「国民生活基礎調査」によると、全世帯数は5,431万世帯、うちひとり暮らし〈単独世帯〉は1,785万2,000世帯（32.9%、2. ○）であった。

ひとり暮らしをしている人は長期的にみると増加傾向にある。また65歳以上のひとり暮らしは873万世帯で、ひとり暮らし〈単独世帯〉のおよそ半分（48.9%）が65歳以上であることも覚えておきたい。

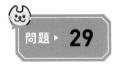

問題▶29

頻出

出題基準
Ⅰ-2-B／
水質、大気、土壌

過去問 疾 P.114

CHECK▶ □ □ □

解答 2

レジオネラ-ニューモフィラが最も生息しやすいのはどれか。

1. 動物の毛
2. 噴水の水
3. 生の鶏肉
4. ヒトの腸管内

解説 1. 3. 4. × レジオネラ-ニューモフィラが動物の毛、生の鶏肉やヒトの腸管内で生息しやすいとはいえない。

2. ○ レジオネラ属菌のうち、レジオネラ-ニューモフィラは肺炎の原因となるが、噴水・循環式浴槽・空調施設の冷却水などの水回りに生息しやすい。これらの水がミスト化されると大気中にも存在はするが、最も生息しやすいのは水のあるところである。

問題▶30

頻出

出題基準
Ⅰ-2-B／
水質、大気、土壌

過去問 社 P.210

CHECK▶ □ □ □

大気中の二酸化炭素がもたらすのはどれか。

1. 酸性雨
2. 気温上昇
3. 成層圏のオゾン層破壊
4. 光化学オキシダント発生

解答 2

解説 1. ✕　酸性雨の原因は、化石燃料の燃焼や火山活動などにより放出される二酸化硫黄（SO_2）や窒素酸化物（NOx）である。大気中で光化学反応などの化学変化により、硫酸や硝酸となって降水に含まれ、酸性雨をもたらす。

2. ○　おもな温室効果ガスには二酸化炭素のほか、メタン、一酸化二窒素、フロンガスがある。これらのガスは赤外線を吸収し、再び放出するため、太陽光で温められた地球の表面から外に向かう赤外線の多くが熱として大気に蓄積され、再び地球の表面に戻って気温上昇を招く。

3. ✕　成層圏のオゾン層を破壊するのはフロンガスである。かつてはエアコン、冷蔵庫、スプレーなどに使われ、大気中に大量に放出されていた。フロンガスは分解しにくいためそのまま大気の流れによって成層圏まで運ばれ、強い太陽の紫外線を受けて分解されて塩素を発生し、オゾン層の破壊にはたらく。世界的に規制が行われた結果、オゾン層は回復しはじめている。

4. ✕　光化学オキシダント（Ox）は光化学スモッグの原因となる大気中の酸化性物質の総称である。工場や自動車がつくり出し大気中に排出された窒素酸化物（NOx）と揮発性有機化合物（VOC）は、太陽の紫外線を受けて光化学反応を起こす。

表16　環境基本法で環境基準が定められている大気汚染物質

●二酸化硫黄〈SO_2〉★	●光化学オキシダント〈Ox〉
●一酸化炭素〈CO〉	●ダイオキシン類
●浮遊粒子状物質*1〈SPM〉	●微小粒子状物質*2
●二酸化窒素〈NO_2〉★	※有害大気汚染物質
	（ベンゼン等）は割愛

＊1：粒子の直径（粒径）が10μm（0.01mm）以下のもの
＊2：粒子の直径（粒径）が2.5μm（0.0025mm）以下の非常に細かな粒子（いわゆるPM2.5）
環境省：大気汚染に係る環境基準（https://www.env.go.jp/kijun/taiki.html）を参考に作成
★は酸性雨の原因とされているもの

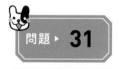

問題 ▶ 31

出題基準
I-2-B／食品衛生

CHECK ▶ □□□

解答 3

令和4（2022）年において病因物質が判明した食中毒患者数のうち最も多い病因はどれか。

1. 自然毒
2. 寄生虫
3. 細　菌
4. ウイルス

解説 病因物質が判明した患者総数6,856のうち、最も多いのは3の細菌（3,545）で52.5％を占める（3. ○）。次いで4のウイルス（2,175）、2の寄生虫（669）、1の自然毒（172）と続く。細菌で最も患者数が多いのはウエルシュ菌、ウイルスで最も患者数が多いのはノロウイルス、寄生虫で最も患者数が多いのはアニサキスである。

MORE!

●令和4年の月別の食中毒発生状況では、5月ごろから10月ごろまで細菌性食中毒が多く、12月ごろからの冬期を中心にノロウイルスによる食中毒が多い。

●原因食品が判明した食中毒事件数(多い順):①魚介類に起因するもの(53.7%)、②複合調理食品(7.0%)、③野菜及びその他加工品(4.9%)

●病因物質が判明した食中毒事件数(多い順):①アニサキス(59.4%)、②カンピロバクター・ジェジュニ／コリ(19.4%)、③ノロウイルス(6.6%)

●病因物質が判明した食中毒患者数(多い順):①ノロウイルス(32.2%)、②ウエルシュ菌(21.7%)、③カンピロバクター・ジェジュニ／コリ(12.2%)

●原因施設が判明した食中毒の事件数・患者数の1位:飲食店(事件数56.5%、患者数47.9%)

表17　おもな食中毒の原因の特徴

種類	細菌名	特徴
感染型	腸炎ビブリオ	海水中に生息する
	サルモネラ属菌	家畜、鳥類、魚介類、ペットなどの腸管(特に家畜(ブタ、ニワトリ、ウシ)の腸管内)に存在。卵・食肉およびその調理加工品に注意する
	カンピロバクター	家畜、鳥類、ペットなどの腸管や生殖器に存在。食肉、特に鶏肉が原因となることが多い
食物内毒素型	黄色ブドウ球菌	ヒトや動物の皮膚、粘膜、創傷に存在する
	ボツリヌス菌	土壌などに広く存在する。酸素のない条件(嫌気状態のこと)で増殖する
生体内毒素型	病原性大腸菌	ヒト、動物の腸管内に存在する
	ウエルシュ菌	土壌のほか、ヒトや動物の腸管などに存在する。酸素のない条件で増殖する

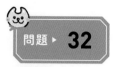

問題▶32

頻出

出題基準
Ⅰ-2-B／住環境

過去問 基 P.312

CHECK▶ ☐☐☐

解答 **2**

療養施設、社会福祉施設等が集合して設置されている地域の夜間の騒音について、環境基本法に基づく環境基準で定められているのはどれか。

1. 20dB以下
2. 40dB以下
3. 80dB以下
4. 160dB以下

解説 第106回ではAA地域にあたる「療養施設、社会福祉施設等が集合して設置されている地域」についての昼間の基準が出題された。療養施設、社会福祉施設等が集合して設置されている地域であるAAでは「昼間は50dB以下、夜間は40dB以下（2．○）」である（**表18**）。めやすとしては美術館の館内が50dB程度、図書館の館内が40dB程度であるとされる。

表18 騒音に係る環境基準

地域の類型	基準値	
	昼間	夜間
AA	50dB以下	40dB以下
AおよびB	55dB以下	45dB以下
C	60dB以下	50dB以下

注：1）時間の区分は、昼間を午前6時から午後10時までの間とし、夜間を午後10時から翌日の午前6時までの間とする。
　　2）AAを当てはめる地域は、療養施設、社会福祉施設等が集合して設置される地域など特に静穏を要する地域とする。
　　3）Aを当てはめる地域は、専ら住居の用に供される地域とする。
　　4）Bを当てはめる地域は、主として住居の用に供される地域とする。
　　5）Cを当てはめる地域は、相当数の住居と併せて商業、工業等の用に供される地域とする。
〈引用〉環境省：騒音に係る環境基準について．https://www.env.go.jp/kijun/oto1-1.html（2024/5/16閲覧）

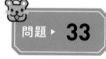

問題▶33

頻出

出題基準
Ⅰ-2-C／職業と健康障害

過去問 社 P.232

CHECK▶ ☐☐☐

解答 **1**

令和3（2021）年の業務上疾病のうち最も多いのはどれか。

1. 病原体による疾病
2. じん肺症及びじん肺合併症
3. 負傷に起因する疾病
4. 物理的因子による疾病

解説 1．○　病原体による疾病は69.4％であった（**図14**）。新型コロナウイルスの罹患によるものがほとんどで、休業4日以上の業務上疾病者数が大きく増加した原因となっている（令和2年15,038人→令和3年28,071人、**図13**）。

2．×　じん肺症及びじん肺合併症は0.5％であった。

3．×　負傷に起因する疾病は24.0％であった。特に災害性腰痛が多くを占める。新型コロナウイルス感染症流行前は、負傷に起因する疾病が最も多かった。

4．×　物理的因子による疾病は2.7％であった。

図13 業務上疾病者の推移（休業4日以上）

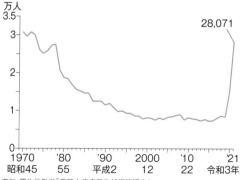

資料：厚生労働省「業務上疾病発生状況等調査」
注：新型コロナウイルス感染症のり患によるもの、令和2年は6,041人、3年は19,322人を含む。

MORE!

● 石綿による肺癌（はいがん）と中皮腫（ちゅうひしゅ）の労災保険支給決定件数は令和4年度でそれぞれ418人、596人である。平成18年度をピークに肺癌は減少、中皮腫は横ばい傾向となっている（令和4年度は前年に比べて中皮腫・肺癌ともに増加）。

● 脳・心臓疾患の労災認定数は、平成14年度以降300人前後の水準で推移していたが、近年は減少傾向にある（令和3年度は172人）。精神障害等による労災認定件数は増加傾向にあり、令和3年度は629人で脳・心臓疾患件数を上回っている。

● 労働災害（業務災害と通勤災害）による死傷者数は、長期的には減少傾向であるが、休業4日以上の死傷者数は近年増加している（**図15**、ただし令和4年は昨年より減少）。

図14 業務上疾病発生状況　　令和3（'21）年

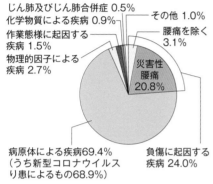

資料：厚生労働省「業務上疾病発生状況等調査」

図15 労働災害による死傷者数の推移

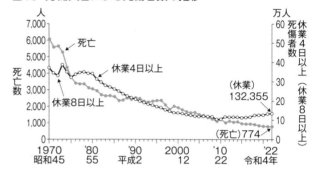

資料：厚生労働省「労働災害発生状況」
注：令和2年以降は新型コロナウイルス感染症のり患による労働災害を除いたもの。

問題 ▶ 34

頻出

出題基準
I-2-C／労働環境

過去問 成 P.398

CHECK ▶ □□□

解答 4

職業性疾病のうち情報機器〈VDT〉作業による健康障害はどれか。
1. 換気障害
2. 皮膚障害
3. LOH症候群
4. 頸肩腕症候群

解説 情報機器すなわちVDTはVisual Display Terminalsの略で、パソコンなど画面等がある画像表示端末を指す。VDT作業による健康障害は、腰痛、頸肩腕症候群（4. ○）、視力障害・眼精疲労、イライラなどが該当する。

情報機器〈VDT〉作業と1の換気障害や2の皮膚障害との関連はない。

3のLOH症候群〈late-onset hypogonadism〉は加齢性腺機能低下症のことである。男性更年期障害ともいわれ、加齢によりテストステロンの分泌が低下したことにより起こる。

●労働衛生管理の基本は、①作業環境管理、②作業管理、③健康管理の3つである。

図16 労働衛生管理の対象と予防措置の関連

		使用から影響までの経路	管理の内容	管理の目的	指標	判断基準
労働衛生管理	作業環境管理	有害物使用量 ↓ 発生量 ↓ 気中濃度	代替 使用形態、条件 生産工程の変更 設備、装置の負荷 遠隔操作、自動化、密閉 局所排気 全体換気 建物の構造	発生の抑制 隔離 除去	環境気中濃度	管理濃度
	作業管理	ばく露濃度 体内侵入量 ↓ 反応の程度	作業場所 作業方法 作業姿勢 ばく露時間 呼吸保護具 教育	侵入の抑制	生物学的指標	ばく露濃度	ばく露限界
	健康管理	↓ 健康影響	生活指導 休養 治療 適正配置	障害の予防	健康診断結果	生物学的ばく露指標（BEI）

厚生労働統計協会 編：国民衛生の動向・厚生の指標 増刊：69(9):321. より引用

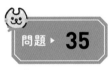

問題▶35

頻出

出題基準
I-2-C／労働環境

CHECK▶□□□

解答 4

労働基準法に定められた育児時間について正しいのはどれか。

1. 男性、女性とも取得できる。
2. 用途は授乳のためである。
3. 1日に2回15分取得できる。
4. 労働者の請求によって取得できる。

解説 労働基準法第67条で「生後満1年に達しない生児を育てる女性は、第34条の休憩時間のほか、1日2回各々少なくとも30分、その生児を育てるための時間を請求することができる」と規定している。

1. × 女性のみが取得できる。
2. × 用途は規定されていない。
3. × 1日2回15分ではなく、各々少なくとも30分取得できる。
4. ○ 労働者の請求によって取得できる。

表19　母性保護と両立支援に関する制度

根拠となる法律	内容
労働基準法	● 産前6週間(多胎妊娠14週間)の休業* ● 出産後8週間は就業禁止。本人が希望した場合のみ、産後6週間を経過すれば医師が支障がないと認めた業務への就業可 ● 妊産婦等の危険有害業務の制限 ● 時間外労働、休日労働、深夜勤務の制限* ● 育児時間(生後満1年に達しない生児を保育している女性)*
育児・介護休業法	● 育児休業(満1歳未満、保育所に入所できない等事情がある場合最長2歳まで、父母がともに取得する場合は1歳2か月まで)* ● 産後パパ育休制度(出生時育児休業制度) ● 勤務時間の短縮等
男女雇用機会均等法	● 母子保健法の規定による保健指導・健康診査を受ける時間の確保 ● 勤務条件の変更義務(時差出勤など)

＊本人の請求によるもの

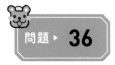

問題▶36

出題基準
I-2-C／ワーク・ライフ・バランス

過去問 社 P.234

CHECK▶ □□□

解答 3

ワーク・ライフ・バランスの例として適切なのはどれか。

1. 終身雇用制度
2. 長時間労働の推進
3. 育児や介護と労働の両立支援
4. 企業の人材確保のためのコスト削減

解説　ワーク・ライフ・バランスとは人生の各段階に応じて、多様な生き方を選択・実現でき、仕事と生活の調和した社会を構築することである。①就労による経済的自立が可能な社会、②健康で豊かな生活のための時間が確保できる社会、③多様な働き方・生き方が選択できる社会に寄与できるしくみや支援を指す。

1. × 終身雇用制度は多様な生き方や働き方に適さない場合もある。
2. × 長時間労働の推進は仕事と生活の調和を阻害する。
3. ○ 育児や介護と労働の両立支援はワーク・ライフ・バランスの例である。
4. × 企業の人材確保のためのコスト削減はワーク・ライフ・バランスの例とはならない。

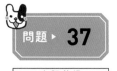

問題▶37

出題基準
I-2-C／ワーク・ライフ・バランス

CHECK▶ □□□

解答 1

令和4(2022)年の労働力調査(詳細集計)において役員を除く雇用者のうち、非正規雇用者が占める割合に最も近いのはどれか。

1. 37%
2. 47%
3. 57%
4. 67%

解説　令和4年における役員を除く雇用者(年平均)は5,689万人で、うち正規雇用者は3,588万人(1万人増)、非正規雇用者は2,101万人(26万人増)であり、非正規雇用者が占める割合は36.9%(1. ○)である(**P.26表20**)。

表20　雇用形態別雇用者数（全国）

| 年 | 実数（万人） | | | | | 非正規の内訳 | | | | 割合（%） | |
	雇用者（役員を含む）	役員を含まない雇用者	正規の職員・従業員	非正規の職員・従業員	パート・アルバイト	派遣社員	嘱託	契約社員・その他	その他	正規	非正規
令和4（2022）	6,032	5,689	3,588	2,101	1,474	149	395	83		63.1	36.9

資料：「令和4年 労働力調査年報」詳細集計Ⅱ-C-第1表（2022年平均）

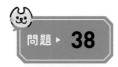

問題 ▶ **38**

国民健康保険の被保険者本人の子どもである10歳児の医療費の自己負担割合はどれか。
自治体の小児への助成制度はないものとする。

1. 1　割
2. 2　割
3. 3　割
4. 4　割

出題基準

Ⅰ-3-A／
医療保険の種類

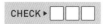

過去問 社 P.162

CHECK ▶ □□□

解答 **3**

解説 被用者保険・国民健康保険（地域保険）ともに、就学後の自己負担は原則3割である（3.　○）。自治体により小児への助成制度があればこれよりも負担は小さくなる。国民健康保険の被保険者本人の自己負担割合は過去に5回問われているが、小児や70歳以上についても知っておく必要がある。

MORE!

表21　医療保険

種類	概要
職域保険（被用者保険） ●健康保険（健康保険法） ●船員保険（船員保険法） ●共済組合（共済組合法）など **地域保険（国民健康保険法）** ●原則、都道府県と市町村が保険者、被用者保険の適用を受けない一般地域居住者が被保険者	●給付は疾病、負傷（業務上は除く）、死亡、正常でない出産が対象 ●保険診療となる療養の給付は原則、現物支給 ●健康診断や正常分娩などは保険診療の対象外 ●高額医療費の給付がある ●給付率*は、被保険者（本人）と被扶養者（家族）ともに7割（自己負担3割） ●70歳以上75歳未満は自己負担割合2割、ただし現役並み所得者は3割 ●義務教育就学前は自己負担割合2割
後期高齢者医療制度（高齢者の医療の確保に関する法律） ●運営主体は後期高齢者医療広域連合（都道府県ごと）	●対象 年齢条件：75歳以上の者と、65歳～74歳で一定の障害の状態にあり広域連合の認定を受けた者 ●給付は疾病、負傷（新しく高額介護合算療養費が創設され、1年間の患者負担と介護保険の療養費の合計が高額になった場合に適用される） ●自己負担割合は1割（一定以上所得者は2割、現役並み所得者は3割）

＊給付率や該当年齢については、変更が出る場合があるので、最新のものを確認すること。

図17　医療保険の年齢層別自己負担割合（令和5年4月現在）

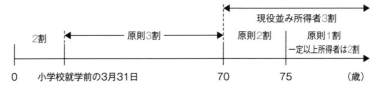

小児に対しては自治体による助成制度があり、自治体によって助成の内容が異なる。

26

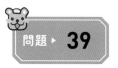

出題基準
I-3-A／国民医療費

過去問 社 P.157

CHECK ▶ ☐ ☐ ☐

解答 **3**

国民医療費に含まれる費用はどれか。

1. 人間ドック
2. 予防接種
3. 帝王切開術の費用
4. 固定した身体障害のための義肢

解説 国民医療費は、診療費（帝王切開術の費用は診療費に含まれる）・調剤費・訪問看護療養費・入院時食事療養費などである（3．○）。これらに対して、正常な妊娠・分娩などに要する費用、健康の維持・増進を目的とする予防接種（2．×）・健康診断・人間ドックの費用（1．×）、固定した身体障害のための義肢や義眼などの費用（4．×）は含まない。

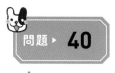

出題基準
I-3-A／国民医療費

過去問 社 P.157

CHECK ▶ ☐ ☐ ☐

解答 **4**

令和2（2020）年度の65歳以上人口1人当たりの国民医療費に最も近いのはどれか。

1. 13万円
2. 33万円
3. 53万円
4. 73万円

解説 人口1人当たりの国民医療費は、昭和40（1965）年度は1万円台、昭和55（1980）年度は10万円台、平成6（1994）年度は20万円台、平成23（2011）年度に30万円台となり、令和2年度は34万600円で、65歳以上人口1人当たりは73万3,700円であった（4．○）。医療費総額は42兆9,665億円であった（**P.28表23**）。

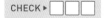

●国民医療費は、増加の一途をたどり、平成12年度に介護保険制度導入、平成14年度に診療報酬初のマイナス改定・被用者の自己負担増などによって減少をみたが、令和2年度は42兆9,665億円と前年度に比べ1兆4,230億円の減少（3.2%減少）であった。

●国民医療費の国内総生産（GDP）に対する比率は、昭和30年代の2%台から上昇傾向にあり、平成21年度に初の7%台に達し、令和2年度は8.02%となっている。

表22　おもな生活習慣病の国民医療費
令和2（'20）年度

疾患名	国民医療費
悪性新生物〈腫瘍〉	4兆1,252億円
脳血管疾患	1兆8,098億円
高血圧性疾患	1兆6,919億円
糖尿病	1兆1,833億円
虚血性心疾患	6,735億円
合計	9兆4,837億円

資料：厚生労働省「国民医療費」

表23　年齢階級別にみた国民医療費と人口1人当たり国民医療費

	令和2（'20）年度			令和元（'19）年度		
	国民医療費（億円）	構成割合（%）	人口1人当たり国民医療費（千円）	国民医療費（億円）	構成割合（%）	人口1人当たり国民医療費（千円）
総数	429,665	100	340.6	443,895	100.0	351.8
65歳未満	165,350	38.5	183.5	173,266	39.0	191.9
0〜14歳	21,056	4.9	140.1	24,987	5.6	164.3
15〜44歳	50,129	11.7	122.0	52,232	11.8	126.0
45〜64歳	94,165	21.9	277.0	96,047	21.6	285.8
65歳以上	264,315	61.5	733.7	270,629	61.0	754.2
70歳以上（再掲）	224,296	52.2	807.1	226,953	51.1	835.1
75歳以上（再掲）	167,784	39.0	902.0	172,064	38.8	930.6

1人当たり医療費は75歳以上が65歳未満の約5倍!

資料：厚生労働省「国民医療費」

表24　国民医療費の年次推移

年度	国民医療費		人口1人当たり国民医療費	
	（億円）	対前年度増減率（%）	（千円）	対前年度増減率（%）
昭和30（'55）	2,388	11.0	2.7	12.5
昭和50（'75）	64,779	20.4	57.9	19.1
平成7（'95）	269,577	4.5	214.7	4.1
平成17（'05）	331,289	3.2	259.3	3.1
平成22（'10）	374,202	3.9	292.2	3.5
平成27（'15）	423,644	3.8	333.3	3.8
平成30（'18）	433,949	0.8	343.2	1.0
令和元（'19）	443,895	2.3	351.8	2.5
令和2（'20）	429,665	△3.2	340.6	△3.2

資料：厚生労働省「国民医療費」

図18　制度区分別にみた国民医療費　令和2（'20）年度

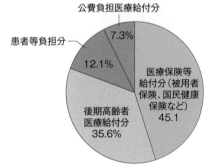

公費負担医療給付分 7.3%
患者等負担分 12.1%
後期高齢者医療給付分 35.6%
医療保険等給付分（被用者保険、国民健康保険など）45.1

資料：厚生労働省「国民医療費」

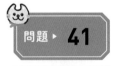

問題▶41

出題基準
I-3-A／
高齢者医療制度

過去問 社 P.163

CHECK▶☐☐☐

後期高齢者医療広域連合の設置単位はどれか。

1. 市町村
2. 都道府県
3. 八地方区分
4. 二次医療圏

解答 2

解説 後期高齢者医療制度の運営主体は、都道府県単位ですべての市町村が加入する後期高齢者医療広域連合である（2．○）。75歳以上の者のほかに、65歳以上～75歳未満で一定の障害の状態にあると後期高齢者医療広域連合が認定した者が対象（被保険者）となる。

1の市町村と迷うかもしれないが「広域」という語から都道府県を想起しよう。

4の医療圏とは**表25**のように設定されている（国家試験に必要な知識なのでおさえておく）。

医療法では病床の整備を図るべき地域的単位（二次医療圏）、特殊な医療等を提供する地域的単位（三次医療圏）をそれぞれ定義し、医療計画のなかで各圏域を定めることを規定している。

3の八地方区分では、北海道・東北・関東・中部・近畿・中国・四国・九州の8つに分ける。

MORE!

表25 医療圏の種類

1次医療圏	原則、市区町村単位 診療所の外来診療など日常的な医療を提供
2次医療圏	複数の市区町村で構成 救急医療を含む一般的な入院にかかる医療を提供
3次医療圏	原則、都道府県単位 臓器移植など先進医療や特殊な医療機器の使用を必要とする医療、広範囲熱傷など専門性の高い救急医療など、特殊な医療を提供

図19 後期高齢者医療制度の運営のしくみ（令和4年度）

- 75歳以上の後期高齢者については、その心身の特性や生活実態等をふまえ、平成20年度に独立した医療制度を創設。
- 財源構成は、患者負担を除き、公費（約5割）、現役世代からの支援（約4割）のほか、高齢者から広く薄く保険料（1割）を徴収。

〈対象者数〉75歳以上の後期高齢者　約1,890万人
〈後期高齢者医療費〉18.4兆円（令和4年度予算ベース）
　給付費17.0兆円　患者負担1.5兆円
〈保険料額（令和4・5年度見込）〉全国平均約6,470円/月
※基礎年金のみを受給されている方は約1,190円/月

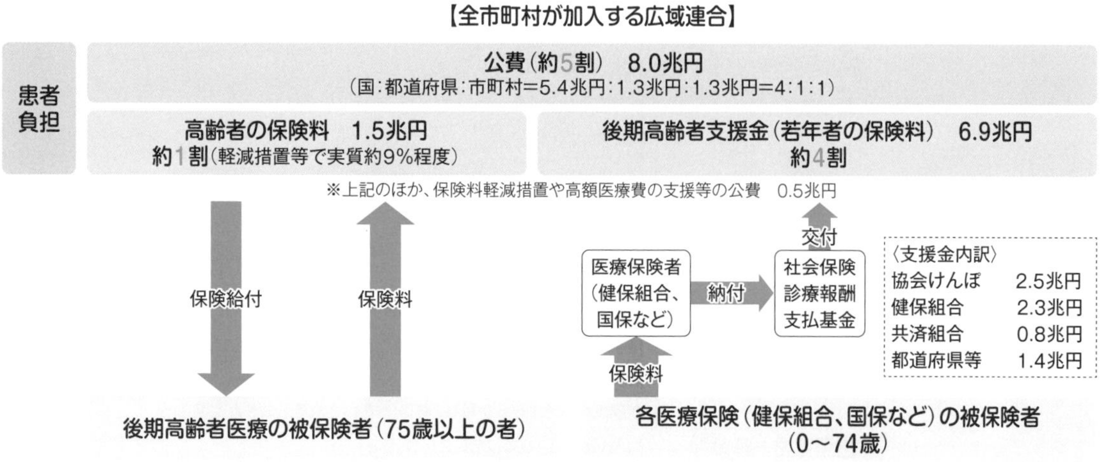

【全市町村が加入する広域連合】

患者負担	公費（約5割）　8.0兆円 （国：都道府県：市町村＝5.4兆円：1.3兆円：1.3兆円＝4：1：1）	
	高齢者の保険料　1.5兆円 約1割（軽減措置等で実質約9%程度）	後期高齢者支援金（若年者の保険料）　6.9兆円 約4割

※上記のほか、保険料軽減措置や高額医療費の支援等の公費　0.5兆円

保険給付　保険料

交付　納付　保険料

医療保険者（健保組合、国保など）　社会保険診療報酬支払基金

〈支援金内訳〉
協会けんぽ　2.5兆円
健保組合　2.3兆円
共済組合　0.8兆円
都道府県等　1.4兆円

後期高齢者医療の被保険者（75歳以上の者）

各医療保険（健保組合、国保など）の被保険者（0～74歳）

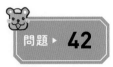

問題 ▶ **42**

頻出

出題基準
I-3-A／給付の内容

過去問 社 P.159

CHECK ▶ ☐☐☐

解答 4

健康保険法による療養の給付の対象となるのはどれか。
1. 美容目的の歯科治療
2. 正常分娩の費用
3. 健康診断
4. 治療材料支給

解説 健康保険法による療養の給付とは、被保険者が業務以外の事由により治療を受けることをいう。診察・手術等の治療、薬剤・治療材料の支給、居宅における療養上の管理およびそれに伴う世話その他の看護、入院およびそれに伴う世話その他の看護が該当する（4.○）。なお、**P.27問題39**の「国民医療費に含まれる費用はどれか」と内容が類似するが、健康保険法による療養の給付には入院時食事療養費と移送費は含まれない。

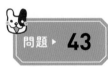

問題 ▶ **43**

頻出

出題基準
I-3-A／給付の内容

過去問 社 P.160

CHECK ▶ ☐☐☐

解答 4

医療費に関する高額療養費制度について正しいのはどれか。
1. 自己負担額は一定である。
2. 被用者保険限定の制度である。
3. 対象となる額は年単位で算出される。
4. 同じ医療保険に加入している家族は合算して算出できる。

解説 医療機関や薬局の窓口で支払う医療費が1か月で上限額を超えた場合、その超えた額を支給するのが、高額療養費制度である。
1. × 年齢や所得、医療保険の種類によって自己負担額が異なる。
2. × 被用者保険限定の制度ではなく、どの医療保険にもある。
3. × 対象となる額は年単位ではなく、月単位で算出される。
4. ○ 同じ医療保険に加入している家族の医療費は合算して算出できる。ただし3の解説のとおり、同月の医療費のみである。

MORE!

表26 治療以外の医療保険の給付の例〔参考〕

療養費※1	●治療用装具（コルセットなど）を装着したとき ●輸血の場合の生血代（親族以外から提供された場合） ●はり・灸・柔道整復などの費用※2 ●やむを得ない事情があり、保険診療が受けられない医療機関で診察等を受けた場合 ●海外療養費の制度がある場合　　　　　　　　　など
高額療養費※2	療養費の自己負担額が著しく高額なときに支給される
高額介護合算療養費	自己負担額および介護費が著しく高額なときに支給される
移送費	療養の給付を受けるため緊急時などに病院に移送されたときに支給される
傷病手当金	療養のために休業3日を経過した日から仕事に就けない期間（支給を開始した日から通算して1年6か月）において支給される（被用者保険のみ）
出産育児一時金※3	出産（死産を含む）したときに支給される
埋葬料※3	死亡したとき埋葬を行う者に対して支給される

※1被保険者が保険証を使用せず医療機関等にかかった場合に、窓口で療養にかかった医療費の全額を支払い、後日申請によって保険給付として認めた費用額から自己負担額を除いた額を療養費として現金給付する制度
※2高額療養費、はり・灸、柔道整復は制度上療養費払いであるが、その全部または一部を現物給付できることがある
※3国民健康保険においては出産育児一時金と埋葬料は相対的必要給付（法定給付）である

問題▶44

介護保険でサービス事業者から請求を受けて利用者自己負担分以外の費用を支払うのはどれか。

1. 国
2. 都道府県
3. 市町村と特別区
4. 後期高齢者医療広域連合

出題基準

I-3-B／保険者

過去問 社 P.166

CHECK▶ ☐☐☐

解答 3

解説 介護保険の保険者は国民に最も近い行政単位である市町村（および特別区）（3. ○）で、被保険者の自己負担分以外の費用をサービス事業者に支払う（**図20**参照）。

MORE!

図20 介護保険制度のしくみ

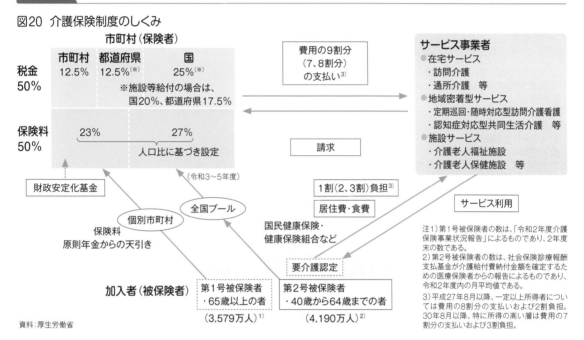

資料：厚生労働省

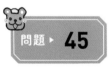

問題▶45

介護保険における第2号被保険者はどれか。

1. 20歳以上の医療保険加入者
2. 40歳以上65歳未満の医療保険加入者
3. 65歳以上の者
4. 75歳以上の者

出題基準

I-3-B／被保険者

過去問 社 P.166

CHECK▶ ☐☐☐

解答 2

解説 介護保険の被保険者と受給権者は**P.32表27**のようになっている。よって2が正解である。

表27 介護保険の被保険者と受給権者など

	第1号被保険者	第2号被保険者
対象者	65歳以上の者	40歳以上65歳未満の医療保険加入者
受給権者	●要介護者(寝たきりや認知症で介護が必要な者) ●要支援者(要介護状態となるおそれがあり日常生活に支援が必要な者)	左のうち、初老期における認知症、脳血管疾患などの老化に起因する疾病(特定疾病)によるもの(表28参照)
保険料負担	所得段階別定額保険料(低所得者の負担軽減)	●健保:標準報酬×介護保険料率(事業主負担あり) ●国保:所得割、均等割等に按分(国庫負担あり)
賦課・徴収方法	年金額一定以上は年金からの支払い(特別徴収)、それ以外は普通徴収	医療保険者が医療保険料として徴収し、納付金として一括して納付

表28 介護保険法施行令で定める特定疾病

平成18('06)年4月〜

① がん(医師が一般に認められている医学的知見に基づき回復の見込みがない状態に至ったと判断したものに限る)	⑨ 脊柱管狭窄症
② 関節リウマチ	⑩ 早老症
③ 筋萎縮性側索硬化症(ALS)	⑪ 多系統萎縮症
④ 後縦靱帯骨化症	⑫ 糖尿病性神経障害、糖尿病性腎症および糖尿病性網膜症
⑤ 骨折を伴う骨粗鬆症	⑬ 脳血管疾患
⑥ 初老期における認知症	⑭ 閉塞性動脈硬化症
⑦ 進行性核上性麻痺、大脳皮質基底核変性症およびパーキンソン病	⑮ 慢性閉塞性肺疾患
⑧ 脊髄小脳変性症	⑯ 両側の膝関節または股関節に著しい変形を伴う変形性関節症

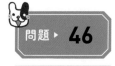

問題▶ 46

出題基準
I-3-B／給付の内容

過去問 社 P.167

CHECK▶ ☐☐☐

解答 1

介護保険において要支援者に支給されるのはどれか。

1. 予防給付
2. 年金給付
3. 介護給付
4. 療養給付

解説 予防給付は生活機能を維持・向上させ、要介護状態になることを予防するための給付である。

1. ○ 予防給付〈介護予防サービス〉は要支援1、2の認定を受けた要支援者が受けられる。
2. × 介護保険において年金給付はない。
3. × 介護給付は要介護1〜5と認定された要介護者が受けられる。
4. × 介護保険において療養給付はない。

図21 サービス等の種類

令和5('23)年4月

	予防給付におけるサービス	介護給付におけるサービス
都道府県が指定・監督を行うサービス	◎介護予防サービス 【訪問サービス】 ○介護予防訪問入浴介護 ○介護予防訪問看護 ○介護予防訪問リハビリテーション ○介護予防居宅療養管理指導 【通所サービス】 ○介護予防通所リハビリテーション 【短期入所サービス】 ○介護予防短期入所生活介護 ○介護予防短期入所療養介護 ○介護予防特定施設入居者生活介護 ○介護予防福祉用具貸与 ○特定介護予防福祉用具販売	◎居宅サービス 【訪問サービス】 ○訪問介護 ○訪問入浴介護 ○訪問看護 ○訪問リハビリテーション ○居宅療養管理指導 【通所サービス】 ○通所介護 ○通所リハビリテーション 【短期入所サービス】 ○短期入所生活介護 ○短期入所療養介護 ○特定施設入居者生活介護 ○福祉用具貸与 ○特定福祉用具販売 ◎施設サービス ○介護老人福祉施設　　　　○介護療養型医療施設 ○介護老人保健施設　　　　○介護医療院
市町村が指定・監督を行うサービス	◎介護予防支援 ◎地域密着型介護予防サービス ○介護予防小規模多機能型居宅介護 ○介護予防認知症対応型通所介護 ○介護予防認知症対応型共同生活介護（グループホーム）	◎地域密着型サービス ○定期巡回・随時対応型訪問介護看護 ○小規模多機能型居宅介護 ○夜間対応型訪問介護 ○認知症対応型通所介護 ○認知症対応型共同生活介護（グループホーム） ○地域密着型特定施設入居者生活介護 ○地域密着型介護老人福祉施設入所者生活介護 ○看護小規模多機能型居宅介護 ○地域密着型通所介護 ◎居宅介護支援
その他	○住宅改修	○住宅改修

図22　介護サービスの利用手続き

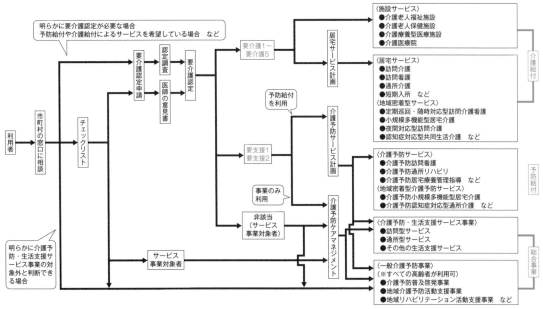

資料　厚生労働省ホームページ（「公的介護保険制度の現状と今後の役割（平成30年度）」）を一部改変

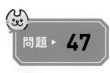

要介護認定について正しいのはどれか。
1. 認定にかかる費用負担は1割である。
2. 主治医意見書は任意提出である。
3. 被保険者の申請を受けて行われる。
4. 「認定に該当しない」を除くと6段階の認定がある。

解説 1. × 要介護認定には費用負担はない。
2. × 主治医意見書は認定に際して必須である。
3. ○ 被保険者の申請を受けて、主治医意見書や調査結果をもとに判定し、市町村（および特別区）が認定を行う。
4. × 「認定に該当しない」を除くと、要支援1～2、要介護1～5の7段階の認定がある。

MORE!

図23 要介護認定の流れ

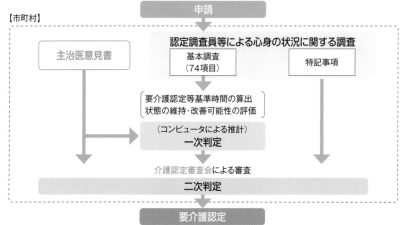

厚生労働省老人保健課「要介護認定の仕組みと手順」より抜粋

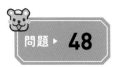

問題 ▶ 48

介護保険における地域支援事業はどれか。

1. 介護医療院の運営
2. 住宅改修費の申請受付
3. 地域密着型サービスの実施
4. 栄養改善を目的とした配食

出題基準
I-3-B／地域支援事業

過去問 113回 P.6

CHECK ▶ □ □ □

解答 4

解説 介護保険における地域支援事業は市町村(および特別区)が行い、総合事業、任意事業(市町村の判断で行う)、包括的支援事業(地域包括支援センターの運営、在宅医療や介護連携の推進などを含む)の3つに大きく分かれる。**P.216表2**も参照のこと。

1. × 介護医療院は施設サービスの1つであり、地域支援事業ではない。

2. × 住宅改修は要支援・要介護認定を受け、介護支援専門員等に相談し、事前申請の手続きが必要で、受付は市町村(および特別区)である。地域支援事業ではない。

3. × 地域密着型サービスは介護給付におけるサービスの1つで、市町村(および特別区)が事業所を指定・監督する。

4. ○ 総合事業には介護予防・生活支援サービス事業があり、訪問型サービス、通所型サービス、介護予防ケアマネジメント、その他の生活支援サービスに分類される(**図24**)。栄養改善を目的とした配食はその他の生活支援サービスに含まれる。

MORE!

図24 介護予防・日常生活支援総合事業(新しい総合事業)の構成

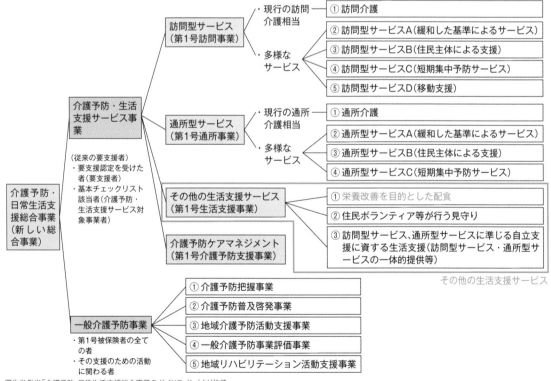

厚生労働省「介護予防・日常生活支援総合事業のガイドライン」より抜粋

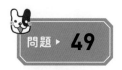

問題▶**49**

医療法において「医療は生命の維持と☐☐の保持を旨とする」と規定されている。☐☐に入るのはどれか。
1. 自由意思
2. 個人の尊厳
3. 公共の福祉
4. ノーマライゼーションの精神

解説 医療法第1条の2で「医療は、生命の尊重と個人の尊厳の保持を旨とし、医師、歯科医師、薬剤師、看護師その他の医療の担い手と医療を受ける者との信頼関係に基づき、及び医療を受ける者の心身の状況に応じて行われるとともに、その内容は、単に治療のみならず、疾病の予防のための措置及びリハビリテーションを含む良質かつ適切なものでなければならない」と規定している（2. ◯）。また「看護職の倫理綱領」の本文1にも「看護職は、人間の生命、人間としての尊厳及び権利を尊重する」と規定されている。

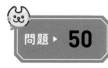

問題▶**50**

頻出

ヘルシンキ宣言で提唱されたのはどれか。
1. より効果的な患者の治療への寄与
2. 医学研究における被験者の権利の優先
3. 地域住民への平等な医療サービスの確保
4. 自分の健康とその決定要因のコントロール

解説 1. ✕　より効果的な患者の治療への寄与、患者・医療機関・医療従事者・職員の利益のためにアメリカ病院協会が1973年（最新版は1992年）に「患者の権利章典」を提示した。
2. ◯　医学研究における被験者の権利の優先は1964年の「ヘルシンキ宣言」で提唱された。以後複数回定期的に修正がなされている。医学研究にかかわる医師やその関係者に対する倫理的原則である。
3. ✕　1978年の「アルマ・アタ宣言」で、地域住民への平等な医療サービスの確保がプライマリヘルスケアとして提唱されている。
4. ✕　自分の健康とその決定要因のコントロールはヘルスプロモーションに含まれ、1986年の「オタワ憲章」において提唱された。

プライマリヘルスケア	アルマ・アタ宣言
健康の定義	WHO憲章
ヘルスプロモーション	オタワ憲章
インフォームド・コンセント 医学研究における被験者の権利の優先	ヘルシンキ宣言
患者の権利章典（良質な医療を受ける権利）	リスボン宣言
医師の倫理	ジュネーブ宣言
研究目的の医療行為を行う際の10原則	ニュルンベルク綱領

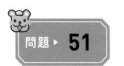

問題▶ 51

出題基準
Ⅰ-4-A／自己決定権と
患者の意思

過去問 基 P.259

CHECK▶ □□□

解答 3

患者の自己決定を妨げるのはどれか。

1. 患者の希望を尊重する。
2. 患者に説明し同意を得る。
3. 父権主義を尊重する。
4. セカンド・オピニオンを受けることを支援する。

解説 1. × 患者の希望を尊重することは患者の自己決定のために不可欠である。

2. × 患者に説明し同意を得ることは患者の自己決定のために不可欠である。

3. ○ 父権主義〈パターナリズム〉とは、権威のある立場の者や専門家が対象を保護的に指導することである。これは患者の自己決定を妨げることがある。

4. × 患者はいつでも他の医師の意見を聞くためにセカンド・オピニオンを受ける権利があり、患者の自己決定のために不可欠である。

「患者の権利に関する世界医師会（WMA）リスボン宣言」（いわゆるリスボン宣言）では、良質の医療を受ける権利、選択の自由の権利、自己決定の権利、自分自身に関する医療情報の開示と自分自身の健康状態や所見について十分な説明を受ける権利などが規定されている。

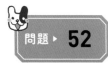

問題▶ 52

出題基準
Ⅰ-4-A／インフォームド・
コンセント

過去問 基 P.259

CHECK▶ □□□

解答 3

インフォームド・コンセントの説明で正しいのはどれか。

1. 障害のある人とない人を区別しないこと。
2. 治療や処置を行う優先順位を判断すること。
3. 患者に十分な情報を提供したうえで同意を得ること。
4. 最も納得できる治療方法を選ぶために、別の医師の意見をきくこと。

解説 1. × ノーマライゼーションの説明である。

2. × トリアージの説明である。

3. ○ インフォームド・コンセントの説明である。

4. × セカンド・オピニオンの説明である。

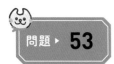

問題▶ 53

出題基準
Ⅰ-4-A／
ノーマライゼーション

過去問 基 P.260

CHECK▶ □□□

解答 4

ノーマライゼーションの実現と最も関連があるのはどれか。

1. 疾病の早期発見と治療
2. 国際協力活動の推進
3. 個人の健康のコントロール
4. 地域での生活と社会参加

解説 4の住み慣れた地域での生活と社会参加は、障害の有無にかかわらず、すべての人が地域社会で共生できるノーマライゼーションの実現につながる（4. ○）。1の疾病の早期発見と治療、2の国際協力活動の推進、3の個人の健康のコントロールは、ノーマライゼーションとの関連は少ない（1. 2. 3. ×）。

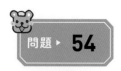

問題 ▶ **54**

出題基準
I-4-A／情報管理
（個人情報の保護）

CHECK ▶ ☐☐☐

解答 **3**

個人情報の保護に関する法律およびその施行令で定められた個人情報について、正しいのはどれか。

1. 死亡した個人に関するものも含まれる。
2. 個人の遺伝子に関する情報は含まれない。
3. 個人情報を利用するときはその目的を明らかにしなければならない。
4. 個人情報が暗号化され、秘匿されていれば保護の対象から外れる。

解説 1. ✕　規定では死亡した個人に関するものは含まず、生存する個人に関する情報を指す。ただし、死亡した人の個人情報も社会通念上保護すべきであり、条例などで保護されている。

2. ✕　個人の遺伝子に関する情報（DNAを構成する塩基の配列）、虹彩上の模様、指紋・掌紋、手のひらや手の甲・指の皮下の静脈、顔の骨格や配置などについても個人識別符号として個人情報に含まれる。

3. ○　個人情報を利用するときはその目的を明らかにしなければならない。あらかじめ本人の同意を得ずに、特定した利用目的の達成に必要な範囲を超えて個人情報を取り扱うことはできない。なお、これらの規定は法令・条例に基づく場合、人の生命・身体・財産の保護のために必要がある場合に適用され、公衆衛生の向上や児童の健全な育成の推進のためにとくに必要がある場合でも、本人の同意を得ることが困難である場合には適用されない。

4. ✕　個人情報が暗号化され、秘匿されていても保護の対象となる。

表29　個人識別符号に該当すると考えられるもの

●個人情報保護法では詳しい内容は規定されていないが、「個人情報保護委員会規則で定める基準」と個人情報保護法施行令としては次のようなものがある。

第一号個人識別符合関係	
右のものを用いて作成するもの	DNA、指掌紋、顔、手の平・手の甲・指の静脈、歩容、声紋　など

第二号個人識別符合関係
マイナンバー、医療保険の被保険者識別番号、介護保険の被保険者識別番号、雇用保険の被保険者識別番号、基礎年金番号、国家資格の登録番号、運転免許証番号、旅券番号、住民票コード　など

〈引用〉個人情報保護委員会：個人識別符号に関する政令の方向性について. https://www.ppc.go.jp/files/pdf/280412_siryou2-1.pdf （2024/5/16閲覧）

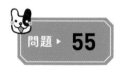

生命倫理における自律尊重の原理はどれか。

1. できることは自分の力で行うこと
2. 生活のための経済を確立すること
3. 社会で認められる地位や職業に就くこと
4. 意思や決定に基づいて行動すること

解説 生命倫理の基本原則には自律尊重、善行、無危害、正義の4つが挙げられる。自律尊重は、その人の意思や決定に基づいて行動する自由を指す（4. ○）。1のできることは自分の力で行うこと、2の生活のための経済を確立すること、3の社会で認められる地位や職業に就くことなど、いわゆる「自立」とは異なるので注意する。

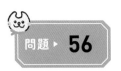

問題 ▶ 56

出題基準
I-4-B／善行

CHECK ▶ ☐☐☐

解答 **3**

看護における善行の原則と最も関係があるのはどれか。

1. 患者と信頼関係を築く。
2. 医療資源の公平な分配に努める。
3. 患者の健康が増進するよう援助する。
4. 患者の自己決定を尊重する。

解説 善行の原則とは、医療専門職として考える患者にとって最善の利益だけでなく、その患者自身の考える最善の利益も尊重することを指す。この利益とは、身体的・精神的・社会的側面を考慮して患者の健康を増進することである（3. ○）。したがって、出題基準の1つ前の小項目「自律尊重」ともリンクする。

1. × 患者と信頼関係を築くことは、善行の原則そのものではない。
2. × 医療資源の公平な分配に努めることは、公正・正義の原則と関係がある。
4. × 患者の自己決定を尊重することは、自律尊重の原則に該当する。

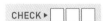

問題 ▶ 57

出題基準
I-4-B／公正、正義

過去問 基 P.261

CHECK ▶ ☐☐☐

解答 **4**

倫理原則の「公正」に最も近いのはどれか。

1. 約束を守り、信頼関係を築く。
2. 対象のリスクとなるようなことを避ける。
3. 対象となる人に最善の利益をもたらす行動を選択する。
4. 公平に益を与えることができない場合は明確なルールに則る。

解説 倫理原則の正義原則は大きく公平と公正に分けられる。公平とは誰に対しても平等に益を配分することで、公正では益の配分を公平に行えない場合には明確なルールに基づいて配分を決めるべきであるとされている（4. ○）。

1. × 約束を守り、信頼関係を築くのは忠誠・正義の原則である。
2. × 対象のリスクとなるようなことを避けるのは無危害の原則である。
3. × 対象となる人に最善の利益をもたらす行動を選択するのは善行原則である。

MORE!

●看護者の行動指針には、日本看護協会が定めた「看護職の倫理綱領」がある。前文と16の本文からなる（2021年3月改訂）。
●国際看護師協会（ICN：International Council of Nurses）が定める「ICN 看護師の倫理綱領（2021年版）」では、看護師には、①健康を増進する、②疾病を予防する、③健康を回復する、④苦痛を緩和し尊厳ある死を推奨するという4つの責任があるとしている。

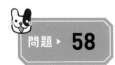

問題 ▶ 58

出題基準
I-4-B／誠実、忠誠

倫理原則の「誠実、忠誠」はどれか。

1. 対象となる人の苦痛を緩和する。
2. 対象となる人の秘密や約束を守る。
3. 対象となる人の損害を最小限にする。
4. 治療行為について医師からの指示に従う。

解説 看護の対象となる人に対して秘密や約束を守り、真実を伝え、信頼を築くことが「誠実、忠誠」の原則である。2の「対象となる人の秘密や約束を守る」が該当する（2. ○）。

1. × 対象となる人の苦痛を緩和することは国際看護師協会の倫理綱領における責任の1つである。

3. × 対象となる人の損害を最小限にすることは無危害の原則である。

4. × 治療行為について医師からの指示に従うことは倫理原則には含まれていない。

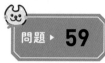

問題▶ **59**

五肢

倫理原則の「無危害」はどれか。
1. 患者の自己決定を尊重する。
2. 患者の考える最善の利益のために努力する。
3. 患者に起こる可能性のある危険を回避するよう行動する。
4. 患者との約束を守る。
5. 患者に公平な資源の配分を行う。

出題基準
I-4-B／無危害

CHECK▶ □□□

解答 3

解説 無危害の原則は、患者に危害が及ぶことを回避するために十分注意を払い、予防策を講じ、リスクを最小限にすることである。したがって、3が正しい。

1. × 自律尊重の説明である。

2. × 善行の説明である。

4. × 誠実と忠誠の説明である。

5. × 公正と正義の説明である。

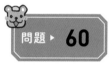

問題▶ **60**

新規項目

医療行為についての説明責任について正しいのはどれか。
1. 目的は裁判になったときに備えることである。
2. 予測される有害事象は説明しない。
3. 患者の判断能力が低下している場合には代理人を立てる。
4. 医療行為の前に行い、医療行為の後には不要である。

出題基準
I-4-C／説明責任
＜アカウンタビリティ＞

CHECK▶ □□□

解答 3

解説 説明責任とは行う医療行為について説明することにとどまらず、予測される事態・起こりうる可能性のある有害事象を含めて十分説明したうえで患者の同意を得て、行為のプロセスに責任を負うことである（2. ×）。患者はこの説明によって医療行為を受けるかどうかを決定する。また事前のインフォームド・コンセントに加えて、自分が行った医療行為の結果について説明する責務が課されている（4. ×）。

〈参考〉吉田みつ子 著：系統看護学講座 別巻 看護倫理 第3版. 医学書院, 東京, 2024：107.

1. × 説明についての記録は証拠になるが、説明責任を果たすことは裁判になったときに備えることが目的ではない。

3. ○ 患者の判断能力に合わせた説明をすることが必要であり、判断が不可能な場合には、代理人を立てて同意を得る必要がある。

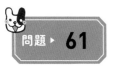

問題▶ 61

出題基準
I-4-C／倫理的配慮

過去問 基 P.262

CHECK▶ ☐☐☐

解答 4

患者の参加・協力が必要な看護研究を行うときのルールについて正しいのはどれか。
1. 患者が研究に協力することに同意したら撤回はできない。
2. 対象となる患者に研究内容について知られないようにする。
3. 対象となる患者の負担や不利益には個人差があるので考慮しない。
4. 研究の内容について医療施設等の倫理委員会の承認が必要である。

解説 倫理とは人間生活の秩序、社会のなかでの決まりごとである。広義の倫理的配慮の例では「他の患者のいるところで患者の個人情報について尋ねない」などがある。
　医療における「倫理的配慮」は研究における倫理的配慮を指すことが多い。具体的には、研究について倫理委員会等の承認を得ている（4.　○）、対象者の研究参加・協力についての説明と同意の手続きが適切に行われている、対象者の負担・不利益を最小にする配慮がされている、個人情報が保護されプライバシーが尊重されているといったことをいう。
1.　×　患者が研究に協力することに同意してもいつでも撤回はでき、それによって不利益を被らないようにする。
2.　×　対象となる患者に研究について十分に説明し、同意を得る。
3.　×　対象となる患者の負担や不利益には個人差があるので、患者ごとに説明と同意が必要である。

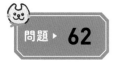

問題▶ 62

出題基準
I-4-C／権利擁護
＜アドボカシー＞

過去問 基 P.262

CHECK▶ ☐☐☐

解答 2

アドボカシーで擁護されるのはどれか。
1. 文　化
2. 権　利
3. 法　規
4. 研　究

解説 自己の権利を主張したり、行使したりすることが難しい高齢者、障害者、小児、終末期の患者などの権利を擁護し、代弁することをアドボカシーという（2.　○）。看護師は患者の価値観、信念、希望などを把握して、アドボケーター（代弁者）として支援を行う。
　1の文化、3の法規、4の研究を擁護するものではない（1.　3.　4.　×）。

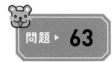

問題▶ 63

出題基準
I-5-A／保健師・助産師・看護師の業務

過去問 社 P.236

CHECK▶ ☐☐☐

解答 2

医師の指示があっても看護師に禁止されている業務はどれか。
1. 処方箋によるインスリン注射を行う。
2. 動脈に注射する。
3. 非開胸的心臓マッサージを行う。
4. 末梢の静脈路を確保する。

解説 診断書の作成・交付、処方箋による薬剤の処方、動脈への注射、人体への放射線の照射などは医師の指示があっても看護師は行うことができない（2.　○）。
1.　×　処方箋によるインスリン注射は看護師が行うことができる。
3.　×　非開胸的心臓マッサージは臨時応急の手当てでもあり、医師の指示がなくても看護師が行うことができる。
4.　×　平成14（2002）年の厚生労働省医政局長通知により、医師の指示による静脈内注射は診療の補助行為であると解釈されており、静脈路の確保も行うことができるとされた。

問題▶64

出題基準
I-5-A／保健師・助産師・看護師の定義

CHECK ▶ ☐☐☐

解答 1

次の文は保健師助産師看護師法の条文である。[____]に入るのはどれか。
「この法律において『保健師』とは、厚生労働大臣の免許を受けて、保健師の名称を用いて、[____]に従事することを業とする者をいう」

1. 保健指導
2. 保健所
3. 診療の補助
4. 療養上の世話

解説 保健師助産師看護師法では、保健師について第2条で「厚生労働大臣の免許を受けて、保健師の名称を用いて、保健指導に従事することを業とする者をいう」と定義し（1. ○）、さらに第35条で「保健師は、傷病者の療養上の指導を行うに当たって主治の医師または歯科医師があるときは、その指示を受けなければならない」と定めている。

2. × 保健所ではない。

3. 4. × 「傷病者若しくはじょく婦に対する療養上の世話又は診療の補助を行うことを業とする者」と定義されているのは看護師である。

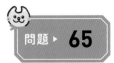

問題▶65

出題基準
I-5-A／保健師・助産師・看護師の業務

過去問 社 P.239

CHECK ▶ ☐☐☐

解答 2

看護師が行う特定行為について正しいのはどれか。

1. 急変時の対応が中心である。
2. 研修を受けることで行える。
3. 対象となる患者は看護師チームで決定する。
4. 看護師に従来禁止されていた行為は含まれない。

解説 保健師助産師看護師の業務内容にかかわる特定行為について、必修問題対策ではごく基本的なことを理解しておきたい。

①手順書で定められた患者の病状の範囲内に対応し、急変時に病状の範囲外である可能性が高い場合は医師・歯科医師の指示をあおぐ（1. ×）。

②指定研修機関での特定行為研修を受け、手順書に則って特定行為を行う（2. ○）。

③特定行為の対象となる患者は医師・歯科医師によって特定し、手順書により特定行為を行うように指示されて看護師が行う（3. ×）。

④動脈からの採血、インスリン投与量の調節など従来禁止されていた行為が含まれる（4. ×）。実践的な理解力・思考力・判断力ならびに高度かつ専門的な知識・技能が特に必要とされる38行為が設定されている。

図25 保健師助産師看護師法 第37条の2（平成27年10月1日施行）

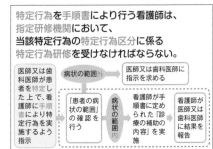

問題▶66

頻出

資質の向上のために保健師、助産師、看護師、准看護師がするよう努めなければならないと法律で規定されているのはどれか。

1. 臨床研修の受講
2. 生涯学習の継続
3. 研究論文の作成
4. 健康状態の管理

解説 保健師助産師看護師法第28条の2で「保健師、助産師、看護師および准看護師は、免許を受けた後も、臨床研修その他の研修（保健師等再教育研修および准看護師再教育研修を除く）を受け、その資質の向上を図るように努めなければならない」と規定されている（1. ○）。看護師等の人材確保の促進に関する法律の第6条においても「看護師等は、保健医療の重要な担い手としての自覚の下に、高度化し、かつ、多様化する国民の保健医療サービスへの需要に対応し、研修を受ける等自ら進んでその能力の開発及び向上を図るとともに、自信と誇りを持ってこれを看護業務に発揮するよう努めなければならない」とある。2～4は規定されていない。

MORE!

●保健師・看護師・准看護師の守秘義務は、保健師助産師看護師法によって規定され、退職後も継続する。看護師が守秘義務を守らない場合は刑罰がある。
●助産師の守秘義務は刑法で規定されている。
●保健師助産師看護師法第33条では、看護師の業務従事者届について定められている。業務に従事する看護職者は、2年ごとに12月31日現在における氏名・住所などを、翌年の1月15日までに就業地の都道府県知事に届け出なければならない。

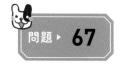

問題▶67

看護師国家試験の受験資格について規定しているのはどれか。

1. 学校教育法
2. 保健師助産師看護師法
3. 保健師助産師看護師学校養成所指定規則
4. 看護師等の人材確保の促進に関する法律

解説 看護師の養成（国家試験の受験資格など）については保健師助産師看護師法、養成所については保健師助産師看護師学校養成所指定規則で規定されている（2. ○、3. ×）。1の学校教育法と4の看護師等の人材確保の促進に関する法律は、看護師国家試験の受験資格について規定していない（1. 4. ×）。

図26 看護師等養成制度

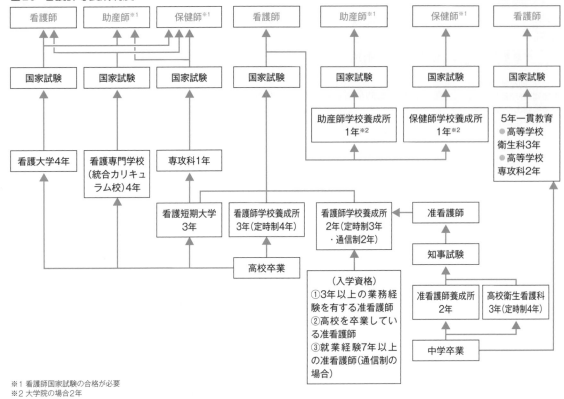

※1 看護師国家試験の合格が必要
※2 大学院の場合2年

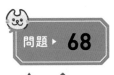

問題▶ 68

新規項目 五肢

出題基準
I-5-B／目的、基本方針

過去問 社 P.242

CHECK▶ ☐☐☐

解答 5

看護師等の人材確保の促進に関する法律に規定されている事項はどれか。

1. 免許の取り消し
2. 国家試験の受験資格
3. 看護職の育児休暇取得の推進
4. 医療機関等の看護師の人員配置
5. ナースセンターの指定

解説 看護師等の人材確保の促進に関する法律には、看護師等の養成、処遇の改善、資質の向上、就業の促進、ナースセンターの指定などについて規定されている（5. ○）。

背景	・我が国における急速な高齢化の進展及び保健医療を取り巻く環境の変化 ・看護師等の確保の重要性が著しく増大している

↓

●看護師等の確保を促進するための措置に関する基本指針を定める
●看護師等の養成、処遇の改善、資質の向上、就業の促進等を、看護に対する国民の関心と理解を深めることに配慮しつつ図るための措置を講ずる
●看護が提供される場所に、高度な専門知識と技能を有する看護師等を確保し、もって国民の保健医療の向上に資する　が目的

1．2．×　免許の取り消しや国家試験の受験資格については保健師助産師看護師法で規定されている。

3．×　看護職の育児休暇取得の推進は看護師等の人材確保の促進に関する法律には規定されていない。

4．×　医療機関等の看護師の人員配置は医療法に基づいており、看護師等の人材確保の促進に関する法律には規定されていない。

- -

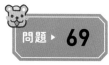

問題▶ 69

五肢

出題基準

Ⅰ-5-B／ナースセンター

過去問 社 P.241, 242

CHECK ▶ □□□

解答 4

平成27（2015）年より看護職は病院等を離職した場合などに届出をすることが努力義務化された。

届出先はどれか。

1．保健所
2．市町村または特別区
3．離職した病院等の管理者
4．都道府県ナースセンター
5．日本看護協会

解説 平成26（2014）年の医療介護総合確保推進法成立に伴い、看護師等の人材確保の促進に関する法律も改正され、看護職は病院等を離職した場合※などに住所、氏名、免許番号などを都道府県ナースセンターへ届出をすることが努力義務化された（4．○）。届出方法は離職時等に就業先が本人に代行して行う方法と、対象者本人が直接都道府県ナースセンターへ届け出る方法がある。都道府県ナースセンターが離職等の状況に合わせた支援を行うことで、看護職としての切れ目のないキャリアを積むことができるよう支援を行う。

※「病院等」には、病院、診療所、助産所、介護老人保健施設、指定訪問看護事業を行う事業所が含まれる。そのほか、①保健師、助産師、看護師、准看護師の業に従事しなくなった場合、②免許取得後、ただちに就業しない場合、③現に業務に従事していない看護師等も届出の対象となる。なお、届出にはインターネットを活用した方法もある。

MORE!

●ナースセンターの根拠法：看護師等の人材確保の促進に関する法律
●厚生労働大臣の指定によって全国に1か所のみ設置される中央ナースセンターと、都道府県知事の指定によって各都道府県に1か所設置される都道府県ナースセンターがある。

表30　都道府県ナースセンターの業務

① 病院等における看護師等の確保の動向及び就業を希望する看護師等の状況に関する調査
② 訪問看護その他の看護についての知識及び技能に関する研修
③ 前号に掲げるもののほか、看護についての知識及び技能に関する情報の提供、相談その他の援助
④ 病院等の開設者、管理者、看護師等確保推進者等に対し、看護師等の確保に関する情報の提供、相談その他の援助
⑤ 無料の職業紹介事業
⑥ 就業の促進に関する情報の提供、相談その他の援助
⑦ 看護に関する啓発活動
⑧ 前各号に掲げるもののほか、看護師等の確保を図るために必要な業務

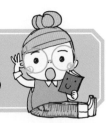

目標 Ⅱ	看護の対象および看護活動の場と看護の機能について基本的な知識を問う

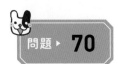

問題 ▶ **70**

出題基準
Ⅱ-6-A／基本的欲求

過去問 基 P.256

CHECK ▶ ☐☐☐

解答 2

マズロー,A.H.の欲求階層論で最も低次の欲求はどれか。
Maslow, A. H.
1. 愛情に関する欲求
2. 生存に関する欲求
3. 承認に関する欲求
4. 所属に関する欲求

解説 1. 4. × 愛情や所属に関する欲求は、基本的欲求よりも高次の欲求である。
2. ○ 生存に関する欲求は、生理的欲求・安全の欲求を含む基本的欲求で最も低次である。
3. × 承認に関する欲求は、最も高次に位置する自己実現の欲求の、すぐ下の欲求である。
　「欲求の階層」を論じたのはマズローであるが、基本的欲求を考える際にはヘンダーソンが論じた「14項目の基本的欲求(正常な呼吸、適切な飲食、排泄、運動、睡眠と休息、衣服の洗濯と脱衣、体温の維持、身体の清潔と身だしなみ、安全な環境、コミュニケーションと表現、自分の信仰に基づいた生活、達成感のある仕事、レクリエーションへの参加、学習と成長発達の継続)」が参考になる。

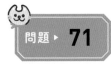

問題 ▶ **71**

出題基準
Ⅱ-6-A／社会的欲求

CHECK ▶ ☐☐☐

解答 3

マズロー,A.H.が論じた欲求階層のうち、社会的欲求はどれか。
Maslow, A. H.
1. ぐっすりと眠りたい。
2. 空腹を満たしたい。
3. 集団に所属したい。
4. 安全な家に住みたい。

解説 マズローは5段階のニードの階層を構成し(図1)、下位の欲求が充足されると、より上位の欲求が出現するとした。ピラミッドの下2つである生理的欲求・安全の欲求が基本的欲求、それより上の所属と愛の欲求・承認の欲求・自己実現の欲求が社会的欲求と呼ばれる。
1. 2. × ぐっすりと眠りたい、空腹を満たしたいという欲求は生理的欲求であり、基本的欲求である。
3. ○ 集団に所属したいという欲求は所属と愛の欲求であり、社会的欲求である。
4. × 安全な家に住みたいという欲求は安全の欲求であり、基本的欲求である。

図1 マズローの欲求の階層

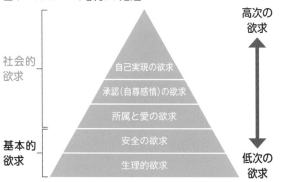

人間の欲求を高次から低次に分類したもの。優先度が高いものから順に、①生理的欲求、②安全の欲求、③所属と愛の欲求、④承認の欲求、⑤自己実現の欲求、となっている。

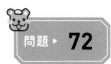

問題▶ 72

頻出

出題基準
Ⅱ-6-B／QOL

過去問 基 P.257

CHECK▶ ☐☐☐

解答 1

QOL〈クオリティ・オブ・ライフ〉について最も適切なのはどれか。
1. 主観的な指標である。
2. 身体的健康度で評価する。
3. 生存期間の長さを追求する。
4. 家族の意向を最も尊重する。

解説 QOL〈クオリティ・オブ・ライフ〉についての過去の出題は「評価するうえで重要なこと」を問うており、すべて「本人の満足感」が正答であったが、本人の満足度は主観的な指標で測るものである（1. ○）。QOL〈クオリティ・オブ・ライフ〉は生活の質あるいは生命の質などと訳され、個人の満足度や充実度で評価する。
2. × 身体的健康度も重要な要素であるが、それのみで評価しない。
3. × 生存期間の長さを追求するのがQOL〈クオリティ・オブ・ライフ〉ではない。
4. × 最も尊重するべきなのは本人の意向である。

問題▶ 73

出題基準
Ⅱ-6-B／対象の特性

CHECK▶ ☐☐☐

解答 2

成人患者の自立を支援するにあたり最も適切なのはどれか。
1. 目標は看護師が決定する。
2. 患者の経験は資源となる。
3. 発病前の生活習慣をやめる。
4. うまくいかない行動に注目する。

解説 1. × 目標は看護師が決定するのではなく、患者自身の考えや希望も取り入れ、話し合って決定する。
2. ○ 患者の経験は資源となり、学習にもつながる。
3. × 発病前の生活習慣を尊重し、修正すべき部分を患者自身が理解して、行動が変容できるようにかかわる。
4. × うまくいかない行動に注目するのでは患者のやる気を阻害してしまうことがある。達成感や満足感を感じられるように、現在うまくできている行動に焦点を当てる。

問題 ▶ 74

出題基準
Ⅱ-6-B／健康や疾病に
対する意識

CHECK ▶ □□□

解答 4

令和4（2022）年の国民生活基礎調査で、20歳以上の者のうち健診や人間ドックを受けなかった理由（複数回答）で最も多かったのはどれか。
1. めんどうだから
2. 費用がかかるから
3. 時間がとれなかったから
4. 心配な時はいつでも医療機関を受診できるから

解説 選択肢1～4は理由の上位4つである。
1. × めんどうだからと答えた人は受けなかった人の18.9％を占めた。
2. × 費用がかかるからと答えた人は受けなかった人の10.6％を占めた。
3. × 時間がとれなかったからと答えた人は受けなかった人の18.5％を占めた。
4. ○ 心配な時はいつでも医療機関を受診できるからと答えた人は受けなかった人の36.5％を占めた。これは前回の令和元年の調査でも男女ともに第1位の理由であった。

MORE!

表1 健診や人間ドックを受けなかったおもな理由（複数回答）

知らなかったから	時間がとれなかったから	場所が遠いから	費用がかかるから	検査等（採血、胃カメラ等）に不安があるから	その時、医療機関に入通院していたから	毎年受ける必要性を感じないから	健康状態に自信があり、必要性を感じないから	心配な時はいつでも医療機関を受診できるから	結果が不安なため、受けたくないから	めんどうだから
3.1%	18.5%	2.5%	10.6%	3.6%	10.0%	10.9%	7.6%	36.5%	5.1%	18.9%

資料：令和4年 国民生活基礎調査

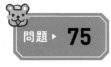

問題 ▶ 75

頻出

出題基準
Ⅱ-6-B／
疾病・障害・死の受容

過去問 基 P.309
過去問 成 P.399

CHECK ▶ □□□

解答 3

キューブラー・ロスによる「死にゆく人の心理過程」で第4段階はどれか。
Kübler Ross,E.
1. 怒 り
2. 衝 撃
3. 抑うつ
4. 取り引き

解説 キューブラー・ロスによる「死にゆく人の心理過程」の段階は否認→怒り→取り引き→抑うつ→受容の5つに分けられる。
1. × 第2段階の「怒り」では「なぜ？」と思い、何事に対しても怒りの感情をもつ。
2. × キューブラー・ロスによる「死にゆく人の心理過程」には衝撃という段階はない。
3. ○ 第4段階の「抑うつ」では取り引きが無駄であると悟り、抑うつ状態になる。
4. × 第3段階の「取り引き」では神にすがり、どうすれば延命してもらえるかを問う。

MORE!

表2 疾病・障害の受容過程

危機モデル	プロセス	特徴
キューブラー・ロス	①否認→②怒り→③取り引き→④抑うつ→⑤受容	●死にゆく患者の心理的プロセス ●死の受容過程
フィンク	①衝撃→②防御的退行→③承認→④適応	●マズローの動機づけ理論に基づく危機から適応へ焦点を当てる ●脊髄損傷患者を対象とした研究
ションツ	①最初の衝撃→②現実認知→③防御的退行→④承認→⑤適応	●フィンクのモデルに類似 ●危機状態のプロセス ●乗り越えがたい障害との直面
コーン	①ショック→②回復への期待→③悲嘆→④防衛→⑤適応	●突然の身体障害を受けた患者 ●障害受容に至るプロセス

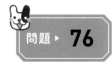

問題▶76

頻出

出題基準

Ⅱ-7-A／
形態的発達と異常

過去問 人 P.50
過去問 母 P.955
過去問 113回 P.19

CHECK▶ □□□

解答 1

胎児の特徴はどれか。
1. 抗体産生能が未発達である。
2. 血液循環に関してシャントはない。
3. 呼吸器系は出生後と同じように機能している。
4. 消化器系は出生後と同じように機能している。

解説 1. ○ 胎児の抗体産生能は未発達である。そのため、胎児期は胎盤を通じて母体からIgGが供給されている。
2. × 静脈管、動脈管、卵円孔といった血液循環におけるシャントが存在する。
3. × 胎盤からの酸素供給があるため、胎児期の呼吸器系は出生後に比べ機能していない。
4. × 胎盤からの栄養供給があるため、胎児期の消化器系は出生後に比べ機能していない。

MORE!

●胎児循環で酸素を最も多く含む血液が流れているのは臍静脈である。
●主肺動脈と下行大動脈との間に動脈管（ボタロー管）が存在する。
●右心房からの血流は卵円孔を通って左心房に達する。
●静脈管（アランチウス管）は臍静脈からの血液が流れる。

図2 胎児循環

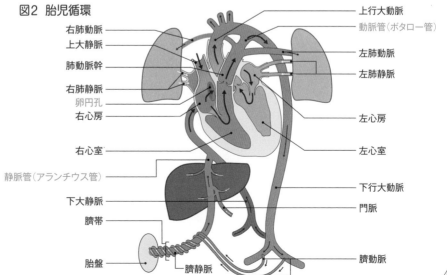

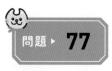

頻出

出題基準
Ⅱ-7-B／発達の原則

過去問 小 P.832

CHECK ▶ ☐ ☐ ☐

解答 **1**

グラフはスキャモンの各器官別発育曲線である。
Aの曲線はどれか。

1. リンパ系型
2. 神経系型
3. 一般型
4. 生殖系型

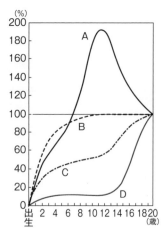

解説 **図3**のとおり、1のリンパ系型はA（1. ○）、2の神経系型はB、3の一般型はC、4の生殖系型はDである。思春期に大きく発育していることを手がかりにしよう。

MORE!

● 成長・発達は連続的で、速度は一定ではない。
● 成長・発達には個人差がある。
● 成長・発達には、頭部から尾部、近位から遠位、粗大運動から微細運動という基本的な方向がある。

図3 スキャモンの各器官別発育曲線

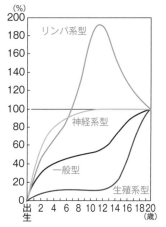

● 20歳を100%とした比率

リンパ系型	リンパ節、扁桃腺、間質性リンパなどの分泌組織
神経系型	脳、脊髄、感覚器などの神経組織
一般型	骨格、筋肉全体、各臓器、血液量など体幹の発育
生殖系型	子宮、卵巣、睾丸、前立腺などの生殖器官の発育

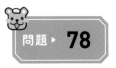

問題▶78

頻出

出題基準
Ⅱ-7-B／身体の発育

過去問 小 P.853, 991

CHECK ▶ ☐☐☐

解答 2

低出生体重児の基準はどれか。

1. 2,750g未満
2. 2,500g未満
3. 2,250g未満
4. 2,000g未満

解説 低出生体重児の基準は2の2,500g未満である。低出生体重の原因は大きく分けて早産と胎児発育不全である。在胎37週以前の出生が早産である。また、新生児は生後3〜5日目に体重の減少がピークになる生理的体重減少がみられる。3〜10%の減少が基準範囲で、1〜2週間で元に戻る。

MORE!

表3 体重・身長・胸囲・頭囲の月齢・年齢の変化

		新生児	3か月	1歳	4〜5歳
体重		1	2倍	3倍	5倍
		3kg	6kg	9kg	15kg
身長		1		1.5倍	2倍
		50cm		75cm	100cm
胸囲		32cm		胸囲≒頭囲	胸囲＞頭囲
頭囲		33cm			

表4 乳児期の1日体重増加量

1〜3か月	3〜6か月	6〜9か月	9〜12か月
25〜30g	20〜25g	15〜20g	7〜10g

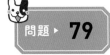
問題▶79

出題基準
Ⅱ-7-B／
運動能力の発達

過去問 小 P.838, 840

CHECK ▶ ☐☐☐

解答 1

生後7か月の児の発達を評価するのに適しているのはどれか。

1. 寝返り
2. 首のすわり
3. はいはい
4. ひとり歩き

解説 厚生労働省による平成22（2010）年の乳幼児身体発達調査では「90％通過率」という表現で90％の児が通過する運動機能を示している。

1. ○　寝返りでみるのは生後6〜7か月となる。
2. ×　首のすわりでみるのは生後4〜5か月となる。
3. ×　はいはいでみるのは生後9〜10か月となる。
4. ×　ひとり歩きでみるのは生後1年3〜4か月となる。

　なお、厚生労働省による乳幼児身体発達調査以外にデンバーⅡ（デンバー発達判定法）があるので確認しておこう。項目や通過率に多少違いがあり、例えばデンバーⅡで寝返りが90％通過率を超えるのは6か月となっている。

目標Ⅱ

表5　一般調査による乳幼児の運動機能通過率　　　　　　　　　　　　　　　　(%)

年月齢	首のすわり	ねがえり	ひとりすわり	はいはい	つかまり立ち	ひとり歩き
2月〜3月未満	11.7	1.1				
3〜4	63.0	14.4				
4〜5	93.8	52.7	0.5	0.9		
5〜6	98.7	86.6	7.7	5.5	0.5	
6〜7	99.5	95.8	33.6	22.6	9.0	
7〜8		99.2	68.1	51.1	33.6	
8〜9		98.0	86.3	75.4	57.4	1.0
9〜10			96.1	90.3	80.5	4.9
10〜11			97.5	93.5	89.6	11.2
11〜12			98.1	95.8	91.6	35.8
1年0〜1月未満			99.6	96.9	97.3	49.3
1〜2				97.2	96.7	71.4
2〜3				98.9	99.5	81.1
3〜4				99.4		92.6
4〜5				99.5		100.0

資料：厚生労働省「平成22年　乳幼児身体発育調査報告書」
https://www.mhlw.go.jp/toukei/list/dl/73-22-01.pdf（2024/5/16閲覧）

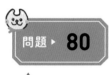

問題▶80

頻出

出題基準

II-7-B／栄養

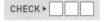
過去問 小 P.856, 857, 993

CHECK▶ ☐☐☐

解答 2

乳児に与える人工乳の特徴はどれか。
1. 黄疸を遷延させる。
2. 母乳よりアレルギー反応を生じやすい。
3. 免疫グロブリンが添加されている。
4. フォローアップミルクは初めて人工乳を与えるためのものである。

解説 1. ×　黄疸を遷延させるおそれがあるのは母乳である。
2. ○　母乳より抗原性が高く、アレルギー反応を生じる可能性がある。
3. ×　免疫グロブリンは添加されていない。母乳栄養で不足しやすいビタミンK、鉄は添加されている。
4. ×　初めて与える人工乳はフォローアップミルクではなく、乳児用調整粉乳や乳児用の液状乳である。フォローアップミルクは離乳期幼児期用粉乳であり、離乳食が進まない場合などに使用する。

表6　母乳栄養と人工栄養のメリット・デメリット

	母乳栄養	人工栄養
成分	●初乳（2〜5日ごろ）：黄色。脂質とエネルギーが少ないが、感染制御作用のあるラクトフェリンや免疫グロブリンA（IgA）がある ●移行乳（5〜7日ごろ）：蛋白質や無機質が少なくなり、乳糖が増える ●成乳（7〜10日ごろ）：白色。ビフィズス因子やさまざまな抗体を含む	ミネラル・ビタミンは母乳より多いものもあるが、抗体は含まれていない
母子関係	強い絆を築きやすい	心理的結びつきを築きにくい
栄養の調整	母親の栄養状態が反映される	調整が可能
母親の就業	母乳の冷蔵・冷凍保存が可能。細菌の繁殖など、衛生面に注意	就業しやすい

●母乳栄養の特徴：蛋白質（ラクトアルブミン、ラクトフェリン、免疫グロブリンA＝IgAなど）や不飽和脂肪酸が多く、アレルギーや腎臓の負担を軽減することができる。

表7 離乳の進め方のめやす

	生後	〈食べ方のめやす〉離乳食回数(/日)	〈食事のめやす〉調理形態	〈食べ方のめやす〉舌・唇の動き
離乳の開始	5～6か月	1～2回	なめらかにすりつぶした状態	舌は前後運動、口唇は閉じている
	7～8か月	2回	舌でつぶせるかたさ	舌は上下運動
	9～11か月	3回	歯ぐきでつぶせるかたさ	舌は左右運動
離乳の完了	12～18か月	3回	歯ぐきで噛めるかたさ	―

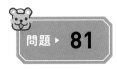

問題▶ 81

出題基準
Ⅱ-7-B／親子関係

過去問 小 P.831
過去問 113回 P.18

CHECK ▶ ☐☐☐

解答 3

親子関係において相互関係によって形成されるのはどれか。
1. リビドー
2. 共同創造
3. アタッチメント
4. アイデンティティ

解説 親子関係において、例えば泣いた子に反応する、抱き上げる、子が反応してほほえむなどといった相互関係によって形成されるのは3のアタッチメント（愛着）である（3.○）。
1. × リビドーは性的エネルギーのことである。
2. × 共同創造はコプロダクションともいい、専門家による治療やケアではなく、患者や障害者などが参加して新しい治療・ケアを考え、つくり出していくことをいう。
4. × アイデンティティは自我同一性ともいい、自分が自分であるということが感じられ、自己の認識する像と社会の認識する像との一貫性が保たれている状態をいう。

●アタッチメント（愛着）形成には、泣いているときは抱っこをするなど、不安や恐怖を受け止めるかかわりが必要である。
●クラウス（M.H.Klaus）とケネル（J.H.Kennell）は、愛着行動によって母子相互作用が促進されるとしている。母子相互作用は、感覚・内分泌・生理・免疫・行動的な作用を開始させ、促進させる。

図4 母児相互作用

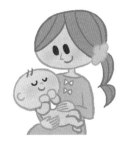

〈母親→子ども〉
接触
目と目を合わせる
高い調子の声
エントレインメント
体内時計の調整
TおよびBリンパ球
大食細胞
細胞相
におい
温熱

〈母親←子ども〉
目と目を合わせる
啼泣
オキシトシン
プロラクチン
におい
エントレインメント

池西静江, 石束佳子, 阿形奈津子 編：看護学生スタディガイド2025. 照林社, 東京, 2024：1226. より一部改変して引用

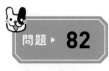

問題 ▶ **82**

頻出 五肢

出題基準
Ⅱ-7-C／身体の発育

過去問 小 P.852

CHECK ▶ ☐ ☐ ☐

解答 **2**

乳歯で最初に生えるのはどれか。

1. 犬　歯
2. 中切歯
3. 側切歯
4. 第1小臼歯
5. 第2小臼歯

解説 位置的に正中線（せいちゅうせん）に近い歯から臼歯（きゅうし）（奥歯）へと並べると2. 中切歯→3. 側切歯→1. 犬歯→4. 第1小臼歯→5. 第2小臼歯となる（生える順序は前歯から奥のほうへと順になっていないので図5を確認のこと）。生後6～8か月ごろと最も早く生えるのは2の中切歯である（2. ○）。2～3歳ごろ、すべての乳歯20本が生えそろう（過去、第95回の問題では、採点除外となったが乳歯が生えそろう時期が問われている）。

MORE!

●永久歯は、6歳ごろから生え始め、13歳ごろに28本生えそろう。

図5 乳歯と永久歯の萌出年齢のめやす

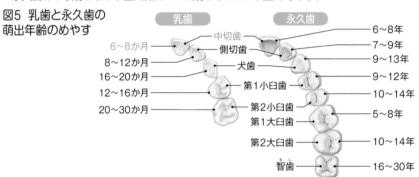

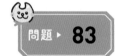

問題 ▶ **83**

出題基準
Ⅱ-7-C／
運動能力の発達

過去問 小 P.837

CHECK ▶ ☐ ☐ ☐

解答 **4**

運動機能の発達で4歳以降に獲得するのはどれか。

1. 走　る
2. ボールを蹴る
3. 三輪車に乗る
4. スキップをする

解説 1. 2. ×　走る、階段を上る、ボールを蹴るは2歳ころにできるようになる。
3. ×　三輪車に乗るのは3歳ころにできるようになる。
4. ○　スキップをする、でんぐり返しをするは5歳ころにできるようになる。したがって、4歳以降に該当するのは4である。

MORE!

表8 運動機能の発達

2歳	3歳	4歳	5歳
●階段を上る ●走る ●ボールを蹴る ●積み木を重ねる	●三輪車に乗る ●丸を描ける	●けんけんができる ●四角をまねて描ける	●スキップ、でんぐり返しができる ●三角をまねて描ける

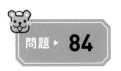

問題▶ 84

出題基準
Ⅱ-7-C／言語の発達
過去問 小 P.839, 854

CHECK▶ ☐☐☐

解答 3

言語の発達で4歳ころに可能になるのはどれか。

1. 喃語を話す。
2. 単語を話す。
3. 助動詞を使う。
4. 二語文を話す。

解説 1．× 喃語は生後2～3か月から始まり盛んになるのは6か月ころである。
2．× 単語（一語文）を話すのは1歳～1歳半ころである。
3．○ 助動詞（です・らしいなどの活用する付属語）や助詞（てにをはなどの活用しない語）を使うのは3～4歳ころである。
4．× 二語文を話すのは1歳半～2歳ころである。

表9 言語の発達

2～3か月	「アー」「ウー」などの喃語が始まる
6か月	喃語が盛んになる
1歳～1歳半	一語文（単語）を話す
1歳半～2歳	二語文を話す
4歳ごろ	話し言葉の完成

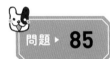

問題▶ 85

出題基準
Ⅱ-7-C／社会性の発達
過去問 小 P.861

CHECK▶ ☐☐☐

解答 1

絵本の読み聞かせを聞くのが該当するのはどれか。

1. 受容遊び
2. 並行遊び
3. 協同遊び
4. 傍観遊び

解説 1．○ 受容遊びは絵本、テレビやビデオを見る、話を聞くなどの受け身的な遊びである。
2．× 並行遊びは他の子どもと同じ場所で同じような遊びをしているが、子ども同士のやりとりはない遊び方である。
3．× 協同遊びは共通のルールや目的をもって役割を分担したり、リーダーを置いて達成感や喜びを分かち合ったりする遊びをいう。
4．× 傍観遊びは他の子どもが遊んでいるのをそばで見て、たまに話しかけたりするがその遊びには加わらない遊び方である。

表10 遊びの分類

感覚運動遊び	●生後1か月前後から1歳半ごろまで。運動機能や感覚機能をはたらかせて遊ぶ ●がらがら、オルゴール、水遊び
受容遊び	●幼児期～学童期以降まで。受け身的な遊び ●絵本、テレビ、話を聞く
象徴遊び	●1歳半ごろから3～4歳が最も盛ん。ごっこ遊びに代表される ●ままごと、テレビのヒーロー
構成遊び	●2歳ごろから幼児後期以降で盛ん。創造的な遊び ●ねんど、積み木、ブロック

表11 社会性からみた遊び

ひとり遊び〈2歳ごろまで〉	他の子どもと場を共有して遊んでいても、それぞれが好きな玩具で1人で遊びに集中している。話しかけや交渉はない
傍観遊び〈2歳半ごろ～〉	他の子どもが遊んでいるのをそばで見て、ときどき話しかけたりするがその遊びに加わることはない
並行遊び〈2～3歳ごろ〉	他の子どもと場を共有して同じような遊びをしているが、お互いのやりとりはなく、関心ももたない
連合遊び〈3歳ごろ～〉	他の子どもと一緒に同じ遊びを展開し、玩具の貸し借りや、やりとりがある。役割分担やルールは明確でない
協同遊び〈3・4歳ごろ～〉	共通の目的をもって集団を形成し、役割分担やリーダーの役割がある。仲間と協力して遊び、一緒に達成感を味わう、ルールを守って行動することを楽しんだりする

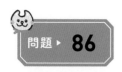

問題▶86

出題基準
Ⅱ-7-C／
基本的生活習慣の確立

過去問 小 P.859, 860

CHECK▶ ☐☐☐

解答 3

幼児期に最も遅く獲得するのはどれか。
1. 手を洗う。
2. スプーンを使う。
3. はしを持って食べる。
4. コップを持って飲む。

解説 1. ✕ 手を洗うのは2～3歳でできるようになる。
2. 4. ✕ スプーンを使う、コップを持って飲むがじょうずにできるようになるのは1歳半～2歳である。
3. ○ はしを持って食べるのは3歳～3歳半である。これが選択肢のなかで最も遅くできるようになる。

MORE!

表12 基本的生活習慣獲得のめやす

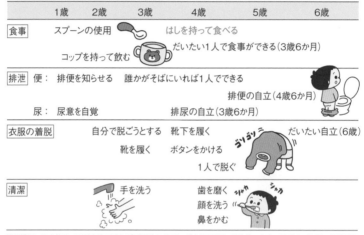

池西静江, 石束佳子, 阿形奈津子 編：看護学生スタディガイド2025. 照林社, 東京, 2024：1119. より引用

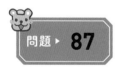

問題▶87

頻出

出題基準
Ⅱ-7-D／運動能力の発達、体力の特徴

過去問 小 P.864, 871

CHECK▶ ☐☐☐

解答 3

学童期に増加・上昇していくのはどれか。
1. 心拍数
2. 呼吸数
3. 収縮期血圧
4. 不感蒸泄量

解説 1. ✕ 心拍数は減少していき、成人に近づいていく。
2. ✕ 呼吸数は次第に減少し、呼吸の型が胸式呼吸となっていく。
3. ○ 学童期は収縮期血圧が上昇していく時期である。
4. ✕ 不感蒸泄量や尿量は幼児期より少なくなり成人に近づいていく。

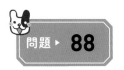

問題 ▶ 88

出題基準

Ⅱ-7-D／社会性の発達

過去問 小 P.831, 853

過去問 113回 P.7

CHECK ▶ ☐☐☐

解答 1

学童期の社会性の発達において最も重要なのはどれか。

1. 仲間ができること
2. 親から自立すること
3. 第一次反抗期を迎えること
4. 保護者と基本的信頼を築くこと

解説 1. ◯　仲間ができることによって集団を形成したり、組織的な遊びをしたりするようになるので、これが最も重要である（この時期をギャングエイジと呼ぶ）。

2. 3. ×　親から自立したいと思うこと、実際に自立することや第二次性徴を受け入れることは思春期に重要なことである。第一次反抗期は2歳ごろに迎える。

4. ×　保護者と基本的信頼を築くのは乳児期である。

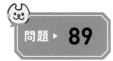

問題 ▶ 89

出題基準

Ⅱ-7-D／
学習に基づく行動

過去問 小 P.830

CHECK ▶ ☐☐☐

解答 2

小児について、ピアジェ, J. が論じたのはどれか。
Piaget. J.

1. ストレス反応
2. 認知発達理論
3. 障害受容モデル
4. 疼痛アセスメントスケール

解説 ピアジェは、小児期の認知発達を4つの異なる段階に分けた（**表13**）。感覚運動期（0〜2歳）、前操作期（2〜7歳）、具体的操作期（7〜11歳）、形式的操作期（11歳〜）で、具体的操作期には、対象である具体物が実在していなくても、ある程度の推論を行うことができるようになったり、他人の心理状態を的確に推測できるようになるとした（2. ◯）。

1. ×　小児に限定しないストレス反応についてはセリエの理論がある。

3. ×　小児のみの障害受容モデルを論じた著名な研究はない。保護者の障害受容プロセスはドローター（Dennis D. Drotar）が論じている。

4. ×　小児に適した疼痛のアセスメントツールにはFaces Pain Scale〈FPS〉があるが、ピアジェが論じたものではない。

MORE!

表13 ピアジェによる認知発達と病気の理解

年齢	ピアジェの理論区分	病気に対する認知・思考
0〜2歳	感覚運動期	●病気という事象について認識がない ●苦痛や不安・恐怖が病気から発するとは理解できない
2〜7歳	前操作期	●論理的思考への前段階 ●病気であることは感覚として理解できるが、その原因の理解は難しい
7〜11歳	具体的操作期	●論理的思考が始まる時期 ●病気の原因や治療の目的が理解できるようになる
11歳〜	形式的操作期	●論理的思考が進み、仮説を立てて推測できるようになる ●病気の経過や予後に対する不安も表現する

池西静江, 石束佳子, 阿形奈津子 編：看護学生スタディガイド2025. 照林社, 東京, 2024：1131. より一部改変して引用

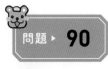

問題▶90

頻出

出題基準
Ⅱ-7-E／第二次性徴

過去問 母 P.944

過去問 113回 P.43

CHECK▶ □□□

解答 2

男子の第二次性徴による変化はどれか。
1. 骨盤の拡大
2. 筋肉の増加
3. 体重の減少
4. 乳房の発達

解説 思春期になると視床下部からGnRH(性腺刺激ホルモン放出ホルモン)、下垂体からゴナドトロピン(性腺刺激ホルモン)が分泌され、男性は精巣、女性は卵巣に作用し、精巣から男性ホルモン、卵巣から女性ホルモンが分泌されて第二次性徴が起こる。
1. 4. × 骨盤の拡大は生じず、乳房の発達は女子の第二次性徴である。
2. ○ 男子は筋肉が増加して男らしい体つきになる。
3. × 体重の減少は第二次性徴ではない。

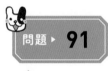

問題▶91

頻出

出題基準
Ⅱ-7-E／
アイデンティティの確立

過去問 小 P.867

CHECK▶ □□□

解答 2

アイデンティティの確立と関連が深いのはどれか。
1. 優越感
2. 自分らしさ
3. 第一反抗期
4. 情緒の分化

解説 1. × アイデンティティの確立と優越感には関連は少ない。
2. ○ 思春期に、自分らしさや自分がどういう人間であるかという実感をもち、自己像と役割を持って生活するようになるのがアイデンティティの確立である。
3. × 第一反抗期は幼児期に自己主張が盛んになる現象で、アイデンティティの確立と関連は少ない。
4. × 情緒の分化は新生児期から5歳くらいまでに起こる情緒の発達で、アイデンティティの確立と関連は少ない。

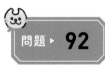

問題▶92

頻出

出題基準
Ⅱ-7-E／親からの自立

過去問 小 P.867

CHECK▶ □□□

解答 3

思春期の子と親に生じることが多いのはどれか。
1. 親子の間での摩擦が少なくなる。
2. 親と離れると情緒不安定になる。
3. 親からの干渉を避けるようになる。
4. 親との距離を縮めるようになる。

解説 思春期には親から自立したいという欲求が高まる。自分は他人とは違う人間であることや自分と違う面を受け入れられるようになるアイデンティティの確立のために必要な発達段階である。
1. × 思春期には親と子の間で摩擦(コンフリクト)が生じやすくなる。
2. × 親から自立したいという思いがあるため、親と離れても情緒不安定になることは少ない。
3. ○ 親からの助言や干渉を嫌がるようになることが多い。
4. × 親との距離をとりたがることが多い。

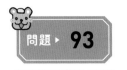

問題▶93

出題基準
II-7-E／異性への関心

CHECK▶ □□□

解答 2

異性への関心が高まるのと同じ時期に起こるのはどれか。

1. 支配観念
2. 心理的離乳
3. アタッチメント形成
4. ギャングエイジ化

解説 1.× 支配観念は思考の異常で生じるもので、ある考えが絶えず意識されてしまい、なかなか離れない状態をいう。

2.○ 思春期には心理的離乳として精神的な依存対象であった親から離れて自立しようとするプロセスを経験する。この時期に異性への関心が高まる。

3.× アタッチメントは愛着であり、新生児や乳児と養育者との間に形成される。

4.× ギャングエイジは学童期に仲間を求め、集団で行動することを好むようになることをいう。

MORE!

●平成27（2015）年4月より「健やか親子21（第2次）」がスタートし、現在の母子保健を取り巻く状況をふまえて3つの基盤課題、また、2つの重点課題を設定した。

●基盤課題A：切れ目ない妊産婦・乳幼児への保健対策、基盤課題B：学童期・思春期から成人期に向けた保健対策、基盤課題C：子どもの健やかな成長を見守り育む地域づくり

●重点課題①：育てにくさを感じる親に寄り添う支援、重点課題②：妊娠期からの児童虐待防止対策

図6 健やか親子21（第2次）イメージ図

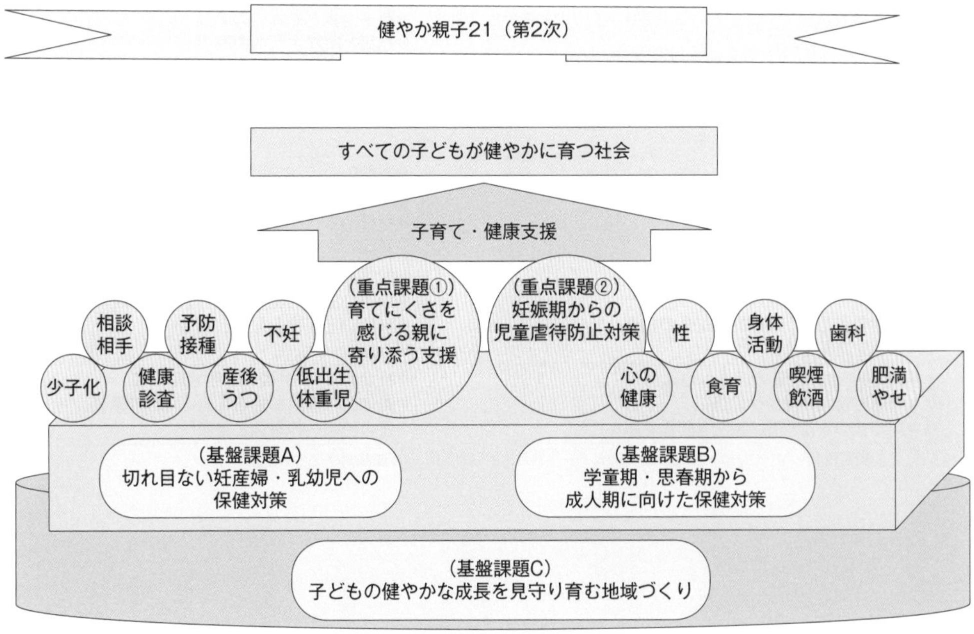

健やか親子21（第2次）

すべての子どもが健やかに育つ社会

子育て・健康支援

相談相手　予防接種　不妊　(重点課題①)育てにくさを感じる親に寄り添う支援　(重点課題②)妊娠期からの児童虐待防止対策　性　身体活動　歯科

少子化　健康診査　産後うつ　低出生体重児　心の健康　食育　喫煙飲酒　肥満やせ

(基盤課題A)切れ目ない妊産婦・乳幼児への保健対策

(基盤課題B)学童期・思春期から成人期に向けた保健対策

(基盤課題C)子どもの健やかな成長を見守り育む地域づくり

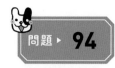

ハヴィガースト，R.J. による発達課題で最も早い時期のものはどれか。
Havighurst, R.J.

1. 育児を遂行すること
2. 一定の経済力を確保し維持すること
3. 同年齢の男女両性との成熟した関係を学ぶこと
4. 大人としての市民的・社会的責任の達成

出題基準

Ⅱ-7-F／
社会的責任と役割

過去問 基 P.255
過去問 小 P.831，P.833

CHECK ▶ ☐ ☐ ☐

解答 **3**

解説 ハヴィガーストによる発達課題では、成人期は3段階あり、「青年期」「成人初期(壮年期)」「成人中期(中年期)」である。

1. ✕ 成人初期(壮年期)の発達課題である。
3. ◯ 青年期の発達課題である。
2. 4. ✕ 成人中期(中年期)の発達課題である。

MORE!

表14 ハヴィガーストの発達課題

発達段階	発達課題	
乳幼児期	●歩行の学習 ●固形食を食べる学習 ●話すことの学習 ●排泄の学習 ●生理的安定の達成	●性差と性的慎み深さの学習 ●社会的・物理的現実についての単純な概念の形成 ●両親兄弟の人間関係の学習 ●善悪の区別、良心の学習
児童期	●日常の遊びに必要な身体的技能の学習 ●生活体としての自己に対する健康な態度の形成 ●遊び友達をつくって、うまく付き合う学習 ●男子・女子の区別の学習とその社会的役割の適切な認識	●読み・書き・計算の基礎的学力の習得と発達 ●日常生活に必要な概念の発達 ●良心・道徳性・価値観の適応的な発達 ●個人的独立の段階的な達成・母子分離 ●社会集団や社会制度に対する態度の発達
青年期	●両性の友人との交流と新しい成熟した人間関係をもつ対人関係スキルの習得 ●男性・女性としての社会的役割の達成 ●自分の身体的変化を受け入れ、身体を適切に有効に使うこと ●両親やほかの大人からの情緒的独立の達成 ●経済的独立の目安を立てる	●職業選択とそれへの準備 ●結婚と家庭生活への準備 ●市民として必要な知的技能と概念の発達 ●社会人としての自覚と責任、それに基づいた適切な行動 ●行動を導く価値観や倫理体系の形成
壮年期	●配偶者の選択 ●配偶者との生活の学習 ●第1子を家庭に加えること ●育児の遂行	●家庭の心理的・経済的・社会的な管理 ●職業につくこと ●市民的責任を負うこと ●適した社会集団の選択
中年期	●市民的・社会的責任の達成 ●経済力の確保と維持 ●十代の子どもの精神的な成長の援助 ●余暇を充実させること	●配偶者と人間として信頼関係で結びつくこと ●中年の生理的変化の受け入れと対応 ●年老いた両親の世話と適応
老年期	●肉体的な力、健康の衰退への適応 ●引退と収入の減少への適応 ●同年代の人と明るい親密な関係を結ぶこと	●社会的・市民的義務の引き受け ●肉体的に満足な生活を送るための準備 ●死の到来への準備と受容

Havighurst,R.J.著，児玉憲典 他 訳：ハヴィガーストの発達課題と教育──生涯発達と人間形成. 川島書店，1997. より引用

図7 エリクソンの発達課題

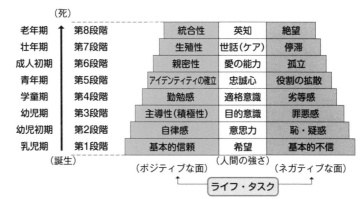

岡堂哲雄：心理学　ヒューマンサイエンス．金子書房，東京，1985：126．より引用

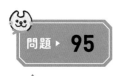

出題基準
Ⅱ-7-F／
生殖機能の成熟と衰退
過去問 母 P.951

CHECK ▶ □□□

解答 4

更年期の女性において増加するのはどれか。

1. プロゲステロン
2. エストロゲン
3. 成長ホルモン
4. 卵胞刺激ホルモン〈FSH〉

解説 1. 2. × 卵巣機能が衰退するので、卵巣からのホルモンであるプロゲステロンとエストロゲンの分泌は低下する。

3. × 成長ホルモンは加齢に伴い分泌が低下する。したがって、更年期に増加するとはいえない。

4. ○ プロゲステロンとエストロゲンの分泌の低下が刺激となってネガティブフィードバックが起こり、下垂体からの性腺刺激ホルモンである卵胞刺激ホルモン〈FSH〉と黄体形成ホルモン〈LH〉の分泌は増加する。

MORE!

●女性の更年期障害は、40～60歳ごろ、閉経（平均50歳）前後に起こる。

●卵巣機能が減退し、エストロゲンの分泌が減少する反面、上位のホルモンである卵胞刺激ホルモン（FSH）は増加→子宮の萎縮、腟の潤滑性が消失。

●症状：自律神経失調症状（のぼせ、ほてり、発汗）、精神症状、頭痛・肩こりなどの不定愁訴。

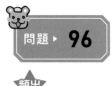

出題基準
Ⅱ-7-F／
基礎代謝の変化
過去問 成 P.392

CHECK ▶ □□□

基礎代謝量（kcal/日）が最も多いのはどれか。

1. 青年期
2. 壮年期
3. 向老期
4. 老年期

解答 1

解説 1日当たりの基礎代謝量は基礎代謝基準値（体重1kg当たりの基礎代謝）に体重を乗じて計算する。したがって、**表15**のとおり、基礎代謝基準値は年齢が低いほど高いが、小児期には体重が軽いため1日当たりの基礎代謝量はそれほど高くならない。成人期に限定すれば基礎代謝基準値と体重の関係から男性では15〜17歳、女性では12〜14歳が1日当たりの基礎代謝量のピークとなる。よって選択肢のなかでは、1の青年期が正しい（1. ○）。

MORE!

● 基礎代謝に影響する要素には、ホルモン、体温、栄養状態、体表面積、妊娠の有無、季節などがある。

表15　参照体重における基礎代謝量

性別	男性			女性		
年齢（歳）	基礎代謝基準値 （kcal/kg体重/日）	参照体重 （kg）	基礎代謝量 （kcal/日）	基礎代謝基準値 （kcal/kg体重/日）	参照体重 （kg）	基礎代謝量 （kcal/日）
1〜2	61.0	11.5	700	59.7	11.0	660
3〜5	54.8	16.5	900	52.2	16.1	840
6〜7	44.3	22.2	980	41.9	21.9	920
8〜9	40.8	28.0	1,140	38.3	27.4	1,050
10〜11	37.4	35.6	1,330	34.8	36.3	1,260
12〜14	31.0	49.0	1,520	29.6	47.5	1,410
15〜17	27.0	59.7	1,610	25.3	51.9	1,310
18〜29	23.7	64.5	1,530	22.1	50.3	1,110
30〜49	22.5	68.1	1,530	21.9	53.0	1,160
50〜64	21.8	68.0	1,480	20.7	53.8	1,110
65〜74	21.6	65.0	1,400	20.7	52.1	1,080
75以上	21.5	59.6	1,280	20.7	48.8	1,010

資料：厚生労働省「日本人の食事摂取基準（2020年版）」

このほか、基礎代謝量の推定式には、国立健康・栄養研究所の式、Harris-Benedictの式、Schofieldの式、FAO/WHO/UNUの式がある。

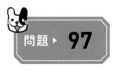

問題▶ 97

頻出

出題基準

Ⅱ-7-G／
身体的機能の変化

過去問 老 P.741, 742, 745

CHECK ▶ □□□

解答 3

高齢者に現れやすい消化機能の特徴はどれか。
1. 胃液が逆流しにくくなる。
2. 嚥下時に喉頭蓋が閉鎖しやすくなる。
3. 直腸内圧閾値が上昇する。
4. 食塊の通過速度が速くなる。

解説 1. ×　下部食道括約筋の逆流防止機能が低下し、胃液が逆流しやすくなる。
2. ×　舌筋、咀嚼筋などの筋力が低下して嚥下時に喉頭蓋が閉鎖しにくくなり、誤嚥につながる。
3. ○　直腸内圧閾値が上昇し便秘になりやすくなる。便が直腸に到達すると直腸内圧が上昇し、直腸内圧閾値（40〜55mmHg）を超えると伸展刺激が排便中枢に伝わる。つまり、直腸内圧閾値が上昇すると便意を感じにくくなる。
4. ×　食道の蠕動運動が低下して、食塊の通過速度が遅延する傾向がある。

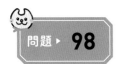

問題 ▶ 98

出題基準
Ⅱ-7-G／
認知能力の変化

過去問 老 P.746

CHECK ▶ ☐☐☐

解答 4

結晶性知能を説明しているのはどれか。
1. 直感力や暗記力が該当する。
2. 成人期に発達が止まる。
3. 加齢によって低下しやすい。
4. 経験や知識が統合されている。

解説 1. ✕ 直感力や暗記力は流動性知能に該当する。
2. ✕ 成人期に発達が止まるのは流動性知能である。
3. ✕ 結晶性知能は加齢によって低下しにくい。
4. ○ 経験や知識が蓄積されて統合することでつくられる能力である。

MORE!

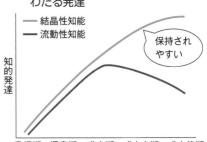

図8 流動性知能と結晶性知能の生涯にわたる発達

サントロック, JW著, 今泉信人, 南博文編訳：成人発達とエイジング. 北大路書房, 京都, 1992：162.より引用

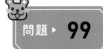

問題 ▶ 99

出題基準
Ⅱ-7-G／
心理社会的変化

過去問 老 P.748

CHECK ▶ ☐☐☐

解答 3

令和元(2019)年度の「高齢者の経済生活に関する調査」によると、60歳以上の高齢者への「何歳ごろまで収入を伴う仕事をしたいか」の質問で最も多い答えはどれか。
1. 働きたくない
2. 働けるうちはいつまでも
3. 65歳くらいまで
4. 70歳くらいまで

解説 60歳以上の高齢者全体では「65歳くらいまで」が25.6％と最も多く（3. ○）、次いで「70歳くらいまで」「働けるうちはいつまでも」が僅差であった（**図9**）。
収入のある仕事をしている60歳以上の高齢者では最も多いのが「働けるうちはいつまでも」の36.7％で、次いで「70歳くらいまで」が23.4％となっている。

MORE!

図9 60歳以上の高齢者の就労希望年数

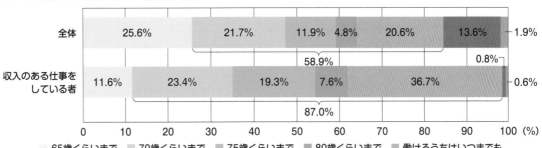

資料：内閣府「高齢者の経済生活に関する調査」(令和元年度)
(注)調査対象は、全国の60歳以上の男女。

表16 ライチャードらによる老年期の人格5類型

適応型	円熟型	老いをありのまま受け入れる。積極的に社会活動を維持
	依存型	依存的欲求の充足が満足をもたらす。新しいことには受動的・消極的な対応
	防衛型	老いに否定的。積極的な活動を維持する
不適応型	自責型	自分の不幸や失敗を自分のせいにする。うつ状態になりやすい
	憤慨型	自分の不幸や失敗を他者のせいにして、非難・攻撃する。トラブルを起こしやすい

池西静江, 石束佳子, 阿形奈津子 編:看護学生スタディガイド2025. 照林社, 東京, 2024:1062.より引用

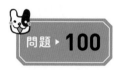

問題▶100

五肢

出題基準
II-8-A／家族関係

CHECK▶☐☐☐

解答 3

患者を支えるための望ましい家族関係はどれか。

1. 対　立
2. 干　渉
3. 協　力
4. 従　属
5. 依　存

解説 家族は個人の健康に影響を及ぼすほか、患者を支える存在である。治療・ケアや疾病予防を効果的に行うには患者個人に加えて家族も看護の対象となる。

1. 2. × 家族関係における対立や干渉は患者を支えることを阻害する。

3. ○ 家族が協力することによって治療・ケアや疾病予防を効果的に行い、患者を支えることができる。

4. 5. × 従属とは中心となる人や力のある人に従うことであり、依存とは他者に頼って存在することである。これらは患者の自己決定やセルフケアを阻害する。

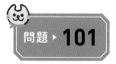

問題▶101

出題基準
II-8-A／家族構成員

過去問 社 P.144

CHECK▶☐☐☐

解答 2

令和4（2022）年の国民生活基礎調査で65歳以上の者のいる世帯が全世帯に占める割合はどれか。

1. 40%
2. 50%
3. 60%
4. 70%

解説 65歳以上の者のいる世帯の割合は伸び続けており、令和4（2022）年には50.6%となった（2. ○）。なお、65歳以上の者のいる世帯のうち、最も多いのは夫婦のみの世帯（32.1%）、次いで単独世帯（31.8%）である（**表17**）。

表17　世帯構造別にみた65歳以上の者のいる世帯数の推移

		65歳以上の者のいる世帯							
	全世帯数	総数	全世帯に占める割合(%)	単独世帯(%)	夫婦のみの世帯(%)	親と未婚の子のみの世帯(%)	三世代世帯(%)	その他の世帯(%)	(再掲)65歳以上の者のみの世帯(%)
平成4年　(1992)	41,210	11,884	28.8	15.7	22.8	12.1	36.6	12.8	30.8
7　　('95)	40,770	12,695	31.1	17.3	24.2	12.9	33.3	12.2	34.4
10　　('98)	44,496	14,822	33.3	18.4	26.7	13.7	29.7	11.6	37.8
13　　(2001)	45,664	16,367	35.8	19.4	27.8	15.7	25.5	11.6	40.5
16　　('04)	46,323	17,864	38.6	20.9	29.4	16.4	21.9	11.4	44.0
19　　('07)	48,023	19,263	40.1	22.5	29.8	17.7	18.3	11.7	46.6
22　　('10)	48,638	20,705	42.6	24.2	29.9	18.5	16.2	11.2	49.2
25　　('13)	50,112	22,420	44.7	25.6	31.1	19.8	13.2	10.4	51.7
28　　('16)	49,945	24,165	48.4	27.1	31.1	20.7	11.0	10.0	54.8
令和元　('19)	51,785	25,584	49.4	28.8	32.3	20.0	9.4	9.5	58.1
令和3　('21)	51,914	25,809	49.7	28.8	32.0	20.5	9.3	9.5	58.3
令和4　('22)	54,310	27,474	50.6	31.8	32.1	20.1	7.1	9.0	61.6

資料　厚生労働省「国民生活基礎調査」(大規模調査。ただし、令和3年は簡易調査である)
注1)　平成7年の数値は、兵庫県を除いたものである。平成28年の数値は、熊本県を除いたものである。
　　2)　「親と未婚の子のみの世帯」とは、「夫婦と未婚の子のみの世帯」および「ひとり親と未婚の子のみの世帯」をいう。

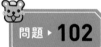

問題▶102

出題基準
Ⅱ-8-A／疾病が患者・家族に与える心理・社会的影響

CHECK▶ □□□

解答 3

疾病が判明した患者の家族について正しいのはどれか。
1. 家族全体のセルフケア能力の縮小をめざす。
2. 経済的問題を支援することはできない。
3. 患者が小児や高齢者の場合は家族への影響が大きい。
4. 家族内役割を固定するように援助する。

（解説）家族は社会の最小単位である。フリードマンは、家族は絆を共有し、情緒的な親密さによって互いに結びついた、家族であると自覚している2人以上の成員によって構成されるとした。
1. × 家族全体のセルフケア能力の向上・拡大をめざす。
2. × 医療費などの公的扶助のほか、生活保護制度があり、「できない」とはいえない。
3. ○ 小児や高齢者が患者となると、家族の世話がより大きくなり負担となる。家族への影響は大きい。
4. × 疾病などの危機に際しては、家族内役割を変える必要が出てくる。

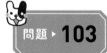

問題▶103

出題基準
Ⅱ-8-B／家族の多様性

過去問 113回 P.43

CHECK▶ □□□

解答 4

男性の生涯未婚率(50歳時の未婚割合)について正しいのはどれか。
1. 2000年以前は15%前後で推移した。
2. 2010年以降ほぼ横ばいである。
3. 2020年の国勢調査によるデータでは女性よりも低い。
4. 2020年の国勢調査によるデータでは25%を超えている。

（解説）ベースとなる統計によって生涯未婚率(50歳時の未婚割合)のデータに少々違いがある。
1. × 2005年くらいまでは男性の生涯未婚率(50歳時の未婚割合)は10%以下であった。10%を超えたのは2010年以降である(グラフはP.7図5を参照のこと)。
2. × 2010年以降ほぼ横ばいではなく、上昇を続けている。
3. × 2020年の国勢調査によるデータ(28.3%)では女性(17.8%)よりも高い。
4. ○ 2020年の国勢調査によるデータでは男性は28.3%で25%を超えている。

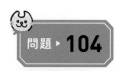

日本の平均世帯人員の推移を表すグラフに近いのはどれか。

1.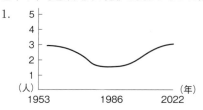

2.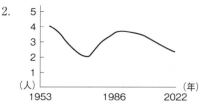

3.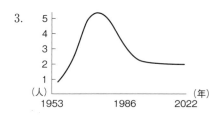

4.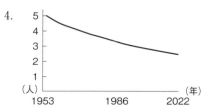

解答 4

解説 日本の平均世帯人員は昭和28（1953）年に5.0人となったが、その後は低下傾向をたどり、令和4（2022）年は2.25人であった（4．○）。近年の変化には特に単独世帯の増加と少子化が影響している。

図10 平均世帯人員の年次推移

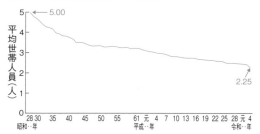

資料：厚生労働省「令和4年国民生活基礎調査」

MORE!

表18 平均世帯人員の推移

年次	平均世帯人員(人)
昭和28年（1953年）	5
昭和30年（1955年）	4.68
昭和35年（1960年）	4.13
昭和40年（1965年）	3.75
昭和45年（1970年）	3.45
昭和50年（1975年）	3.35
昭和55年（1980年）	3.28
昭和60年（1985年）	3.22
平成元年（1989年）	3.1
平成2年（1990年）	3.05
平成7年（1995年）	2.91
平成12年（2000年）	2.76
平成17年（2005年）	2.68
平成22年（2010年）	2.59
平成27年（2015年）	2.49
平成28年（2016年）	2.47
平成29年（2017年）	2.47
平成30年（2018年）	2.44
令和元年（2019年）	2.39
令和3年（2021年）	2.37
令和4年（2022年）	2.25

資料：厚生労働省「国民生活基礎調査」

表19 世帯数の将来推計

	一般世帯総数（千世帯）	家族類型別割合（%）				
		単独	夫婦のみ	夫婦と子	ひとり親と子	その他
全世帯主						
平成27年（2015）	53,332	34.5	20.2	26.9	8.9	9.5
令和2 （'20）	54,107	35.7	20.5	26.1	9.3	8.3
7 （'25）	54,116	36.9	20.7	25.3	9.5	7.6
12 （'30）	53,484	37.9	20.8	24.5	9.6	7.2
17 （'35）	52,315	38.7	21.0	23.8	9.7	6.8
22 （'40）	50,757	39.3	21.1	23.3	9.7	6.6
65歳以上の世帯主						
平成27年（2015）	19,179	32.6	32.7	14.9	8.7	11.1
令和2 （'20）	20,645	34.0	32.6	14.5	8.8	10.0
7 （'25）	21,031	35.7	32.2	13.9	9.1	9.2
12 （'30）	21,257	37.4	31.5	13.4	9.2	8.5
17 （'35）	21,593	39.0	30.9	13.0	9.1	8.0
22 （'40）	22,423	40.0	30.6	13.0	8.8	7.6

資料　国立社会保障・人口問題研究所「日本の世帯数の将来推計（全国推計）〔2018年推計〕」
注　2015年を推計の基準年とする2020年以降の将来推計値。2015年の家族類型別割合は家族類型不詳を案分した世帯数をもとに算出している。

問題 ▶ 105

頻出

出題基準
Ⅱ-9-A／病院、診療所
過去問 社 P.249
過去問 113回 P.7

CHECK ▶ ☐☐☐

解答 **2**

医療法に規定されている病院とは、（　　　）人以上の患者を入院させるための施設を有するものをいう。

（　　　）に入る数字はどれか。

1. 10人
2. 20人
3. 100人
4. 200人

解説 医療法第1条の5において、病院とは医師または歯科医師が、公衆または特定多数人のため医業または歯科医業を行う場所であって、20人以上の患者を入院させるための施設を有するものと規定されている（2. ○）。関連して、診療所は無床または19人以下の患者を入院させるための施設を有するものである。

MORE!

● 医療法による医療提供施設とは、病院、診療所、介護老人保健施設、介護医療院、調剤を実施する薬局などをいう。

表20　医療施設などのポイント

施設	法律	特徴
病院	医療法	● 20床以上の収容ベッドを有する ● 区分：疾病別、対象者別、経営主体別、機能・診療科数別、病状別（特定機能病院・療養病床）など
診療所	医療法	● ベッドが19床以下（無床でも可）
助産所	医療法	● 助産師が正常分娩を扱う ● ベッドが9床以下（緊急時を除く）
介護老人保健施設	介護保険法	● 医療施設と福祉施設の中間施設（リハビリテーションを提供） ● 在宅復帰をめざす高齢者などが対象
介護医療院	介護保険法	● 日常的な医学管理やターミナルケア・看取りが可能 ● 生活施設としての機能ももつ

表21　病院の種類

種類	定義	病床数	承認者
地域医療支援病院	地域の他病院からの紹介患者に対して医療提供が可能で、救急医療を提供でき、地域の医療従事者のための研修を実施できる	200床以上	都道府県知事
特定機能病院	高度の医療を提供する施設と通常以上の医療従事者を有し、高度医療の開発・評価・研修を実施できる	400床以上	厚生労働大臣
災害拠点病院	救命医療を行うための高度診療機能、被災地からの重症傷病者の受け入れ機能、傷病者の広域後方搬送への対応機能、医療救護班（DMAT）の派遣機能、地域医療機関への応急用医療資機材の貸出し機能などをもつ。基幹災害拠点病院を都道府県ごとに1か所、地域災害拠点病院を二次医療圏ごとに原則として1か所指定する（指定施設例：救命救急センター、入院救急医療を担う医療機関、緊急被曝医療機関など）	規定なし（災害時における患者の多数発生時に対応可能なスペースおよび簡易ベッドなどの備蓄スペースを有することが望ましい）	厚生労働省が示す指定要件に基づき都道府県知事が指定する

表22　病床の種類

病床種別	定義	病床種別	定義
精神病床	精神疾患を有する者を入院させるものをいう	**結核病床**	結核の患者を入院させるためのものをいう
感染症病床	「感染症の予防及び感染症の患者に対する医療に関する法律」で定める1類感染症、2類感染症（結核を除く）、新型インフルエンザ等感染症、指定感染症の患者および新感染症の所見がある者を入院させるためのものをいう	**療養病床**	主として長期にわたり療養を必要とする患者を入院させるためのものをいう
		一般病床	上記の病床以外のものをいう

問題▶106

頻出

出題基準
Ⅱ-9-A／介護保険施設

過去問 老 P.787

CHECK▶ □□□

解答 4

介護医療院について正しいのはどれか。
1. 短期の入所が原則である。
2. 要支援高齢者も利用できる。
3. 介護保険の居宅サービスである。
4. 居住スペースに医療機関を併設したタイプがある。

解説 介護医療院は主として長期にわたって療養が必要な要介護者に対し、療養上の管理、看護、医学的管理の下における介護および機能訓練その他必要な医療ならびに日常生活上の世話を行う施設である。医学的管理や看取り・ターミナルケアなど、従来の介護療養型施設（介護療養病床）のもつ医療機能を備えた長期療養が可能な施設体系である。
1. × 前述したとおり、長期療養のための施設である。
2. × 要介護高齢者の長期療養・生活施設である。
3. × 介護保険の施設サービスである。
4. ○ 医療機関併設型介護医療院などが該当する。

MORE!

表23 介護医療院の施設類型

人員配置 （指定基準）	介護医療院		医療機関併設型介護医療院		併設型小規模介護医療院（Ⅰ型・Ⅱ型）
	（Ⅰ型）	（Ⅱ型）	（Ⅰ型）	（Ⅱ型）	
医師	48対1（施設で3以上）	100対1（施設で1以上）	48対1	100対1	併設される医療機関の医師により、当該併設型小規模介護医療院の入所者の処遇が適切に行われると認められるときは置かないことができる
リハビリ専門職	適当数		適当数		併設される医療機関の職員（病院の場合にあっては医師またはリハビリ専門職。診療所の場合にあっては医師）により、当該施設の入所者の処遇が適切に行われると認められるときは置かないことができる
薬剤師	150対1	300対1	150対1	300対1	併設される医療機関の職員（病院の場合にあっては医師または薬剤師。診療所の場合にあっては医師）により、当該施設の入所者の処遇が適切に行われると認められるときは置かないことができる
看護職員	6対1		6対1		6対1
介護職員	5対1	6対1	5対1	6対1	6対1
栄養士または管理栄養士	定員100以上で1人		定員100以上で1人		併設医療機関に配置されている栄養士または管理栄養士により、介護医療院に栄養士を置かないことができる
介護支援専門員	100対1（施設で1以上）		100対1（施設で1以上）		適当数

厚生労働省「介護医療院とは？」を参考に作成　　　　　　　　　　　※介護療養型医療施設は令和6年3月31日で廃止
https://www.mhlw.go.jp/kaigoiryouin/about/（2024/6/17閲覧）

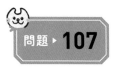

問題▶107

頻出

出題基準
Ⅱ-9-A／病院、診療所

過去問 社 P.248

CHECK ▶ ☐☐☐

解答 **2**

厚生労働省による調査で令和4（2022）年末における就業している看護師（実人員）のうち、診療所で就業している者の割合で正しいのはどれか。

1. 約 8%
2. 約14%
3. 約33%
4. 約68%

解説 1. × 7.7%は介護保険施設等で就業している看護師の割合である。
2. ○ 13.7%が診療所に就業している看護師の割合である。
3. × 32.8%は診療所で就業している准看護師の割合である。なお、病院に就業している准看護師は34.3%と差は小さい。
4. × 67.8%は病院で就業している看護師の割合である。

〈引用〉厚生労働省「令和4年衛生行政報告例（就業医療関係者）の概況」就業場所別にみた就業保健師等（令和4年末現在）

問題▶108

出題基準
Ⅱ-9-A／助産所

CHECK ▶ ☐☐☐

解答 **4**

助産所で行うことができるのはどれか。

1. 会陰切開
2. 吸引分娩
3. 多胎分娩の助産
4. 母乳哺育の保健指導

解説 助産師は正常分娩を扱い、緊急時を除き異常分娩は扱うことができない。1の会陰切開、2の吸引分娩は医療行為であるため行うことはできず、3の多胎の分娩を扱うこともできない（1．2．3．×）。4の母乳哺育に関する保健指導を行うことはできる（4．○）。また医療法で、「助産所の開設者は、厚生労働省令で定めるところにより、嘱託する医師及び病院又は診療所を定めておかなければならない」と規定されている。

MORE!

●令和4年度の衛生行政報告例によると、分娩を取り扱う助産所は全国で338となっている。

表24 妊婦管理適応リスト（一部抜粋）

この適応リストは、助産所で管理することを基準として作成している。院内助産での管理適応リストとして用いる場合には、施設管理者あるいは産婦人科医師との協議の上、各施設の実状に応じた変更を行って活用してほしい。
助産所で分娩予約を受ける際には、妊産婦と分娩予約・同意書を取り交わす。

対象者	適応	対象疾患
A.助産師が管理できる対象者	以下の4項目に該当するもの 1. 妊娠経過中継続して管理され、正常に経過しているもの 2. 単胎・頭位で経腟分娩が可能と判断されたもの 3. 妊娠中、複数回産婦人科医師の診察を受けたもの 4. 助産師、産婦人科医師双方が助産所または院内助産で分娩が可能と判断したもの	

解説
●助産所および院内助産での分娩対象者は、既往歴、産科歴、妊娠経過中において、対象者B、C※に該当するような状況がなく、単胎・頭位で経腟分娩が可能で、心身あるいは社会的状況を総合的にみても、助産師を中心とする分娩管理が可能であると判断できるものとする。 ●この判断を行う際に重要なのは、対象妊婦が、妊娠中に推奨される健診の間隔を理解し、継続的に担当助産師の健診を受けていると同時に、助産師と連携する産婦人科医師からも、正常経過で助産所および院内助産で分娩可能であることが確認されていることである。

日本助産師会：助産業務ガイドライン2019.P.8,9より一部抜粋して転載
https://www.midwife.or.jp/user/media/midwife/page/guilde-line/tab01/guideline_compressed04114.pdf（2024/5/24閲覧）

※対象者B：連携する産婦人科医師と相談の上、協働管理すべき対象者、
　対象者C：産婦人科医師が管理すべき対象者

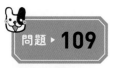

問題▶109

頻出 五肢

出題基準
Ⅱ-9-A／
訪問看護ステーション

過去問 在 P.1125

CHECK ▶ □□□

解答 4

訪問看護ステーションで正しいのはどれか。
1. 管理者は医師である。
2. 24時間体制で運営する。
3. サービスの提供者は看護職員でなければならない。
4. 常勤換算で2.5名以上の看護職員が必要である。
5. 勤務する看護職員は臨床経験5年以上と定められている。

解説 1. × 「指定訪問看護の事業の人員及び運営に関する基準」という省令で、訪問看護ステーションの管理者は原則として保健師、看護師、助産師でなければならないとされており、医師ではない。なお、助産師が管理者や看護職員となることができるのは、健康保険法に基づく指定訪問看護ステーションのみである。
2. × 24時間体制で運営する訪問看護ステーションもあるが義務ではない。
3. × 人員の常勤換算には含まれないが、訪問看護ステーションでは理学療法士・作業療法士・言語聴覚士を配置して、サービスの提供が可能である。サービスの提供者は看護職員でなければならないというのは誤りである。
4. ○ 労働時間による常勤換算で2.5名以上の看護職員(准看護師も含む)が必要である。
5. × 勤務する看護職員について臨床経験の規定はない。

MORE!

● 訪問看護ステーションの従事者は、保健師、助産師、看護師、准看護師、作業療法士、理学療法士、言語聴覚士である。
● 訪問看護ステーションの開設には、常勤換算で2.5名の看護職員が必要である。

図11 訪問看護の提供プロセス

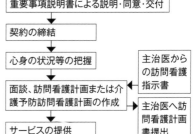

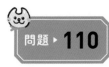

問題▶110

頻出

出題基準
Ⅱ-9-A／介護保険施設

過去問 社 P.250
過去問 113回 P.50

CHECK ▶ □□□

解答 3

介護老人保健施設はどれか。
1. 療養病床等から移行した医療提供施設
2. 患者が入院できるための設備がない医療施設
3. 要介護者が入所して必要な医療や日常生活の援助を受ける施設
4. 認知症の要介護者が共同生活をしながら、日常生活の援助を受ける施設

解説 1. × 療養病床等から移行した医療提供施設は介護医療院の成り立ちの1つである。
2. × 患者が入院できるための設備がない医療施設は診療所の説明である。
3. ○ 施設サービス計画に基づいて、要介護者が入所して必要な医療や日常生活の援助を受ける施設が介護老人保健施設である。
4. × 認知症の要介護者が共同生活をしながら、日常生活の援助を受ける施設は認知症対応型共同生活介護〈グループホーム〉である。

表25 介護保険施設の種類

種類	介護老人福祉施設 （特別養護老人ホーム[※]）	介護老人保健施設	介護医療院
関係法規	介護保険法 （老人福祉法）	介護保険法	介護保険法
基本的性格	要介護者のための生活施設	要介護者にリハビリ等を提供し在宅復帰をめざす施設	医療の必要な要介護者の長期療養・生活施設

※特別養護老人ホームは老人福祉法における定義
厚生労働省：介護療養病床・介護医療院のこれまでの経緯.を参考に作成
https://www.mhlw.go.jp/content/12300000/001230948.pdf
（2024/5/24 閲覧）

介護療養型医療施設は令和6年3月31日で廃止となり、転換後は地域包括ケア病棟、介護医療院、介護老人保健施設などになった。

問題 ▶ **111**

頻出

出題基準
II-9-A／
地域包括支援センター

過去問 社 P.249

CHECK ▶ ☐☐☐

解答 **1**

地域包括支援センターを設置できるのはどれか。

1. 市町村
2. 都道府県
3. 健康保険組合
4. 後期高齢者医療広域連合

解説 地域包括支援センターは、平成18（2006）年施行の介護保険法改正で地域住民の保健医療の向上および福祉の増進を支援することを目的として市町村などが設置する（1. ○）こととされた。地域包括支援センターの基本機能は、①介護予防ケアマネジメント、②総合相談支援業務、③権利擁護業務、④包括的・継続的ケアマネジメント支援業務、である。

MORE!

図12 地域包括支援センターの業務

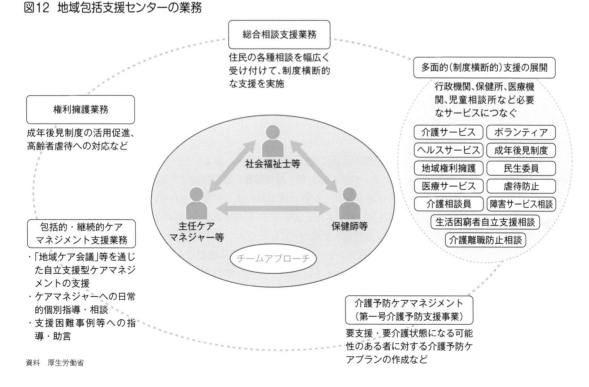

資料　厚生労働省

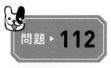

問題▶112

頻出

出題基準
II-9-A／市町村、保健所

過去問 社 P.213

CHECK▶ ☐☐☐

解答 3

市町村における看護活動のおもな目的はどれか。
1. 患者の苦痛緩和
2. 高度な医療の提供
3. 地域住民の疾病予防
4. 患者の療養上の世話

解説 市町村における看護活動のおもな目的は、3の地域住民の健康増進や疾病予防、疾病の早期発見（3.○）である。さらに、市町村における保健師の活動はより広く、自殺対策、乳幼児・高齢者虐待、DV（ドメスティック・バイオレンス）、ひきこもり、発達障害、生活習慣病対策等、地域の実情にマッチした保健活動を推進する必要がある。

MORE!

表26 市町村における保健師の保健活動（地域における保健師の保健活動について、平成25年4月、健発0419第1号より抜粋、編集）

(1)実態把握及び健康課題の明確化
(2)保健医療福祉計画策定及び施策化
(3)保健サービス等の提供（訪問指導、健康相談、健康教育、地区組織活動の育成・支援等の活動による）
●住民の身近な相談者として、総合相談及び地区活動の実施、住民の主体的な健康づくりの支援
●生活習慣病の発症及び重症化を予防するため、一次予防に重点をおいた保健活動の実施、効果的な健康診査及び保健指導の実施
●介護予防、高齢者医療福祉、母子保健、児童福祉、精神保健福祉、障害福祉、女性保護等に関する保健サービスの提供
●地区住民組織、ボランティア組織及び自助グループ等の育成及び支援、協働
●災害対応を含む健康危機管理への平常時からの保健所との連携と、災害を含む健康危機の発生時には住民の健康管理等の支援活動の実施
●生活困窮者等に対する健康管理支援等
(4)連携及び調整
保健所や当該市町村の保健、医療、医療保険、福祉、環境、教育、労働衛生等の関係者、関係部局及び関係機関との連携、調整
(5)保健活動について政策評価、事業評価を行い、保健事業の効果を検証し反映

問題▶113

頻出

出題基準
II-9-A／市町村、保健所

過去問 社 P.213

CHECK▶ ☐☐☐

解答 1

地域保健法に規定された専門的で広域的な拠点はどれか。
1. 保健所
2. 市町村保健センター
3. 地域包括支援センター
4. 精神保健福祉センター

解説 1. ○ 保健所は地域保健法で規定された事業を行う。この事業のなかには専門的・広域的なサービスが含まれており、地域保健の専門機関である。

2. × 市町村保健センターも地域保健法によって規定されているが、住民に身近な保健サービス（地域住民に対する母子保健事業、健康増進事業、精神保健福祉事業、災害有事ほか）に限られており、専門的・広域的とはいえない。

3. × 地域包括支援センターは介護保険法による機関である。

4. × 精神保健福祉センターは精神保健及び精神障害者福祉に関する法律に基づき、精神保健に限定した専門的サービスを行う。

表27　保健所の業務

〈地域保健法第6条〉 ●地域保健に関する思想の普及・向上 ●人口動態統計、地域保健に関する統計 ●栄養改善、食品衛生 ●環境衛生（住宅・水道・下水道・廃棄物処理・清掃など） ●医事・薬事に関する事項 ●保健師に関する事項 ●公共医療事業の向上及び増進 ●母性・乳幼児保健、老人保健 ●歯科保健	●精神保健 ●難病など長期療養者の保健 ●エイズ・結核・性病・伝染病・その他の疾病予防 ●衛生上の試験・検査 ●地域住民の健康保持・増進 〈地域保健法第7・8条〉 ●地域保健に関する情報を収集し、整理し、及び活用すること ●地域保健に関する調査及び研究を行うこと	●歯科疾患その他厚生労働大臣の指定する疾病の治療を行うこと ●試験及び検査を行い、並びに医師、歯科医師、薬剤師その他の者に試験及び検査に関する施設を利用させること ●市町村の地域保健対策の実施に関し、市町村相互間の連絡調整を行い、及び市町村の求めに応じ、技術的助言、市町村職員の研修その他必要な援助を行うこと

目標 II

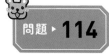

問題▶114

出題基準

II-9-A／学校

過去問 社 P.222

CHECK▶□□□

解答 4

学校保健安全法の条文である。「学校における児童生徒等及び職員の_____を図るため、学校における保健管理に関し必要な事項を定める。」_____に入るのはどれか。

1. 福祉厚生
2. 体力向上
3. 資質の向上
4. 健康の保持増進

解説　学校保健安全法の第1条で「この法律は、学校における児童生徒等及び職員の健康の保持増進を図るため、学校における保健管理に関し必要な事項を定めるとともに、学校における教育活動が安全な環境において実施され、児童生徒等の安全の確保が図られるよう、学校における安全管理に関し必要な事項を定め、もって学校教育の円滑な実施とその成果の確保に資することを目的とする」とある（4.○）。学校保健安全法には、そのほか、学校に健康診断・健康相談・保健指導・救急処置その他の保健に関する措置を行うため保健室を設けること、学校において児童生徒等の心身の健康に関して健康相談を行うこと、健康診断を行うことなどについて規定されている。

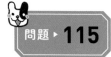

問題▶115

出題基準

II-9-A／企業

過去問 社 P.233

CHECK▶□□□

解答 4

「事業場における労働者の健康保持増進のための指針」で中心となる運動はどれか。

1. セルフメディケーション
2. プライマリヘルスケア
3. ワーク・ライフ・バランス
4. トータル・ヘルスプロモーション・プラン

解説　厚生労働省の「事業場における労働者の健康保持増進のための指針」は、初出が昭和63（1988）年であり、すべての働く人の総合的な心とからだの健康づくり運動（THP：トータル・ヘルスプロモーション・プラン）である（4.○）。

1.×　セルフメディケーションとは、個人が自身の健康に責任をもち、軽度の健康の不調は自分で対処することである。この運動には含まれない。

2.×　プライマリヘルスケアとは、昭和53（1978）年にアルマ-アタ宣言で提唱されたもので、住民に最も身近な段階で、地域社会で健康増進・予防・治療・リハビリテーションの各種サービスを提供するものである。

3.×　ワーク・ライフ・バランスは平成19（2007）年の「仕事と生活の調和（ワーク・ライフ・バランス）憲章」に盛り込まれている。

〈参考〉
1. 厚生労働省:職場における心とからだの健康づくりのための手引き〜事業場における労働者の健康保持増進のための指針〜. https://www.mhlw.go.jp/content/000747964.pdf(2024/6/21閲覧)
2. 厚生労働省:我が国における健康をめぐる施策の変遷. https://www.mhlw.go.jp/wp/hakusyo/kousei/14/dl/1-01.pdf(2024/6/21閲覧)

●労働安全衛生法に基づく一般健康診断には、雇入時の健康診断、定期健康診断、特定業務従事者の健康診断、海外派遣労働者の健康診断、給食従業員の検便がある。

表28 一般健康診断（雇入時、定期健康診断）の項目

雇入時の健康診断（労働安全衛生規則第43条）	定期健康診断（労働安全衛生規則第44条）
①既往歴および業務歴の調査 ②自覚症状および他覚症状の有無の検査 ③身長、体重、腹囲、視力および聴力の検査 ④胸部X線検査 ⑤血圧の測定 ⑥貧血検査（血色素量および赤血球数） ⑦肝機能検査（AST[GOT]、ALT[GPT]、γ-GTP） ⑧血中脂質検査（LDLコレステロール、HDLコレステロール、血清トリグリセライド） ⑨血糖検査 ⑩尿検査（尿中の糖および蛋白の有無の検査） ⑪心電図検査	①既往歴および業務歴の調査 ②自覚症状および他覚症状の有無の検査 ③身長*、体重、腹囲*、視力および聴力の検査 ④胸部X線検査*および喀痰検査* ⑤血圧の測定 ⑥貧血検査（血色素量および赤血球数）* ⑦肝機能検査（AST[GOT]、ALT[GPT]、γ-GTP）* ⑧血中脂質検査（LDLコレステロール、HDLコレステロール、血清トリグリセライド）* ⑨血糖検査* ⑩尿検査（尿中の糖および蛋白の有無の検査） ⑪心電図検査*

＊定期健康診断（労働安全衛生規則第44条）における健康診断の項目の省略基準

項目	医師が必要でないと認めるときに左記の健康診断項目を省略できる者
身長	20歳以上の者
腹囲	①40歳未満（35歳を除く）の者 ②妊娠中の女性その他の者であって、その腹囲が内臓脂肪の蓄積を反映していないと診断された者 ③BMIが20未満である者 ④BMIが22未満であって、自ら腹囲を測定し、その値を申告した者
胸部X線検査	40歳未満のうち、次のいずれにも該当しない者 ①5歳ごとの節目年齢（20歳、25歳、30歳および35歳）の者 ②感染症法で結核に係る定期の健康診断の対象とされている施設等で働いている者 ③じん肺法で3年に1回のじん肺健康診断の対象とされている者
喀痰検査	①胸部X線検査を省略された者 ②胸部X線検査によって病変の発見されない者または胸部X線検査によって結核発病のおそれがないと診断された者
貧血検査、肝機能検査、血中脂質検査、血糖検査、心電図検査	35歳未満の者および36～39歳の者

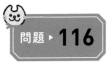

市町村保健センターが行う事業はどれか。

1. 環境衛生
2. 健康診査
3. 要介護認定
4. 地域保健に関する統計分析

頻出

解答 **2**

解説 地域保健法第18条において、市町村は市町村保健センターを設置することができ、住民に対して健康相談、保健指導、健康診査（2. ○）その他、地域保健に関して必要な事業を行うことを目的とする施設であると規定されている。

1. 4. × 環境衛生や地域保健に関する統計分析は保健所が行う。

3. × 要介護認定は市町村（および特別区）が行う。なお、自治体によっては申請の窓口が役所の担当課（保険課など）、保健所、保健センターとなっていることがあるが認定は行わない。

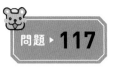

問題 ▶ 117

頻出　五肢

出題基準
II-9-A／チーム医療

過去問 基 P.266

CHECK ▶ ☐☐☐

解答 1

チーム医療について最も適切なのはどれか。
1. チームメンバーには患者、家族が含まれる。
2. 医師の指示が不可欠である。
3. 1つの医療機関内で行う。
4. リーダーは不要である。
5. クリニカルパスの使用は不適切である。

解説 1.　○　患者中心の医療を行うため、チームメンバーには患者、家族を含む。

2.　×　医師の指示がなくても行うことのできる活動がある。

3.　×　1つの医療機関等のなかだけでなく、チームメンバーが他の医療機関に所属していても可能である。

4.　×　リーダーが必要である。リーダーは医師であることが多いが、目的に応じて適した職種が担ってよい。

5.　×　クリニカルパスは標準的な治療とケアの計画書であり、チーム医療の情報共有に向いている。

MORE!

表29 関連する職種

職種	特徴	名称独占	業務独占
理学療法士（PT）	●国家資格。理学療法（徒手や道具を使った筋・関節可動域拡大のための訓練）、物理療法（電気、温熱、水治療法）を行う	○	○※
作業療法士（OT）	●国家資格。作業療法（創作、レクリエーションなど）を行い、心身の回復を行う	○	○※
言語聴覚士（ST）	●国家資格。話す・聞く・食べることに障害をもった人に対して、言語療法（コミュニケーションや摂食・嚥下に関する訓練・評価）を行う	○	○※
薬剤師	●国家資格。調剤業務、製剤業務、医薬品情報業務、薬剤管理業務、薬剤指導業務を行う	○	○
栄養士・管理栄養士	●国家資格。栄養士は都道府県知事、管理栄養士は厚生労働大臣の免許を受ける ●入院食や治療食の献立作成、栄養に関する相談・指導を行う ●管理栄養士による栄養管理・指導には、診療報酬加算がある	○	×
介護支援専門員（ケアマネジャー）	●介護保険法に基づく資格 ●要介護認定、ケアプラン作成、介護保険給付に関する業務を行う	×	×
医療ソーシャルワーカー（MSW）	●患者の経済的・社会的・心理的相談を受け、地域の医療・保健・福祉機関と連携をとり、社会復帰や在宅療養への準備をサポートする ●資格ではないが、社会福祉士や精神保健福祉士がこれらの業務にあたっている	○*	×
臨床検査技師	●国家資格。医師の指示を受けて、さまざまな検体検査・生理検査を行う（採血も行う）	○	○※
診療放射線技師	●国家資格。医師の指示を受けて、放射線の検査・治療・管理を行う	○	○
臨床工学技士（ME）	●国家資格。医療機器の操作・保守・管理を行う	○	○※

*社会福祉士、精神保健福祉士の資格を有している場合
※一部の業務については業務独占である

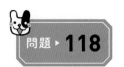

問題 ▶ 118

退院支援・退院調整のプロセスで最初に行うのはどれか。

1. 退院カンファレンス
2. 退院支援計画の立案
3. 病棟スタッフによるアセスメント
4. 患者のスクリーニング

解説 退院調整とは退院後に患者・家族が適切な社会資源等を活用して療養生活や自立した生活が送れるようにマネジメントすることをいう。退院支援・退院調整のためには、まず支援が必要な患者かどうかの判断をしなくてはならないので、プロセスの順に選択肢を並べ替えると4. すべての患者を対象としたスクリーニング（4. ○）→3. 病棟スタッフによるアセスメント→2. 退院支援計画の立案→1. 退院カンファレンスとなる（**図13**）。退院後を見すえているので、退院支援計画の立案の後に退院カンファレンスがくる。

MORE!

図13 退院支援の流れ

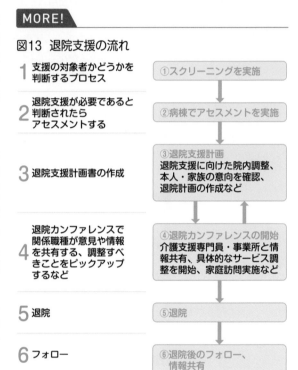

1 支援の対象者かどうかを判断するプロセス

2 退院支援が必要であると判断されたらアセスメントする

3 退院支援計画書の作成

4 退院カンファレンスで関係職種が意見や情報を共有する、調整すべきことをピックアップするなど

5 退院

6 フォロー

①スクリーニングを実施

②病棟でアセスメントを実施

③退院支援計画
退院支援に向けた院内調整、本人・家族の意向を確認、退院計画の作成など

④退院カンファレンスの開始
介護支援専門員・事業所と情報共有、具体的なサービス調整を開始、家庭訪問実施など

⑤退院

⑥退院後のフォロー、情報共有

問題 ▶ 119

図は介護保険施設を利用したときの自己負担額の内訳である。
■に入るのはどれか。

| サービス費用の1割〜3割（所得等による） | + | 日常生活費 | + | ■ | + | 居住費 | = | 自己負担額 |

1. 食費
2. 管理費
3. 医療費
4. 訪問看護費

解答 1   **解説**

```
┌──────────┐   ┌──────────┐   ┌──────┐   ┌──────┐   ┌──────────┐
│サービス費用の│ + │ 日常生活費 │ + │ 食費 │ + │ 居住費 │ = │ 自己負担額 │
│ 1割～3割  │   │          │   │      │   │      │   │          │
└──────────┘   └──────────┘   └──────┘   └──────┘   └──────────┘
```

　低所得者に配慮したうえで、介護保険施設（介護老人福祉施設〈特別養護老人ホーム〉、介護老人保健施設、介護医療院など）の利用時の食費と居住費は自己負担となっている（1.○）。日常生活費とは日常生活に必要な費用で施設によって異なる。令和3（2021）年からは利用者負担段階（第1段階～第4段階）が預貯金等の資産の状況からも分類されることになった。本人と配偶者名義の預貯金の通帳の写し、有価証券の口座残高の写しなどの提出が必要である。

　介護保険施設に入所している人の自己負担額の部分に2の管理費、3の医療費、4の訪問看護費というものはない（2～4. ×）。

MORE!

表30 介護保険施設の所得に応じた設定区分と負担限度額

所得の状況（※1）		預貯金等の資産の状況（※2）	居住費（滞在費）の負担限度額（円／日）（※3）				食費の負担限度額（円／日）	
			ユニット型個室	ユニット型個室的多床室	従来型個室	多床室	ショートステイ以外の特定介護サービス	ショートステイ
第1段階	・世帯全員が住民税非課税の人で、老齢福祉年金受給者の人 ・生活保護を受給されている人	単身：1,000万円以下 夫婦：2,000万円以下	820	490	490（320）	0	300	300
第2段階	・世帯全員が住民税非課税で、本人の合計所得金額と課税年金収入額と非課税年金収入額の合計が年額80万円以下の人	単身：650万円以下 夫婦：1,650万円以下	820	490	490（420）	370	390	600
第3段階（1）	・世帯全員が住民税非課税で、本人の合計所得金額と課税年金収入額と非課税年金収入額の合計が年額80万円を超え120万円以下の人	単身：550万円以下 夫婦：1,550万円以下	1,310	1,310	1,310（820）	370	650	1,000
第3段階（2）	・世帯全員が住民税非課税で、本人の合計所得金額と課税年金収入額と非課税年金収入額の合計が年額120万円を超える人	単身：500万円以下 夫婦：1,500万円以下	1,310	1,310	1,310（820）	370	1,360	1,300
第4段階	上記以外の人（※4）		2,006	1,668	1,668（1,171）	377（855）	1,445	

※1　住民票上世帯が異なる（世帯分離している）配偶者（婚姻届を提出していない事実婚も含む。DV防止法における配偶者からの暴力を受けた場合や行方不明の場合等は対象外）の所得も判断材料とします。
※2　2号被保険者（65歳未満）の資格要件については、段階に関わらず単身1,000万円、夫婦2,000万円以下です。
※3　（　）内の金額は、特別養護老人ホームに入所または短期入所生活介護を利用した場合の額です。
※4　第4段階の負担額は、施設における平均的な費用を勘案して国が定めた基準費用額であり、具体的な負担額は施設の基準によります。

〈引用〉
出雲市【高齢者福祉課】：介護保険負担限度額の認定について 〜介護保険施設を利用するときの居住費と食費〜
https://www.city.izumo.shimane.jp/www/contents/1176442745716/index.html
（2024/5/24閲覧）

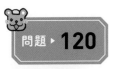

問題▸120

頻出 五肢

出題基準
Ⅱ-9-A／チーム医療

過去問 基 P.267
過去問 地 P.1157

CHECK ▶ ☐☐☐

解答 2

地域医療連携について正しいのはどれか。

1. その地域の病床の削減を進めるのが目的である。
2. 継続性のある適切な医療が受けられるようにする。
3. 医療の機能分担を解消する。
4. かかりつけ医を不要にする。
5. 看看連携は対象外である。

解説 地域医療連携とは、地域の医療機関が自らの施設の実情・特色や地域の医療状況に合わせて、医療機能の分担と専門化を進め、医療機関どうしが相互に円滑な連携をもち、その機能を有効活用することにより、患者が地域で継続性のある適切な医療を受けられるようにする（2. ○）ことである。

1. × 地域医療連携は、病床の削減を目的としていない。

3. 4. × 医療の機能分担とは、日常の診療は地域の身近な診療所・クリニックなどの「かかりつけ医」で受け、より専門的な検査や治療が必要な場合にはかかりつけ医に紹介状を書いてもらい「病院」を受診する制度で、地域医療連携は機能分担を推進する役割がある。かかりつけ医は不要にはならない。

平成26（2014）年に医療介護総合確保推進法が制定され、医療計画の一部として都道府県は地域医療構想を策定することが医療法に定められた。地域医療構想とは、「医療機能（高度急性期／急性期／回復期／慢性期）の分化・連携を進め、良質かつ適切な医療を効率的に提供する体制を構築することを目的として、医療機能ごとに2025年の医療需要と病床の必要量を推計し定めるもの」である。二次医療圏を構想区域とし、2025年の医療需要と病床の必要量を推計することで、地域に必要な医療機能や病床を確保するものである。そのための医療機能の分化・連携は、地域医療構想調整会議で協議することによって調整するとされている。

5. × 平成29（2018）年に出された「病院看護管理者のための看看連携体制の構築に向けた手引き」（厚生労働省）によると、看看連携とは「地域の看護職同士が、対象者の生活を支えるために、同じ目標をもって、信頼しあい、対等な立場で協働すること」と定義されており、地域医療連携に含まれる。

〈参考〉東京都立病院機構：地域医療連携とは. https://www.tmhp.jp/kikou/about/gyoumu/community/activities/about.html（2023/4/28閲覧）

問題▸121

出題基準
Ⅱ-9-A／学校

CHECK ▶ ☐☐☐

解答 3

小学校において保健室を運営し、保健指導や保健学習を行うのはどれか。

1. 校 医
2. 教 頭
3. 養護教諭
4. スクールカウンセラー

解説 学校教育法第37条には「小学校には、校長、教頭、教諭、養護教諭及び事務職員を置かなければならない」とあり、保健室を運営し、保健指導や保健学習を行うのは3の養護教諭である（3. ○）。養護教諭は表31のような業務を担う。看護師や保健師は所定の教育課程を終えると養護教諭の免許が取得できる。

表31 養護教諭の職務内容

1 学校保健情報の把握に関すること
 （1）体格、体力、疾病、栄養状態の実態
 （2）不安や悩みなどの心の健康の実態 等
2 保健指導・保健学習に関すること
 〔個人・集団対象〕
 （1）心身の健康に問題を有する児童生徒の個別指導
 （2）健康生活の実践に関して問題を有する児童生徒の個別指導
 〔集団対象〕
 （1）学級活動やホームルーム活動での保健指導
 （2）学校行事等での保健指導
 〔保健学習〕
   保健学習への参加・協力
3 救急処置及び救急体制に関すること
4 健康相談活動に関すること
5 健康診断・健康相談に関すること
 ●定期・臨時の健康診断の立案、準備、指導、評価 等
6 学校環境衛生に関すること
 （1）学校薬剤師が行う検査の準備、実施、事後措置に対する協力
 （2）教職員による日常の学校環境衛生活動への協力・助言 等
7 学校保健に関する各種計画・活動及びそれらの運営への参画等に関すること
 （1）一般教員の行う保健活動への協力
 （2）学校保健委員会等の企画運営への参画 等
8 伝染病の予防に関すること
9 保健室の運営に関すること

〈引用〉
文部科学省：養護教諭の職務内容等について.
https://www.mext.go.jp/b_menu/shingi/chousa/shotou/029/shiryo/05070501/s007.htm
（2024/5/31閲覧）

図14 養護教諭の資格取得ルート

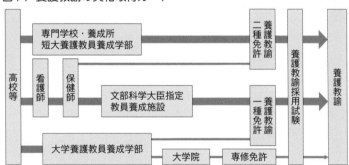

〈引用〉
独立行政法人福祉医療機構：福祉のしごとガイド 資格・職種編 養護教諭.WAM NET.
https://www.wam.go.jp/content/wamnet/pcpub/top/fukushiworkguide/jobguidejobtype/jobguide_job15.html
（2024/5/31閲覧）

目標Ⅱ

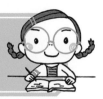

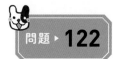

問題▶122

出題基準
Ⅲ-10-A／
内部環境の恒常性

過去問 人 P.59
過去問 呼 P.448

CHECK▶ ☐☐☐

解答 2

血液のpH調節にかかわっているのはどれか。

1. 胃
2. 腎　臓
3. 肝　臓
4. 膵　臓

解説 生体の内部環境を一定に保つことをホメオスタシスという。血液のpHも狭い範囲で一定に保たれるホメオスタシスに該当する。血液のpHを7.35〜7.45に保つことを酸塩基平衡という。肺と腎臓が中心となって酸塩基平衡が維持される（2. ○）。

表1 アシドーシスとアルカローシスの分類と原因

分類		一次性の変化		原因疾患など
		HCO₃⁻	PaCO₂	
アシドーシス	呼吸性アシドーシス		上昇	慢性閉塞性肺疾患（COPD）、神経筋疾患など
	代謝性アシドーシス	低下		糖尿病、腎不全、薬物中毒など
アルカローシス	呼吸性アルカローシス		低下	過換気症候群、薬物性、低酸素症に基づく過換気（間質性肺炎など）
	代謝性アルカローシス	上昇		繰り返す嘔吐、重炭酸の過剰投与、アルドステロン症

池西靜江, 石束佳子, 阿形奈津子 編：看護学生スタディガイド2025. 照林社, 東京, 2024：82. より引用

MORE!

●恒常性（ホメオスタシス）を保つために、生体の内部環境が乱れたときに「目標値」と照らし合わせて違いがあればそれを修正するのがフィードバック機構で、多くはネガティブ・フィードバックである。対してポジティブ・フィードバックは排卵をめぐる性ホルモン分泌などわずかしかない。

●ネガティブ・フィードバックは、下位のホルモンがある一定の濃度に達すると、その分泌を刺激している上位ホルモンの分泌を抑制するはたらきを含む（**図1**）。ホルモンは、少ない量でも強い作用をもっているので、ホルモンの血中濃度は限られた狭い範囲に保たれていなければならず、その調節を行っているのが、おもにネガティブ・フィードバックである。

図1 多くのホルモンの調節機構

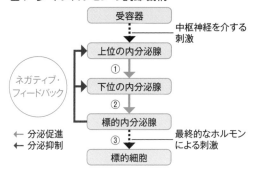

①上位の内分泌腺から分泌されたホルモンは、血液の流れに乗って、下位の内分泌腺に作用する。

②下位の内分泌腺は、上位の内分泌腺から分泌されたホルモンによる刺激を受け、さらにホルモンを分泌し、標的内分泌腺に作用する。

③標的内分泌腺から分泌されたホルモンは、血液の流れによって全身に回るが、すべての細胞に作用するわけではなく、そのホルモンに特異的な受容体をもつ標的細胞にのみ、作用する。

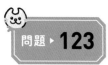

頻出 **五肢**

出題基準

Ⅲ-10-A／
神経系

過去問 **人** P.12

CHECK ▶ ☐☐☐

解答 **4**

視床下部の機能はどれか。

1. 呼吸中枢
2. 循環中枢
3. 言語中枢
4. 体温調節中枢
5. 対光反射中枢

解説 1. × 呼吸中枢は脳幹の延髄と橋にある。

2. × 循環中枢は脳幹の延髄にある。

3. × 言語中枢は大脳皮質にある。

4. ○ 体温調節中枢は視床下部にある。

5. × 対光反射中枢は中脳にある。

MORE!

図2 脳の構造と機能

●神経系は、中枢神経（脳、脊髄）と
末梢神経（脳神経12対、脊髄神経
31対、およびそれらの分岐の神経）に
分けられる。

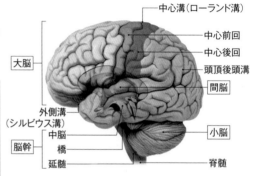

大脳	知的活動を行うための新皮質と、本能や情動、記憶に関する旧皮質がある
間脳（視床、視床下部など）	感覚神経の中枢や、自律神経調節機能がある
脳幹（中脳、橋、延髄）	呼吸、循環、意識、生命維持活動の中枢がある
小脳	運動の調節機能を担う

表2 国試に出た脳のはたらき

大脳	●言語中枢（運動性言語中枢：ブローカ野、感覚性言語中枢：ウェルニッケ野）
視床下部	●体温調節
	●摂食·飲水行動の調節
橋	●呼吸中枢
延髄	●呼吸中枢
小脳	●姿勢反射の調節 ●随意運動制御

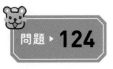

問題▶124

頻出

出題基準
Ⅲ-10-A／
運動系
過去問 人 P.28

CHECK▶ □□□

解答 3

膝関節を屈曲させるときに収縮する筋肉はどれか。

1. 前脛骨筋
2. 大腿直筋
3. 大腿二頭筋
4. 下腿三頭筋

解説 1. × 前脛骨筋は足関節を背屈するときに収縮する。

2. × 大腿直筋は股関節を屈曲させるときに腸腰筋とともに収縮する。

3. ○ 大腿二頭筋は膝関節を屈曲させるときに収縮する。大腿の後面にある筋である。

なお、膝関節の伸展は大腿四頭筋によって起こる。

4. × 下腿三頭筋は足関節を底屈するときに収縮する。

MORE!

図3 全身の筋肉

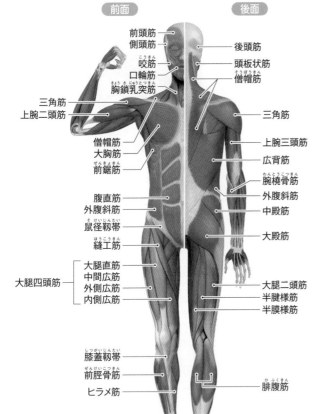

表3 関節の種類

		特徴	運動性	例
球関節		関節頭が球形で、関節窩が椀状	多軸性	股関節、肩関節
楕円関節		関節頭が楕円形	2軸性	後頭骨と環椎、橈骨手根関節
車軸関節		関節頭が円筒形で関節窩の中で回転する	1軸性	上・下橈尺関節、環椎と軸椎
蝶番関節		関節頭と関節窩が蝶番の形に似ている	1軸性	腕尺関節、指節間関節
鞍関節		2つの鞍の背を向き合わせた形	2軸性	母指の手根中手関節
平面関節		平面と平面を合わせた形	狭い範囲のみ	椎間関節、胸鎖関節

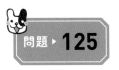

問題 ▶ 125

皮膚の構造のうち、神経終末が最も多く分布するのはどれか。

1. 表　皮
2. 真　皮
3. 皮下組織
4. 皮下脂肪

解説 1. × 表皮は最も外側にあり、上皮組織からなる。表皮に神経や血管は分布しない。

2. ○ 真皮は表皮の内側にあり、線維性結合組織からなる。表皮の下面に向かって真皮の乳頭が突き出す形で存在しており、ここに神経終末や毛細血管が入り込んでいる。

3. 4. × 皮下組織は真皮の内側にある。皮下組織にある脂肪細胞を皮下脂肪という。皮下組織には真皮に向かう神経や血管があるが、神経終末は真皮にある。

MORE!

- 皮膚は人体の表面を覆い、知覚作用(触圧覚・痛覚・温度覚)をもつ。
- 「表在感覚の受容器が存在する部位：皮膚」が102回午後13で問われている。

目標
Ⅲ

図4　皮膚の構造と感覚受容器

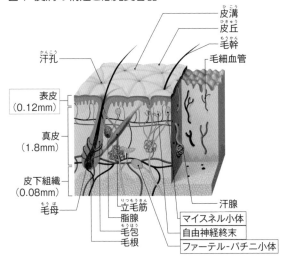

問題 ▶ 126

頻出

出題基準

Ⅲ-10-A／
循環器系

過去問 人 P.49

CHECK ▶ □□□

解答 1

冠状動脈について正しいのはどれか。

1. 心臓の栄養血管である。
2. 僧帽弁のすぐ上から始まる。
3. 最初に右、左、中央の3本に分かれる。
4. 安静時に左心室から拍出される血液の50%が流れる。

解説 心臓に関する出題は刺激伝導系の始まり(洞房結節)・壁が最も厚い／大動脈に血液を送り出す(左心室)・全身からの静脈血が戻る部位(右心房)があったが、冠状動脈についても基本をおさえておこう。

1. ○ 心臓の栄養血管である。
2. × 僧帽弁ではなく、大動脈弁のすぐ上の上行大動脈の壁から始まる。
3. × 右冠状動脈、左冠状動脈の2本に分かれる。
4. × 最初に安静時に左心室から拍出される血液の5%が流れる。

●刺激伝導系は洞房結節→房室結節→ヒス束→右脚・左脚→プルキンエ線維の順に電気的興奮を伝播させる。
●洞房結節は、正常心拍のペースメーカー(歩調とり)である。

図5 冠状動脈

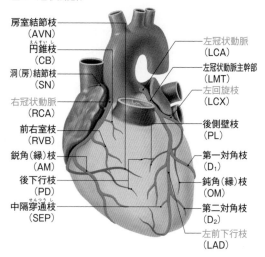

房室結節枝(AVN)
円錐枝(CB)
洞(房)結節枝(SN)
右冠状動脈(RCA)
前右室枝(RVB)
鋭角(縁)枝(AM)
後下行枝(PD)
中隔穿通枝(SEP)

左冠状動脈(LCA)
左冠状動脈主幹部(LMT)
左回旋枝(LCX)
後側壁枝(PL)
第一対角枝(D₁)
鈍角(縁)枝(OM)
第二対角枝(D₂)
左前下行枝(LAD)

図6 刺激伝導系

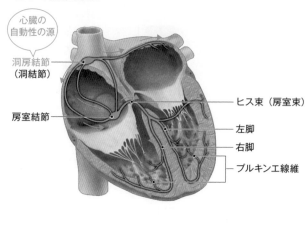

心臓の自動性の源
洞房結節(洞結節)
房室結節

ヒス束(房室束)
左脚
右脚
プルキンエ線維

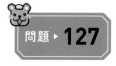

問題▶ **127**

頻出

出題基準
Ⅲ-10-A／
血液、体液

過去問 人 P.57

CHECK▶☐☐☐

解答 4

成人の体重のうち、細胞内液が占める割合はどれか。

1. 10%
2. 20%
3. 30%
4. 40%

解説 水分＝体液であるが、このうち細胞内液が40%(4. ○)、細胞外液である間質液(15%)と血漿その他(5%)が合わせて20%で、合計60%となる(**図7**)。固形成分は40%となる。

図7 体液の区分

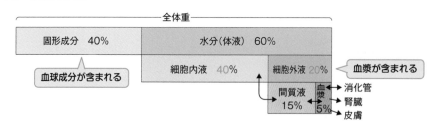

全体重
固形成分 40%
水分(体液) 60%
血球成分が含まれる
細胞内液 40%
細胞外液 20%
血漿が含まれる
間質液 15%
血漿 5%
消化管
腎臓
皮膚

●矢印は体液の移動が可能な向きを示す。細胞内には電解質と非電解質が溶けている。細胞内液にはK⁺が、間質液にはNa⁺とCl⁻が多く含まれる。血漿にはリンパ液、脳脊髄液を含む。
●血液は体重の約8%を占めるが、そのうち血球(固形成分にあたる)が45%、血漿が55%である。

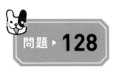

問題▶128

頻出

出題基準
Ⅲ-10-A／
免疫系

CHECK▶ ☐☐☐

解答 **2**

肥満細胞に付着してヒスタミンを放出させてアレルギーを引き起こすのはどれか。

1. IgA
2. IgE
3. IgG
4. IgM

（解説） 1. ✕ IgAは分泌液中に多く存在し、局所免疫を担う。

2. ○ IgEはアレルギーを引き起こすほか、寄生虫の感染で増加する。

3. ✕ IgGは血液と体液中に最も多く、液性免疫のなかの感染防御の中心である。

4. ✕ IgMは細菌を凝集させ、溶菌させる。

問題▶129

出題基準
Ⅲ-10-A／
呼吸器系

過去問 人 P.68

CHECK▶ ☐☐☐

解答 **2**

胸腔内圧について正しいのはどれか。

1. 常に陽圧である。
2. 常に陰圧である。
3. 呼息時に陰圧、吸息時に陽圧である。
4. 呼息時に陽圧、吸息時に陰圧である。

（解説） 空気が出入りする肺胞内圧は呼息時は1〜2cmH$_2$O（陽圧）、吸息時は−1〜−2cmH$_2$O（陰圧）で、陽圧と陰圧を繰り返す。一方、安静呼息時の胸腔内圧（胸膜腔内圧）は−4〜−2cmH$_2$O、安静吸息時の胸腔内圧は−7〜−6cmH$_2$Oである。密閉された空間の圧である胸腔内圧は、正常であれば常に陰圧である（2. ○）。

MORE!

図8 呼吸のしくみ

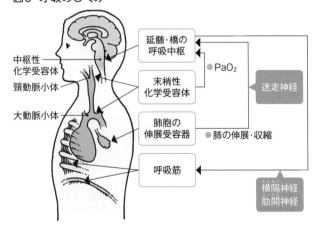

●肺胞の伸展受容器から肺胞の伸展が、頸動脈小体や大動脈小体（末梢性化学受容体）からPaO$_2$が延髄の呼吸中枢に伝えられる。延髄にある中枢性化学受容体がPaCO$_2$、pHを感知する。

●これらの情報が呼吸中枢へ伝わると、呼吸中枢が呼吸を調節する。

図9 自発呼吸時の胸腔内圧のグラフ

●吸息相と呼息相が同じ長さの場合、右のグラフとなる（第107回午前27）。縦軸の中央が0cmH$_2$Oではないので注意する。

●解説の数値とはやや異なるが、胸腔内圧は常に陰圧であることがポイント。吸息相のほうが陰圧（−）が大きい。

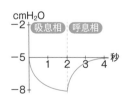

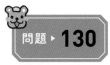

問題▶130

頻出

出題基準

Ⅲ-10-A／
消化器系

過去問 人 P.75

CHECK▶ □ □ □

解答 2

胆汁を産生するのはどれか。

1. 膵　臓
2. 肝　臓
3. 胆　囊
4. 十二指腸

解説 1. × 膵臓は膵液をつくる外分泌の機能とホルモンを分泌する内分泌の機能をもつが、胆汁はつくらない。

2. ○ 肝臓は胆汁酸、リン脂質、コレステロールなどを成分にして胆汁を産生する。胆汁は十二指腸で食物由来の脂肪を乳化する。

3. × 胆囊は肝臓でつくられた胆汁を貯める機能をもつ。

4. × 総胆管と主膵管の開口部が十二指腸にある。これによって十二指腸へ胆汁が送り出される。

MORE!

図10　胆道の構造

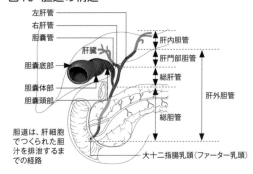

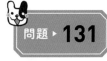

問題▶131

頻出

出題基準

Ⅲ-10-A／
栄養と代謝系

CHECK▶ □ □ □

解答 2

蛋白質1gが体内で代謝されたときに生じるエネルギー量はどれか。

1. 2kcal
2. 4kcal
3. 6kcal
4. 9kcal

解説 体内で代謝されたときに生じるエネルギー量について、消化吸収を考慮した修正アトウォーター係数では糖質と蛋白質が4kcal/g、脂質が9kcal/gとされている（2. ○）。

MORE!

表4　人体の蛋白質を構成する20種類のアミノ酸

必須アミノ酸（人体がつくり出すことはできない、9種類）	BCAA（イソロイシン、ロイシン、バリン）、スレオニン（トレオニン）、トリプトファン、ヒスチジン、フェニルアラニン、メチオニン、リジン（リシン）
非必須アミノ酸（体内で合成できる、11種類）	アスパラギン、アスパラギン酸、アラニン、アルギニン、システイン・シスチン、グルタミン、グルタミン酸、グリシン、セリン、チロシン、プロリン

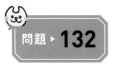

頻出 五肢

出題基準
Ⅲ-10-A／泌尿器系

過去問 人 P.84

CHECK ▶ □□□

解答 3

健康な成人の近位尿細管で100%再吸収されるのはどれか。
1. 尿　素
2. 尿　酸
3. グルコース
4. クレアチニン
5. ナトリウムイオン

解説 糸球体を通過して成人の1日に生成される原尿は約150～160Lであるが、尿量は1～1.5L／日となる。尿には1の尿素、2の尿酸、4のクレアチニン、電解質として5のナトリウムイオン・クロールイオン・カリウムイオン・水素イオンなど、アンモニア等が含まれる。

　3のグルコース、アミノ酸、ビタミンなどは近位尿細管で100%再吸収されるため、健康な成人の尿には含まれない（3. ○）。

問題 ▶ **133**

出題基準
Ⅲ-10-A／
体温調節

過去問 113回 P.59
過去問 人 P.90

CHECK ▶ □□□

解答 2

体温の変化と最も関連があるのはどれか。
1. バソプレシン
2. 甲状腺ホルモン
3. アルドステロン
4. 副甲状腺ホルモン〈PTH〉

解説 2の甲状腺ホルモンは組織の代謝を亢進させ、熱を産生する（2. ○）。第110回午後13で、甲状腺ホルモンの分泌低下が体温低下を招くことが出題されている。甲状腺ホルモンのほか、アドレナリン、糖質コルチコイド、女性ホルモン、男性ホルモンなども分泌によって体温を上昇させる作用をもつ。

　1のバソプレシン、3のアルドステロン、4の副甲状腺ホルモン（PTH）は体温の変化に直接関与しない。

MORE!

図11　体温調節中枢

視床下部の体温調節中枢によって、低温環境時では熱の放散を防ぎ、産生を亢進、高温環境時では熱の産生を抑制し、放散を促進させることで、深部体温を一定に保っている。

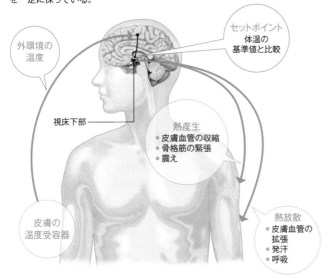

図12　熱放散

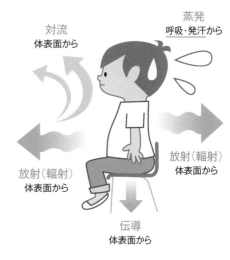

目標Ⅲ

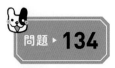

問題▶134

頻出

出題基準

Ⅲ-10-A／
内分泌系

過去問 人 P.94

CHECK▶☐☐☐

解答 2

ホルモンを分泌するのはどれか。

1. 子宮
2. 膵臓
3. 中脳
4. 前立腺

解説 **表5**のとおり、2の膵臓はインスリンとグルカゴンを分泌する（2．○）。1の子宮、4の前立腺はホルモンによって機能するが、ホルモン自体の分泌はしない（1．4．×）。3の中脳は脳幹の一部であり、姿勢反射の中枢などの機能をもっている。ホルモンを分泌する機能はない（3．×）。

MORE!

表5 ホルモンの種類と作用

内分泌器官		略語	ホルモン名	おもな機能
視床下部		GRH、GHRH	成長ホルモン放出ホルモン	成長ホルモン（GH）の分泌促進
		PRH	プロラクチン放出ホルモン	プロラクチン（PRL）の分泌促進
		TRH	甲状腺刺激ホルモン放出ホルモン	甲状腺刺激ホルモン（TSH）の分泌促進、成長ホルモン・プロラクチン分泌促進
		GnRH	性腺刺激ホルモン（ゴナドトロピン）放出ホルモン	卵胞刺激ホルモン（FSH）と黄体形成ホルモン（LH）の分泌促進
		CRH	副腎皮質刺激ホルモン放出ホルモン	副腎皮質刺激ホルモン（ACTH）の分泌促進
		GIH	成長ホルモン抑制ホルモン	成長ホルモン（GH）の分泌抑制
		PIH	プロラクチン抑制ホルモン	プロラクチン（PRL）の分泌抑制
下垂体	前葉	GH	成長ホルモン	身体全体の成長促進、過剰は巨人症・先端巨大症
		TSH	甲状腺刺激ホルモン	甲状腺を刺激、ホルモン分泌促進
		ACTH	副腎皮質刺激ホルモン	糖質コルチコイドの合成と分泌促進
		LH	黄体形成ホルモン	排卵誘発と黄体形成誘発、男性ホルモン生成促進
		PRL	乳腺刺激ホルモン（プロラクチン）	乳汁合成・分泌促進、黄体の退縮を防止
		FSH	卵胞刺激ホルモン	排卵誘発、卵胞発育、精子の成熟
	後葉	ADH	抗利尿ホルモン（バソプレシン）	腎での水再吸収の促進、不足は尿崩症
		OT	オキシトシン	子宮筋収縮、乳汁放出促進
松果体			メラトニン	日内変動の調節
甲状腺		T₄	サイロキシン	甲状腺ホルモンの一種。熱量産生・基礎代謝亢進
		T₃	トリヨードサイロニン	
		CT	カルシトニン	血中カルシウム濃度の低下
上皮小体		PTH	副甲状腺ホルモン（パラソルモン）	血中カルシウム濃度の上昇
膵臓			インスリン	血糖値の低下
			グルカゴン	血糖値の上昇
副腎	皮質	MC	電解質（鉱質）コルチコイド（アルドステロン）	ナトリウム再吸収・カリウム排泄を促進
		GC	糖質コルチコイド（コルチゾール）	糖代謝の調節、抗炎症作用、蛋白分解
		DHEA	デヒドロエピアンドロステロン	男性ホルモン（アンドロゲン）の一種
	髄質	A	アドレナリン	心拍数の増加、血糖値の上昇
		NA	ノルアドレナリン	血管抵抗増大、血圧の上昇
卵巣		E	エストロゲン（卵胞ホルモン）	女性生殖器・乳房の発育、子宮内膜の増殖
		P	プロゲステロン	受精卵の着床と妊娠の維持、排卵抑制
精巣		T	テストステロン	男性生殖器の発育、精子の形成

内田陽子 著，宇城啓至 医学監修：解剖生理ポイントブック 第2版．照林社，東京，2019：118. より一部改変して引用

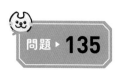

問題▶135

五肢

出題基準
Ⅲ-10-A／
性と生殖器系
過去問 人 P.99

CHECK▶ ☐☐☐

解答 5

前立腺は図のア～オのどれか。

1. ア
2. イ
3. ウ
4. エ
5. オ

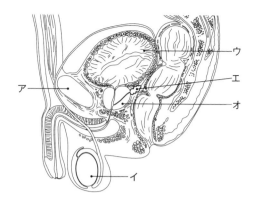

解説 精子は精巣でつくられて、精巣上体に移動して成熟し、運動するようになる。**図13**のとおり、アは恥骨の結合部、イは精巣、ウは膀胱、エは精嚢、オは前立腺(5. ○)である。

MORE!

図13 男性の骨盤内腔

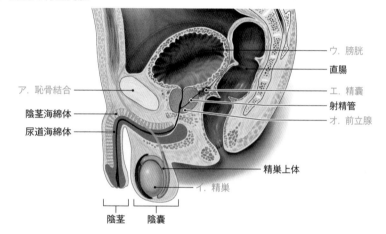

目標Ⅲ

問題▶136

頻出

出題基準
Ⅲ-10-A／
妊娠・分娩・産褥の経過
過去問 母 P.967

CHECK▶ ☐☐☐

解答 3

妊娠末期の胎児心拍数で正常範囲内なのはどれか。

1. 80
2. 100
3. 140
4. 180

解説 第94回で出題された妊娠末期の胎児心拍数の正常範囲は120～160bpm(bpm=beats per minute)であった(3. ○)。NST(ノン・ストレス・テスト)の胎児機能不全の判定のなかで正常脈は「胎児心拍数の基線が110～160bpmの間にある」とあり、一過性変動などの部分を除いて2分以上持続している部分から求めた基線は、10分間のおおよその心拍数を示す(心拍数は変動するため、平均心拍数としての基線が必要である)。

図14　胎児心拍数陣痛図の読み方

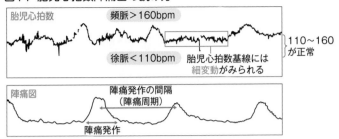

表6　妊娠の経過

月	健診頻度	子宮の大きさ／児の大きさ	胎児の状態	母体の状態	保健指導
第2月 （4～7週）	11週末までに3回程度	鶏卵大／2.5～3cm	●5～6週で超音波断層法による胎嚢確認 ●6～7週で超音波断層法で心拍動確認	●神経質になる ●つわり出現	●胎児奇形の防止 ●妊娠届出
第3月 （8～11週）		手拳大／7～9cm	●9週～でドップラー法で胎児心拍が聴取できはじめる	●乳房増大・乳輪着色 ●尿意頻回／便秘傾向	●流産予防 ●喫煙・飲酒指導
第4月 （12～15週）	4週に1回	新生児頭大／14～17cm（100g）	●12週でドップラー法による胎児心拍を100%聴取できる ●性別明瞭	●つわりの消失（一般的）	●栄養指導（貧血防止など）
第5月 （16～19週）		子宮底長15cm／25cm（250g）〈19週末〉	●爪の発生 ●頭髪を認める	●胎盤完成（16週） ●経産婦なら胎動自覚（18週）	●腹帯着用
第6月 （20～23週）		子宮底長18～21cm／30cm（650g）〈23週末〉	●トラウベによる心音聴取 ●娩出すれば生存可能（22週～）	●初産婦の胎動自覚（20週～）	●塩分や体重への指導 ●乳頭の手入れ
第7月 （24～27週）	2週に1回	子宮底長21～24cm／35cm（1,000g）〈27週末〉	●呼吸器完成（26週ごろ）	●呼吸を肩でするようになる ●腹部増大	●出産用品や分娩場所の決定
第8月 （28～31週）		子宮底長24～27cm／40cm（1,500g）〈31週末〉		●下肢浮腫出現 ●妊娠線出現	●早産の予防 ●腹圧をかけないよう指導
第9月 （32～35週）		子宮底長30cm／45cm（2,000g）	●皮下脂肪充実 ●肺のサーファクタント産生力完成（33週ごろ）	●胸式呼吸へ	●妊娠高血圧症候群予防 ●呼吸法練習 ●産前6週休暇届出
第10月 （36～39週）	1週に1回	子宮底長33cm／50cm（3,000g）	●児頭下降 ●成熟児の特徴を表す	●分娩が近くなると上腹部圧迫感なくなる ●尿意頻回	●乳管開通法 ●分娩準備の完了

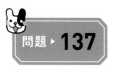

問題▶137

頻出

出題基準

Ⅲ-10-A／
妊娠・分娩・産褥の経過

過去問 母 P.971, 977

CHECK▶ ☐☐☐

解答 3

産褥期のオキシトシンの作用はどれか。

1. 乳汁産生
2. 月経再開
3. 子宮収縮
4. 卵胞発育

解説 1. × 乳汁産生はプロラクチンによるものである。

2. 4. × 月経再開や卵胞発育はプロラクチンによって抑制される。

3. ○ 児の吸啜刺激によってオキシトシンが分泌され、射乳や子宮収縮が起こる。子宮復古を促すために直接授乳が重要なのは、このためである。

MORE!

表7 産褥の経過

経過	分娩当日	産褥1週 1〜2日	産褥1週 3日	産褥1週 4〜5日	産褥1週 6〜7日	産褥2週	産褥4週	産褥6週
子宮底の高さ	分娩直後 臍下2〜3横指 ↓ 12時間後 臍高	臍下1〜2横指	臍下2〜3横指（分娩直後の高さに）	臍と恥骨結合上縁の中央〜恥骨結合上縁3横指	恥骨結合上縁2横指〜わずかに触れる	腹壁から触れず		
子宮底長	分娩12時間後：15cm	13〜15cm	12cm	9〜10cm	7〜8cm			
子宮の形状					●手拳大	●胎盤・卵膜剥離面に新しい上皮ができる		●鶏卵大 ●非妊時の子宮の大きさに戻る
悪露の変化	<赤色悪露> ●赤色〜暗赤色 ●多量		<褐色悪露> ●赤褐色〜褐色 ●出血の量が減少			<黄色悪露> ●黄色〜クリーム色 ●量減少	<白色悪露> ●灰白色〜透明 ●量大幅に減少	消失
乳汁の分泌		<初乳> ●水様性半透明〜黄色 ●量：50〜250mL		<移行乳> ●クリーム色 ●量：250〜300mL	<成乳> ●白青色・不透明 ●量：300〜900mL			

古川亮子：母性・小児看護ぜんぶガイド 第2版. 照林社, 東京, 2021：9. より一部改変して引用

目標Ⅲ

91

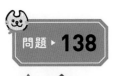

頻出　五肢

出題基準

Ⅲ-10-A／
妊娠・分娩・産褥の経過

過去問 母 P.969, 970

CHECK ▶ ☐ ☐ ☐

解答 4

分娩所要時間の終わりはどれか。

1. 発　露
2. 排　臨
3. 胎児娩出
4. 胎盤娩出
5. 児の第一啼泣

解説 分娩所要時間は分娩第1期から分娩第3期に要した時間である。第1期の始まり、つまり分娩開始時期は陣痛周期10分、あるいは陣痛頻度1時間6回の陣痛開始時期であり、第3期の終わりは胎盤の娩出である（4. ○）。

1. 2. ×　発露は陣痛の間欠期にも児頭が見えたままで、排臨は陣痛発作時に児頭が見え、間欠期に見えなくなる状態をいう。どちらも分娩第2期にみられる。

3. ×　分娩第2期は子宮口全開大から胎児の娩出まで、分娩第3期は胎児の娩出から胎盤の娩出までを指す。

5. ×　児の第一啼泣は分娩所要時間とは関係ない。

MORE!

①**分娩の前兆**：前駆陣痛、粘液性分泌物（粘液栓）の増加、尿意が頻回になるなど。

②**分娩第1期**：陣痛間欠が10分以内の規則的な陣痛、または1時間に6回以上の規則的な陣痛が開始した時点を分娩開始とし、子宮口全開大まで。
- **破水**：胎胞が破れ、羊水が流出する。分娩第1期～第2期にかけて（子宮口全開大ごろ）破水するのを適時破水という。陣痛開始～子宮口全開大までの破水を早期破水、第1期開始（陣痛開始）前の破水を前期破水という。

③**分娩第2期**：子宮口全開大から、胎児娩出まで。
- **排臨**：陣痛発作時、児頭の一部が腟入口部に見えるが、陣痛間欠時には後退して見えなくなる状態。
- **発露**：陣痛間欠時にも陰裂に児頭が見えている状態。

④**分娩第3期**：胎児が娩出し、胎盤・卵膜が娩出されるまで。

⑤**分娩第4期**：胎盤娩出から2時間後まで（第1期～第4期までの出血量が分娩時出血量）。

表8　分娩各期の所要時間のめやす

	初産婦	経産婦
第1期（開口期）	10～12時間	5～6時間
第2期（娩出期）	1～2時間	30分～1時間
第3期（後産期）	15～30分	10～20分
合計	11～15時間	6～8時間

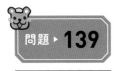

X連鎖（伴性）遺伝によるものはどれか。

1. 血友病
hemophilia
2. Down〈ダウン〉症候群
Down's syndrome
3. Marfan〈マルファン〉症候群
Marfan syndrome
4. クラインフェルター症候群
Klinefelter's syndrome

過去問 疾 P.108

CHECK ▸ ☐☐☐

解答 1

解説 1. ○ 血友病はX連鎖（伴性）潜性（劣性）遺伝、つまり性染色体上の遺伝子の異常が伝わって生じる。

2. × ダウン症候群は常染色体21番の異常によるものである。

3. × マルファン症候群は常染色体顕性（優性）遺伝によるものである。

4. × クラインフェルター症候群は性染色体が過剰になることによって生じる。

MORE!

表9 おもな単一遺伝病

遺伝形式	特徴	疾患例
常染色体 顕性遺伝（優性遺伝）	常染色体のうち、原因となる遺伝子異常を少なくとも一方に有することで発症する	ハンチントン舞踏病、マルファン症候群、筋強直性ジストロフィーなど
常染色体 潜性遺伝（劣性遺伝）	常染色体の両方に遺伝子異常を有することで発症する	フェニルケトン尿症、ガラクトース血症など
X連鎖（伴性） 潜性遺伝（劣性遺伝）	遺伝子異常のあるX染色体を有することで発症する。伴性潜性遺伝とも呼ばれる	血友病A・B、デュシェンヌ型・ベッカー型筋ジストロフィーなど

表10 おもな染色体異常

	病名	染色体の異常	おもな症状	
常染色体 異常	ダウン症候群 （21トリソミー）	21番目が3本	特徴的顔貌、巨舌症 知的障害 筋緊張低下	心奇形（約半数） 白血病の合併
	18トリソミー症候群	18番目が3本	手指の屈曲拘縮 特徴的顔貌、多毛	心臓・消化器に奇形 知的障害
	13トリソミー症候群	13番目が3本	唇裂、口蓋裂 多指症	心奇形 知的障害
	5p-症候群	5番目の部分欠失	ネコ様の泣き声 特徴的顔貌 （丸顔、幅広く、両眼開離）	知的障害
性染色体 異常	ターナー症候群	X染色体欠如 （XO）	低身長 無月経	二次性徴の欠如 翼状頸、外反肘
	クラインフェルター症候群	XXY	無精子症 女性化乳房	長身 軽度知的障害

池西靜江, 石束佳子, 阿形奈津子 編：看護学生スタディガイド2025. 照林社, 東京, 2024：76. より引用

問題 ▸ 140

頻出

出題基準
Ⅲ-10-B／
死の三徴候

過去問 基 P.308

CHECK ▸ ☐☐☐

解答 4

死の三徴候に含まれるのはどれか。

1. 意識の消失
2. 循環不全
3. 瞳孔の収縮固定
4. 自発呼吸の停止

解説 死の三徴候は、対光反射の消失と瞳孔散大（よって3の瞳孔の収縮固定は誤り）・呼吸停止（4. ○）・心拍動停止である。この徴候に照らし合わせて診断した医師が死亡判定を行い、死亡診断書を作成する。1の意識の消失、2の循環不全は該当しない。

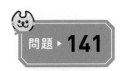

問題▶141

出題基準
Ⅲ-10-B／
死亡判定

CHECK▶ ☐☐☐

解答 2

死亡診断書あるいは死体検案書を交付することを規定しているのはどれか。

1. 戸籍法
2. 医師法と歯科医師法
3. 健康保険法
4. 臓器の移植に関する法律

（解説）死亡判定は医師または歯科医師が行い、死亡診断書は医師または歯科医師のみ、死体検案書は医師しか交付することができない。法律の条文としては医師法第19条第2項「診察若しくは検案をし、又は出産に立ち会った医師は、診断書若しくは検案書又は出生証明書若しくは死産証書の交付の求があった場合には、正当の事由がなければ、これを拒んではならない」と、歯科医師法第19条第2項「診療をなした歯科医師は、診断書の交付の求があった場合は、正当の事由がなければ、これを拒んではならない」が根拠となる（2. ○）。

1の戸籍法、3の健康保険法、4の臓器の移植に関する法律には死亡判定に関する規定はない。戸籍法による戸籍簿は公的な届出（出生届、死亡届、婚姻届、離婚届など）等に基づき、日本人の国籍に関する事項と個人の結婚など必要な事項を記載している。

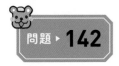

問題▶142

頻出

出題基準
Ⅲ-10-B／
脳死

過去問 疾 P.135

CHECK▶ ☐☐☐

解答 4

臓器の移植に関する法律による脳死の判定基準に含まれるのはどれか。

1. 浅昏睡
2. 除脳硬直
3. 低体温
4. 平坦脳波

（解説）脳死とは脳幹を含む脳全体の機能が不可逆的に失われた状態のことである。

1. × 浅昏睡ではなく深昏睡でなくてはならない。
2. × 表11の(4)のとおり、除脳硬直がみられれば脳死ではない。
3. × 低体温は脳死判定基準には含まれない。
4. ○ 表11の(5)にある平坦脳波が該当する。

MORE!

表11 脳死判定基準

項目	内容
(1)深昏睡	ジャパン・コーマ・スケールで300（刺激に対して覚醒せず、痛み刺激に反応しない）、グラスゴー・コーマ・スケールで3（開眼なし、発語なし、運動機能なし）でなければならない。顔面の疼痛刺激に対する反応があってはならない
(2)自発呼吸の消失	人工呼吸器を外して自発呼吸の有無をみる検査（無呼吸テスト）は必須である
(3)瞳孔固定・散大	瞳孔が固定し、瞳孔径は左右とも4mm以上
(4)脳幹反射の消失	a.対光反射の消失、b.角膜反射の消失、c.毛様脊髄反射の消失、d.眼球頭反射の消失、e.前庭反射の消失、f.咽頭反射の消失、g.咳反射の消失のすべてを確認 自発運動、除脳硬直、除皮質硬直、けいれんがみられれば脳死ではない
(5)平坦脳波	上記(1)〜(4)の項目がすべてそろった場合に、正しい技術水準を守り、脳波が平坦であることを確認する。最低4導出で、30分間にわたり記録する
(6)時間的経過	上記(1)〜(5)の条件が満たされた後、6時間以上*経過をみて変化がないことを確認する

● 平成22年7月に施行された改正臓器移植法では年齢の除外条件が撤廃され、15歳未満の臓器提供が可能となり、小児の法的脳死判定基準が制定された。
＊6歳未満の場合は24時間以上

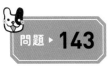

問題 ▶ 143

新規項目

出題基準
Ⅲ-11-A／
嚥下障害

CHECK ▶ □□□

解答 4

機能的変化による嚥下障害が起こる可能性が最も高い疾患はどれか。
1. 舌 癌
　　lingual cancer
2. 口蓋裂
　　cleft palate
3. 喉頭癌
　　laryngeal cancer
4. 重症筋無力症
　　myasthenia gravis

解説 嚥下障害とは口腔内の食物や水分を飲み込む機能の低下をいう。
1. 3. × 舌癌や喉頭癌では、嚥下に必要な器官の解剖学的な構造の異常による（器質的変化による）嚥下障害が多い。
2. × 口蓋裂や顎の形成不全なども嚥下に必要な器官の解剖学的な構造の異常による（器質的変化による）嚥下障害の原因となる。
4. ○ 重症筋無力症などの神経や筋肉の機能障害によるものは機能的変化による嚥下障害である。

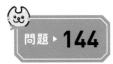

問題 ▶ 144

頻出

出題基準
Ⅲ-11-A／
意識障害

過去問 基 P.276

CHECK ▶ □□□

解答 2

昏睡の説明で正しいのはどれか。
1. 自発呼吸が停止している。
2. 痛み刺激を受けても反応がない。
3. 現在の自分がいる場所がわからない。
4. 一度獲得した知的機能が低下している。

解説 1. × 自発呼吸が停止している状態が昏睡ではない。
2. ○ 痛み刺激を受けても反応がない状態が昏睡である。意識混濁→傾眠→昏迷→昏睡の順に意識障害が重度となる。
3. × 現在の自分がいる場所がわからないのは昏睡ではなく、意識混濁あるいは見当識障害である。
4. × 一度獲得した知的機能が低下している状態は昏睡ではなく、認知機能障害の説明である。

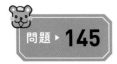

問題 ▶ 145

新規項目

出題基準
Ⅲ-11-A／
言語障害

過去問 人 P.10

CHECK ▶ □□□

解答 4

感覚性言語中枢はどれか。
1. 中心前回
2. 大脳基底核
3. ブローカ野
4. ウェルニッケ野

解説 1. × 大脳皮質には中心溝があり、中心前回は前頭葉外側面の後方、つまり中心溝の前側にある。中心前回には、随意運動の中枢である一次運動野がある（**P.81図2**参照）。
2. × 大脳半球の深部にある灰白質を大脳基底核という。錐体外路系の回路、情動や本能行動に関係する辺縁系の一部がある。
3. × ブローカ野は優位な大脳半球の前頭葉の深部にある運動性言語中枢である。障害されると発語ができなくなる。
4. ○ ウェルニッケ野は優位な大脳半球の側頭葉にある感覚性言語中枢である。障害されると言語の理解ができなくなる。

目標Ⅲ

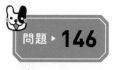

循環血液量減少性ショックで起こるのはどれか。

1. 皮膚の紅潮
2. 血圧の低下
3. 尿量の増加
4. 体温の上昇

頻出

出題基準
Ⅲ-11-A／
ショック

過去問 成 P.402

CHECK ▶ ☐☐☐

解答 2

（解説）出血、脱水や熱傷などの体液を喪失するような病態から起こる循環血液量減少性ショックでは、心拍出量が減少し、血圧が低下する（2. ○）。チアノーゼ、尿量の低下（3. ×）、皮膚が冷たく蒼白になる（1. 4. ×）なども生じる。

MORE!

表12 ショックの分類

分類	おもな原因疾患	分類	おもな原因疾患
血液分布異常性ショック		**心原性ショック**	●心筋梗塞、心筋症、心筋炎 ●弁膜症 ●重症不整脈
●敗血症性ショック	●敗血症		
●神経原性ショック	●脊髄損傷	**心外閉塞・拘束性ショック**	●心タンポナーデ ●肺塞栓症 ●緊張性気胸
●アナフィラキシーショック	●アナフィラキシー		
循環血液量減少性ショック	●出血 ●腹膜炎 ●体液喪失（脱水、熱傷）		

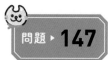

日内変動が1℃以内であることが定義に含まれる熱型パターンはどれか。

1. 間欠熱
2. 波状熱
3. 稽留熱
4. 弛張熱

頻出

出題基準
Ⅲ-11-A／
高体温、低体温

過去問 基 P.346

CHECK ▶ ☐☐☐

解答 3

（解説）1〜4の熱型パターンのうち、日内変動が1℃以内で高熱が続くと定義されているのは3の稽留熱である（3. ○）。「稽留」とはとどまる・とどこおるという意味である。

1. × 間欠熱は日内変動が1℃以上で、最低が37℃以下になるパターンをいう。
2. × 波状熱は有熱期と無熱期が不規則に繰り返されるパターンをいう。
4. × 弛張熱は日内変動が1℃以上で、最低が37℃以下とならないパターンをいう。

表13 おもな熱型パターン

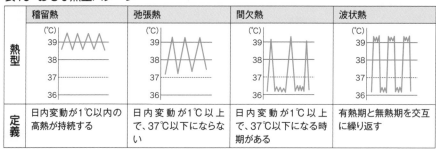

	稽留熱	弛張熱	間欠熱	波状熱
定義	日内変動が1℃以内の高熱が持続する	日内変動が1℃以上で、37℃以下にならない	日内変動が1℃以上で、37℃以下になる時期がある	有熱期と無熱期を交互に繰り返す

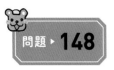

問題▸148

出題基準

Ⅲ-11-A／
脱水

過去問 成 P.562

CHECK▶ □□□

解答 4

水欠乏性脱水の説明で正しいのはどれか。

1. 血圧が大きく低下する。
2. 低ナトリウム血症となる。
3. 体液の浸透圧が低下する。
4. 細胞内の脱水が顕著である。

解説 水欠乏性脱水は高張性脱水である。

1. × 血圧低下はみられないか軽度である。
2. 3. × 水分を喪失したことにより高ナトリウム血症となり、体液の浸透圧が上昇する。
4. ○ 体液が高浸透圧性となり、細胞内から細胞外へ水分が移動するため、細胞内の脱水が顕著となる。

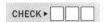

MORE!

●脱水は、血清ナトリウム濃度により、①低張性（ナトリウム欠乏性）脱水、②高張性（水欠乏性）脱水、③等張性（混合性）脱水に分けられる。

●高齢者は、①渇中枢の感度の低下により口渇を感じにくい、②腎の濃縮力の低下、③体液量（筋肉量）の減少などで、脱水を起こしやすい。

●小児は成人に比べ、①細胞外液量の割合が多い、②水分必要量が多い、③腎臓の機能が十分ではないなどで、脱水を起こしやすい。

表14 脱水の種類と症候

種類	特徴	症候						
		口渇	頭痛	けいれん	頻脈・低血圧	体温上昇	尿量	体重減少
高張性脱水	水分喪失大 細胞外液減少 細胞内液減少	強度	なし	なし	なし	あり	著しく減少	あり
低張性脱水	ナトリウム喪失大 細胞外液著しく減少 細胞内液むしろ増加	軽度	あり	あり	あり	なし	減少	あり

図15 脱水のメカニズム

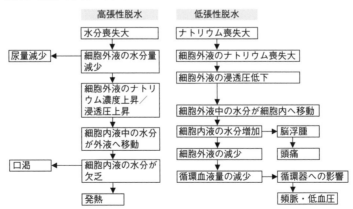

〈表14・図15〉池西静江, 石束佳子, 阿形奈津子 編：看護学生スタディガイド2025. 照林社, 東京, 2024：79. より引用

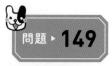

問題▶149

頻出　五肢

出題基準
Ⅲ-11-A／
黄疸

過去問 成 P.538

CHECK▶ □□□

解答 1

閉塞性黄疸の原因として最も考えられる疾患はどれか。
obstructive jaundice
1. 膵臓癌
  pancreatic cancer
2. 溶血性黄疸
3. 自己免疫性肝炎
4. ウイルス性肝炎
  viral hepatitis
5. アルコール性肝障害

解説 1. ○　胆道系の経路が結石や腫瘍により狭窄、あるいは閉塞して起こる黄疸を閉塞性黄疸という。膵臓癌、胆管癌、胆石症などがある。

2. ×　溶血性黄疸は破壊された赤血球から間接ビリルビンが多量に生じて、肝臓で処理できない状態である。

3. ×　自己免疫性肝炎は難病の1つで、肝細胞性（肝実質性）黄疸に分類される。

4. 5. ×　ウイルス性肝炎やアルコール性肝障害は肝細胞性（肝実質性）黄疸に分類される。

MORE!

表15　黄疸をきたす疾患

間接型優位の高ビリルビン血症	溶血性貧血		
	体質性黄疸（Gilbert 症候群、Crigler-Najjar 症候群）		
	シャント高ビリルビン血症		
	進行肝硬変、肝不全		
直接型優位の高ビリルビン血症	肝実質性黄疸（ウイルス性肝炎、自己免疫性肝炎、薬剤性肝障害、アルコール性肝障害、肝硬変、転移性肝腫瘍など）		
	肝内胆汁うっ滞型黄疸	急性：アルコール性、薬剤性	
		反復性：良性反復性、妊娠性反復性	
		慢性：原発性胆汁性肝硬変（PBC）、原発性硬化性胆管炎（PSC）、薬剤性、アルコール性、自己免疫性膵炎（AIP）、IgG4 関連疾患	
	閉塞性黄疸（悪性腫瘍、結石、炎症、自己免疫性膵炎（AIP）、IgG4 関連疾患）		
	体質性黄疸（Dubin-Johnson 症候群、Rotor 症候群）		
	その他（敗血症、血球貪食症候群、移植後拒絶、Graft versus host disease など）		

日本臨床検査医学会ガイドライン作成委員会 編集：臨床検査のガイドライン　JSLM2018.黄疸，188.より引用
http://www.jslm.info/GL2018/pdf/GL2018.pdf（2024/5/9閲覧）

表16　黄疸の種類

	原因	検査値	おもな疾患
肝前性（溶血性）	●ビリルビン産生過剰	●間接ビリルビン↑ ●尿中ビリルビン（－） ●便中ウロビリン体↑↑	●溶血性貧血
肝性（肝細胞性）	●肝臓での抱合障害* ●肝細胞内のビリルビン輸送低下 ●ビリルビン排泄障害	●直接ビリルビン↑* ●尿中ビリルビン（＋） ●尿中ウロビリノゲン（＋＋＋） ●便中ウロビリン体↓⇨↑	●体質性黄疸 ●肝炎 ●肝硬変 ●うっ血性心不全
肝後性（閉塞性）	●ビリルビン排泄障害	●直接ビリルビン↑ ●尿中ビリルビン（＋） ●便中ウロビリン体（－）	●胆石症 ●胆道系腫瘍

＊抱合障害がある場合、間接ビリルビンも上昇する。

図16 ビリルビン代謝

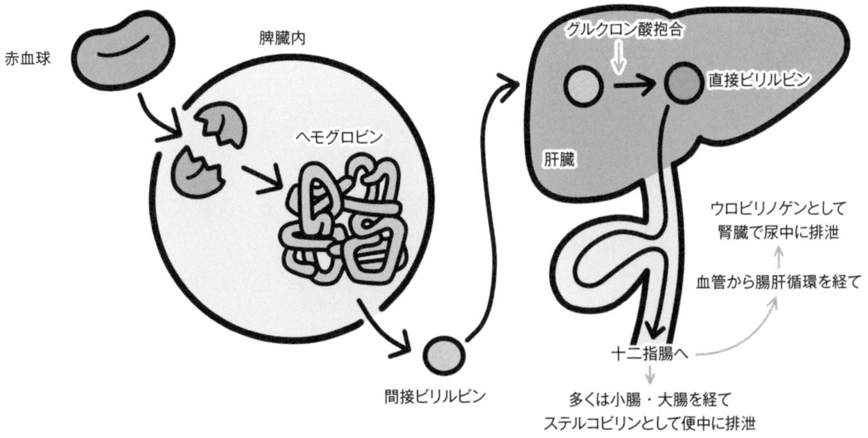

赤血球

脾臓内

グルクロン酸抱合

直接ビリルビン

ヘモグロビン

肝臓

ウロビリノゲンとして
腎臓で尿中に排泄

血管から腸肝循環を経て

十二指腸へ

間接ビリルビン

多くは小腸・大腸を経て
ステルコビリンとして便中に排泄

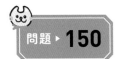

問題▶ **150**

出題基準

Ⅲ-11-A／
頭痛

CHECK▶ ☐☐☐

解答 **2**

閃輝暗点を伴う頭痛が起こるのはどれか。

1. 緑内障
   glaucoma
2. 片頭痛
   migraine headache
3. 髄膜炎
   meningitis
4. くも膜下出血
   subarachnoid hemorrhage

解説 片頭痛の発作の前徴として、視野欠損や視野のなかに辺縁がジグザグになった輝く点が形を変えて現れる現象を閃輝暗点という（2. ○）。1の緑内障、3の髄膜炎、4のくも膜下出血のいずれも頭痛が起こるおそれのある疾患であるが通常、閃輝暗点を伴わない。

表17 頭痛のアセスメント

出現パターン	時期・持続時間	性状・程度	痛みの部位	特徴・随伴症状	疾患
発作性・反復性	持続時間は数時間～1日程度	拍動性	片側・両側側頭部	前徴がある・閃輝暗点	片頭痛
	1時間程度の発作性	強烈	眼の周囲	結膜充血・流涙・ホルネル症候群	三叉神経・自律神経性頭痛
慢性・持続性	1日中	鈍痛・頭重感	頭全体・前頭部・後部痛	ストレス・肩こり	緊張型頭痛
	だんだん悪化する早朝に強いことがある	鈍痛	頭全体	嘔吐あるいは麻痺などの神経症状を伴うこともある	脳腫瘍 慢性硬膜下血腫
突然発作	発症後持続	今までに経験したことのない激痛	頭全体	項部硬直・嘔吐・意識障害	くも膜下出血
	発症後持続	激痛	眼部	視力障害・眼圧亢進	緑内障
急性発作	発作後持続	激痛	頭全体	発熱・項部硬直	髄膜炎

小田正枝 編著:アセスメント・看護計画がわかる　症状別 看護過程　第2版. 照林社, 東京, 2021:256. より引用

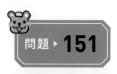

出題基準

Ⅲ-11-A／
咳嗽、喀痰

過去問 成 P.480

CHECK ▶ ☐☐☐

解答 **2**

左心不全による咳嗽の原因はどれか。
left heart failure
1. 頸静脈が怒張する。

2. 肺に血液がうっ滞する。

3. 気道粘膜に炎症が生じる。

4. 気管支に化学的刺激が加わる。

解説 左心不全では肺に血液がうっ滞して肺水腫となるため、咳嗽・呼吸困難・ピンク色の泡沫状痰などが生じる（2. ○）。

1. × 頸静脈が怒張するのは右心不全の症状の1つであり、頸静脈の怒張によって咳嗽は生じない。

3. × 左心不全の咳嗽は気道粘膜の炎症によって生じるのではない。

4. × 気管支に対する化学的刺激は、化学物質を含んだガスの吸引や喫煙などによって生じる。左心不全の咳嗽の原因ではない。

MORE!

表18 咳嗽の種類

種類	内容	
喀痰の有無による分類	喀痰を伴わない	乾性咳嗽
	喀痰を伴う	湿性咳嗽
咳嗽の持続時間による分類	3週間未満	急性咳嗽
	3週間以上8週間未満	遷延性咳嗽
	8週間以上	慢性咳嗽

表19 咳嗽の原因

要因	状況
自然環境要因	●気候:空気の乾燥、非常に冷たい空気、高温の空気 ●公害:光化学スモッグなど大気汚染、石綿沈着、PM2.5沈着 ●ガス:刺激性ガス
生活要因	●喫煙、塵埃、煙 ●屋内外の温度差
加齢要因	●線毛運動の低下 ●誤嚥
病態要因	●呼吸器疾患:咽頭炎、喉頭炎、気管支炎、肺結核、喘息、縦隔腫瘍、アスベスト肺、新型コロナウイルス感染症など ●心臓疾患:心不全 ●気道刺激:異物、炎症 ●アレルギー:イヌ、ネコなどの小動物、花粉

小田正枝 編:アセスメント・看護計画がわかる 症状別 看護過程 第2版. 照林社, 東京, 2021:17. より引用

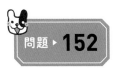

問題▶152

出題基準

Ⅲ-11-A／
吐血、喀血

過去問 成 P.446

CHECK▶ ☐☐☐

解答 3

吐血が起こる出血部位で正しいのはどれか。

1. 肺
2. 気管支
3. 食　道
4. 鼻　腔

解説 消化管からの出血を吐血、呼吸器からの出血の場合は喀血という（1．2．×、3．○）。4の鼻腔からの出血は血痰の原因で、通常、喀血には含まない（4．×）。

MORE!

表20 吐血と喀血の鑑別

	吐血	喀血
原因疾患	●食道・胃・十二指腸疾患 ●肝硬変など	●心疾患 ●肺疾患
前駆症状	●悪心 ●胃部不快感 ●腹痛	●胸部重圧感 ●咽頭部異常感
発現状況	●嘔吐とともに吐出	●咳嗽とともに吐出
随伴症状	●悪心、胸やけ、腹痛などの消化器症状を伴う	●咳嗽、呼吸困難などの呼吸器症状を伴う
吐物の色調	●暗赤色 ●コーヒー残渣様 ●大出血では鮮紅色	●鮮紅色
吐物の性状	●凝血が混じることがある。食物残渣の混入がみられる ●pHは酸性のことが多い。大量の吐血時はアルカリ性	●泡沫を生じ、血液は凝固していない ●pHは一般にアルカリ性
糞便の変化	●黒色便 ●タール便	●通常は変化なし

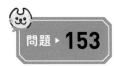

問題▶153

頻出

出題基準

Ⅲ-11-A／
チアノーゼ

過去問 成 P.445

CHECK▶ ☐☐☐

解答 4

チアノーゼの原因はどれか。

1. 心拍出量の増加
2. 肺胞における換気の増加
3. 血中酸素分圧の上昇
4. 血中還元ヘモグロビンの増加

解説 チアノーゼとは、毛細血管血液中の脱酸素化（還元）ヘモグロビンが5g/dL以上に増加した状態である（4．○）。チアノーゼには中心性チアノーゼと末梢性チアノーゼがあり、低酸素血症などによって起こる中心性チアノーゼは、口唇、耳朶、爪床、指先で観察しやすい。末梢循環不全による末梢性チアノーゼは、末梢循環不全をきたした部位に発現する。

1．× 心拍出量が低下すると末梢性チアノーゼとなる。増加ではない。

2．× 肺胞における低換気が中枢性チアノーゼの原因である。増加ではない。

3．× 中枢性チアノーゼでは動脈血酸素飽和度が低下している。したがって血中酸素分圧は低下している可能性が高く、酸素分圧の上昇が原因ではない。

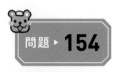

問題▶154

出題基準

Ⅲ-11-A／
呼吸困難

過去問 成 P.447

CHECK▶ ☐☐☐

解答 4

運動強度と呼吸困難の程度を評価するのはどれか。

1. スタンフォード分類
2. フォレスター分類
3. 酸素解離曲線
4. ヒュー・ジョーンズの分類

解説 息苦しさを自覚し、努力性の呼吸をしていることを呼吸困難という。動脈血酸素分圧60Torr以下で判断される呼吸不全とは区別する。

1. × スタンフォード分類は大動脈解離の分類である。
2. × フォレスター分類は心不全の分類である。
3. × 酸素解離曲線はある条件下での動脈血酸素分圧と動脈血酸素飽和度の関係を表したグラフである。
4. ○ ヒュー・ジョーンズの分類は、運動強度(労作)と呼吸困難の状況を評価する。

表21 ヒュー・ジョーンズの分類

分類	基準
Ⅰ度	同年齢の健康者と同様の労作ができ、歩行や階段昇降も健康者なみにできる(正常)
Ⅱ度	同年齢の健康者と同様に歩行できるが、坂や階段昇降は健康者なみにはできない
Ⅲ度	平地でさえ健康者なみには歩けないが、自分のペースでなら1.6km以上歩ける
Ⅳ度	休みながらでないと50m以上歩けない
Ⅴ度	会話や衣服の着脱にも息切れがする。息切れのため外出できない

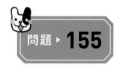

問題▶155

出題基準

Ⅲ-11-A／
胸痛

過去問 成 P.482, 489

CHECK▶ ☐☐☐

解答 4

胸痛を訴えるのはどれか。

1. 腎結石
   kidney calculus
2. 髄膜炎
   meningitis
3. 低血圧症
   hypotension
4. 大動脈解離
   aortic dissection

解説 大動脈解離は大動脈壁の内膜にできた裂孔から血液が流入し、中膜レベルで剥離し2腔になる。解離した場所により胸部(背部のこともある)、腹部、胸腹部に激痛が生じる(4. ○)。

1の腎結石、2の髄膜炎、3の低血圧症で胸痛は生じない(1〜3. ×)。

MORE!

表22 虚血性心疾患のポイント

	(労作性)狭心症	心筋梗塞
病態	●冠動脈の狭窄 ●一過性の心筋虚血→壊死には至らない	●冠動脈の閉塞 ●心筋虚血→心筋壊死
胸痛	●突然 ●前胸部・胸骨下の疼痛、絞扼感、不快感、圧迫感、重圧感 ●持続時間1〜5分(15分以内)	●突然 ●激しい胸痛 ●持続時間15〜30分、長くて数時間
ニトログリセリンの効果	●心筋虚血改善 ●疼痛に効果あり	●心筋虚血範囲減少(治療で使われる) ●疼痛に効果なし
血清酵素(CPK・CK) 白血球(WBC)	●変化なし ●変化なし	●変化あり(上昇) ●変化あり(増加)
心電図所見	●ST下降	●ST上昇、異常Q波、冠性T波

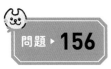

問題 ▶ 156

出題基準
Ⅲ-11-A／
不整脈

過去問 成 P.486, 487

CHECK ▶ ☐☐☐

解答 2

図の心電図波形がみられた。
該当するのはどれか。

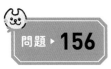

1. 心房細動
   atrial fibrillation
2. 心室細動
   ventricular fibrillation
3. 心室頻拍
   ventricular tachycardia
4. 心室性期外収縮
   premature ventricular contraction
5. 完全房室ブロック
   complete atrioventricular block

解説 1. × 心房細動は、心房が細かく震えるため、P波がわかりにくくR-R間隔が不整となる。

2. ○ 心室細動は、心室が細かく震え有効な心拍出がない状態である。致死的な不整脈で、胸骨圧迫や除細動などを行う。

3. × 心室頻拍は、心室性頻拍とも呼ぶ。心室性期外収縮が連続して起こっている状態で、心室細動の手前の状態である。

4. × 心室性期外収縮は、洞（房）結節からの正規のリズムのほかにイレギュラーな収縮が起こる状態である。

5. × 完全房室ブロックは、房室間の興奮伝導が完全に途絶された状態である。
　　P.104図17を参照。

問題 ▶ 157

頻出

出題基準
Ⅲ-11-A／
不整脈

過去問 成 P.486

CHECK ▶ ☐☐☐

解答 1

アダムス・ストークス症候群で生じるのはどれか。
1. 失　神
2. 心肥大
3. 血栓形成
4. 心タンポナーデ

解説 1. ○ Ⅲ度房室ブロックなどの徐脈性不整脈、心室頻拍、心室細動などで脳への循環が低下して脳虚血状態となり、失神やめまいを起こすことをアダムス・ストークス症候群という。

2. × アダムス・ストークス症候群によって心肥大は生じない。心肥大は心筋、特に心室壁が肥厚し、心室の重量が増加した状態である。

3. × アダムス・ストークス症候群で血栓形成が生じるわけではない。血栓は心房細動・心房粗動で形成されやすい。

4. × アダムス・ストークス症候群によって心タンポナーデは生じない。心タンポナーデは心膜腔内に血液や滲出液などが貯留して、心臓の拡張が妨げられた状態である。

図17 おもな不整脈の波形

心室性期外収縮（PVC）	心室頻拍（VT）
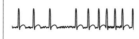 ●先行するP波が消失し、基本周期よりも早期に幅広のQRS波が出現	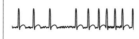 ●幅広のQRS波が規則正しく出現 ●100回/分以上の頻拍 ●抗不整脈薬、除細動で対応
心室細動（VF）	心房細動（AF）
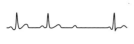 ●QRS波、T波がなく無秩序な波形を示す致死性不整脈 ●心肺蘇生、除細動が必要	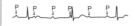 ●P波が見つけにくく、RR間隔がバラバラ ●抗凝固薬（血栓の予防）で対応
Ⅱ度（ウェンケバッハ型）房室ブロック	Ⅲ度（完全）房室ブロック
●房室間の刺激伝導時間がしだいに延長し、ついにはQRS波が欠落する ●比較的良性であり、治療を必要としないことが多い	●房室間の興奮伝導が完全に途絶された状態 ●アダムス・ストークス発作に注意。ペースメーカー植込みの適応

問題 ▶ 158

五肢

出題基準
Ⅲ-11-A／
腹痛、腹部膨満

過去問 成 P.510

CHECK ▶ ☐☐☐

解答 2

腹部の図のA〜Eのうち、季肋部はどれか。

1. A
2. B
3. C
4. D
5. E

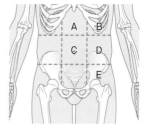

解説 季肋部の「季」の字は「終わり」を、「肋」の字は肋骨を意味する。したがって、肋骨の下端の中央部（心窩部）を除いた両端を指す（Bが左季肋部、2. ○）。第101回では「右季肋部の疝痛発作を特徴とする疾患はどれか」という問題が出された（答えは胆石症）。

図18 腹部の表現方法

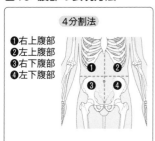

4分割法
❶右上腹部
❷左上腹部
❸右下腹部
❹左下腹部

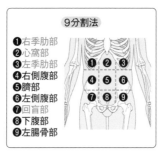

9分割法
❶右季肋部
❷心窩部
❸左季肋部
❹右側腹部
❺臍部
❻左側腹部
❼回盲部
❽下腹部
❾左腸骨部

> 問題158のAは心窩部、Cは臍部、Dは左側腹部、Eは左腸骨部である

●腹部には場所を示すさまざまな表現がある。目標となる剣状突起、臍、鼠径靱帯、恥骨結合を確認する。

●季肋部の「季」は終わりの意で、肋骨の終わる部分を指す。

図19 虫垂炎の圧痛点

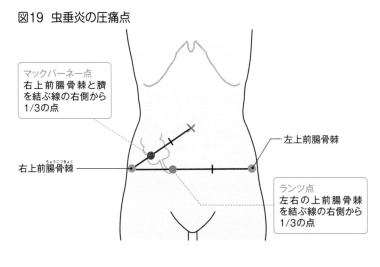

マックバーネー点
右上前腸骨棘と臍を結ぶ線の右側から1/3の点

左上前腸骨棘

右上前腸骨棘

ランツ点
左右の上前腸骨棘を結ぶ線の右側から1/3の点

図20 ブルンベルグ徴候

●腹壁を圧迫してから急に手を離すと鋭い痛みを感じることを、ブルンベルグ徴候（反跳痛）という。腹膜に炎症が及んでいる場合、腹膜に刺激が生じることで痛みを感じる。

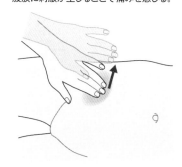

問題 ▶ 159

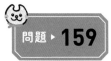

出題基準
Ⅲ-11-A／
悪心、嘔吐

CHECK ▶ □□□

解答 1

嘔吐を繰り返したときに最も喪失するのはどれか。

1. クロールイオン
2. 重炭酸イオン
3. マグネシウムイオン
4. カルシウムイオン

解説 胃液中のクロールイオン（Cl^-）を失うため、頻回の嘔吐では低クロール血症となりやすい（1. ○）。胃液中の水素イオン（H^+）の喪失と、喪失したクロールイオンを補うため炭酸水素イオン（HCO_3^-）が増え代謝性アルカローシスに傾きやすい。

　2の重炭酸イオン、3のマグネシウムイオン、4のカルシウムイオンは嘔吐によって失われるとは考えにくい（2〜4. ×）。

MORE!

●嘔吐の際は、脱水や塩酸（HCl）の喪失による低クロール血症・代謝性アルカローシスを予防する。

表23 嘔吐の分類

分類		原因
中枢性嘔吐（直接、嘔吐中枢を刺激）	機械的刺激	脳卒中、脳圧亢進
	化学的刺激	抗がん薬
	感覚的刺激	悪臭、ストレス
反射性嘔吐（交感神経・迷走神経を経て、間接的に嘔吐中枢を刺激）	消化器刺激	異物混入、消化管通過障害、炎症
	耳性刺激	乗り物酔い、めまい

池西静江, 石束佳子, 阿形奈津子 編：看護学生スタディガイド2025. 照林社, 東京, 2024：630. より引用

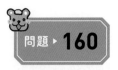

問題▶160

出題基準

Ⅲ-11-A／
悪心、嘔吐

CHECK▶ □□□

解答 1

嘔吐中枢への機械的刺激による嘔吐が生じるのはどれか。

1. 髄膜炎
   meningitis
2. 腸閉塞
   ileus
3. 妊娠悪阻
4. 激しい咳嗽

解説 1の髄膜炎、脳炎、脳腫瘍、脳出血など頭蓋内圧亢進をきたす疾患では悪心を伴わず、急激な嘔吐が生じる（1. ○）。これは延髄の嘔吐中枢を機械的に刺激することによって起こる。

2の腸閉塞、3の妊娠悪阻、4の激しい咳嗽による嘔吐は嘔吐中枢への機械的な刺激によるものではない（2～4. ×）。

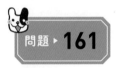

問題▶161

五肢

出題基準

Ⅲ-11-A／
下痢

過去問 成 P.504

CHECK▶ □□□

解答 2

牛乳を飲むと下痢を起こす成人がいる。
原因として考えられるのはどれか。

1. リン
2. 糖質
3. 蛋白質
4. カルシウム
5. コレステロール

解説 小児の場合には牛乳に対するアレルギーの可能性があるが、成人にはほとんどみられない。成人では消化酵素のラクターゼが不足している体質による乳糖不耐症が多い。したがって、答えは2の糖質が該当する（2. ○）。

MORE!

表24 発生機序による下痢の分類

分類	メカニズム	おもな疾患（急性/慢性）
浸透圧性下痢	腸管内に浸透圧の高い物質が存在すると、水分が腸管壁から腸管内に移行することで腸管の水分が増加し、下痢になる	急性：薬剤性[下剤、制酸剤（Mg含有）、D-ソルビトール、ラクツロース] 慢性：吸収不良症候群（乳糖不耐症、慢性膵炎）、腹部手術（胃切除、回腸切除）
滲出性下痢（炎症性下痢）	腸管の粘膜が障害されると、吸収能力が低下するとともに炎症が起こる。その結果、腸管壁の透過性が亢進し、滲出液や血液が排出されて腸管の水分が増加し下痢になる	急性：細菌性大腸炎（サルモネラ、カンピロバクター）、ウイルス性大腸炎（ノロウイルス）、薬剤性腸炎（抗菌薬）、虚血性大腸炎 慢性：炎症性腸疾患（潰瘍性大腸炎、クローン病）、腸結核、放射線性腸炎
分泌性下痢	腸管内に分泌される水分や消化液の量が異常に増えるために下痢になる	急性：エンテロトキシン※による腸炎（コレラ菌、赤痢菌、ブドウ球菌、クロストリジウム-ディフィシル菌、腸管出血性大腸菌） 慢性：内分泌腫瘍
腸管運動性下痢	蠕動亢進：腸の蠕動運動が速いと、水分などが十分吸収されず下痢になる	過敏性腸症候群、甲状腺機能亢進症
	停滞：腸の蠕動運動の障害や通過障害があると、増殖した腸内細菌の刺激により下痢になる	がんや炎症で起こる腸管内の狭窄、消化管の外科的切除（ダンピング症候群）、糖尿病神経障害

※細菌が産生し、腸管に作用する蛋白質毒素
尹玉鐘：下痢. 小田正枝, 山口哲朗 編：プチナースBOOKS 症状別 観察ポイントとケア チャートでわかる!. 照林社, 東京, 2016：135. より一部改変して引用

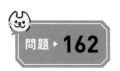

問題▶162

出題基準

Ⅲ-11-A／
便秘

過去問 成 P.507

CHECK▶ □□□

解答 3

弛緩性便秘の原因はどれか。
atonic constipation
1. 便意をがまんする。
2. 腸管が癒着している。
3. 食物繊維の摂取量が足りない。
4. 飲酒習慣がある。

解説 1. × 便意にタイミングよく応えないでいると排便反射が弱まり、直腸性便秘となる。

2. × 手術後の腸管癒着による便秘は器質性便秘である。

3. ○ 運動不足や食物繊維の摂取不足によって弛緩性便秘となる。

4. × 飲酒習慣と便秘に直接の関連はない。大量飲酒では小腸の吸収機能が阻害され、浸透圧性の下痢が起こることがある。

MORE!

表25 便秘の分類

分類		原因	病態
機能性便秘	弛緩性便秘	●食事量・食物繊維の摂取不足	腸内容物が少ないと、胃−結腸反射や排便反射が弱まる
		●運動不足	血液の循環や大腸の運動が低下する
		●加齢・経産婦・臥床者	腹筋が弱まり、いきみが低下する
	けいれん性便秘	●精神的ストレス ●過敏性腸症候群	緊張などのストレスによって自律神経が失調し、下部大腸がけいれん性に収縮し、直腸への便の輸送が妨げられる
	直腸性便秘	●下剤・浣腸の乱用 ●便意の抑制：多忙、環境の変化、プライバシーの欠如、疼痛、不規則な生活	排便反射が弱まり、直腸内に便がたまっても便意を感じなくなる
器質性便秘		●大腸癌・直腸癌・子宮筋腫などの腫瘍 ●クローン病・潰瘍性大腸炎などの炎症疾患 ●開腹術後の腸管癒着	腫瘍、瘢痕、癒着などにより、腸管が狭窄し、通過障害が起こる
		●ヒルシュスプルング病（先天性巨大結腸症）	先天性の神経叢の欠損により排便反射が弱まり、腸蠕動が低下する。すると、欠損部の上部に便やガスがたまり、巨大結腸となる
		●代謝性障害（脱水・全身衰弱）	腸管の血流不足、腸蠕動低下、排便力低下により通過障害が起こる
症候性便秘		●脊髄損傷・脊髄腫瘍 ●脳血管疾患	排便反射に関する神経が障害される
		●甲状腺機能低下症	代謝が低下し、大腸の運動の低下、腸粘膜の萎縮が起こる
		●糖尿病	糖尿病神経障害により副交感神経が抑制され、大腸の運動が低下する
薬剤性便秘		●抗コリン薬 ●抗うつ薬 ●パーキンソン病治療薬 など	副交感神経を抑制し、大腸の運動が低下する
		●麻酔薬	胃腸管の筋弛緩作用により、腸管運動が麻痺する
		●モルヒネ塩酸塩水和物	筋緊張を亢進させ、腸蠕動が低下する

※『便通異常症診療ガイドライン2023　慢性便秘症』では、慢性便秘（症）を、一次性・二次性に、症状から排便回数減少型・排便困難型に分類している。一次性はさらに機能性便秘症、便秘型過敏性腸症候群、非狭窄性器質性便秘症に、二次性はさらに、薬剤性、症候性、狭窄性器質性に分けられる。

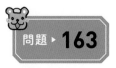

問題▶163

頻出

出題基準
Ⅲ-11-A／
下血

過去問 成 P.505

CHECK▶ ☐☐☐

解答 **3**

鮮紅色の下血がみられたときの出血部位で最も考えられるのはどれか。
1. 胃
2. 食　道
3. S状結腸
4. 十二指腸

解説 鮮やかな血液の色である鮮紅色の下血は下部消化管のなかでも肛門に近い部位からの出血に多い。したがって、3のS状結腸が最も考えられる（3.○）。タール便や暗赤色便は上部消化管からの出血で生じる。なお、タール便は消化管からの出血が胃酸や腸内細菌により酸化されて黒くなったものである（出血部位が上部消化管でも大量の出血で通過時間が短い場合には鮮紅色の下血となる可能性はあり、下部消化管の出血であっても腸管内に長く停滞すればタール便や暗赤色便となる可能性はある）。

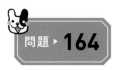

問題▶164

頻出

出題基準
Ⅲ-11-A／
乏尿、無尿、頻尿、多尿

過去問 成 P.698

CHECK▶ ☐☐☐

解答 **2**

成人患者で1日の尿量が100mLであった。
あてはまるのはどれか。
1. 尿　閉
2. 無　尿
3. 乏　尿
4. 頻　尿

解説 表26のとおり、100mL/日の尿量は無尿（2.○）である。無尿、乏尿、多尿の定義は頻出であり必ず覚えよう。

MORE!

表26 尿の異常（成人：通常1,000～1,500mL/日）

	尿量・状態	原因
無尿	100mL/日以下	●脱水　●急性腎不全 ●心不全
乏尿	400mL/日以下	
多尿	2,500mL/日以上	●糖尿病　●尿崩症
頻尿	排尿回数が増加する	●膀胱容量減少　●多尿
尿閉	膀胱に尿が貯留しているが、排泄できない	●前立腺肥大 ●脊髄損傷、脳血管障害

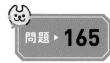

問題▶165

頻出

出題基準
Ⅲ-11-A／
浮腫

過去問 疾 P.105

CHECK▶ ☐☐☐

解答 **2**

肝硬変による浮腫のメカニズムはどれか。
cirrhosis
1. リンパ還流の不全
2. 膠質浸透圧の低下
3. 毛細血管内圧の上昇
4. 糸球体濾過率の上昇

解説 1. × リンパ還流の不全は術後のリンパ還流障害などのメカニズムである。
2. ○ 肝臓は蛋白質を産生するため、肝硬変でこの機能が失われると血漿蛋白が減少し、膠質浸透圧の低下によって浮腫が生じる。
3. × 毛細血管内圧の上昇ではなく、低下すると浮腫が生じる。うっ血性心不全や静脈血栓症などの浮腫のメカニズムである。
4. × 糸球体濾過率の上昇ではなく、低下すると浮腫が生じる。急性糸球体腎炎などの浮腫のメカニズムである。

MORE!

表27 浮腫の分類とおもなメカニズム

分類		原因疾患など	おもなメカニズム
全身性	心性	うっ血性心不全	毛細血管内圧の上昇など
	肝性	肝硬変	血漿膠質浸透圧の低下
	腎性	急性糸球体腎炎	糸球体濾過率の低下など
		ネフローゼ症候群	血漿膠質浸透圧の低下 糸球体濾過率の低下など
	内分泌性	甲状腺機能低下症	ムコ多糖類の沈着など
局所性	静脈性	静脈血栓症	毛細血管内圧の上昇
	リンパ性	術後、フィラリア	リンパの流れの障害

池西靜江, 石束佳子, 阿形奈津子 編：看護学生スタディガイド2025. 照林社, 東京, 2024：78. より引用

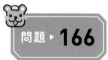

問題▶166

頻出

出題基準
Ⅲ-11-A／
貧血

過去問 成 P.611

CHECK▶ □□□

解答 3

世界保健機関〈WHO〉による成人男性の貧血の基準はどれか。
anemia
1. ヘモグロビン9g/dL以下
2. ヘモグロビン11g/dL以下
3. ヘモグロビン13g/dL以下
4. ヘモグロビン15g/dL以下

解説 世界保健機関〈WHO〉による成人男性の貧血の基準は3のヘモグロビン13g/dL以下である（3. ○）。なお、成人女性は12g/dL以下である。貧血による一般的な症状は、動悸（頻脈）、息切れ、めまい、頭痛、眼瞼結膜や爪甲部の蒼白化、爪の変形などである。WHOの基準を知らなくても、ヘモグロビンの基準値を知っていれば正答にたどり着ける。

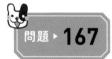

問題▶167

出題基準
Ⅲ-11-A／
睡眠障害

CHECK▶ □□□

解答 1

睡眠時無呼吸症候群によって発症リスクが上昇するのはどれか。
sleep apnea syndrome
1. 心筋梗塞
　myocardial infarction
2. 脳腫瘍
　brain cancer
3. 喉頭炎
　laryngitis
4. 胃潰瘍
　gastric ulcer

解説 睡眠時無呼吸症候群によって、高血圧、狭心症、心筋梗塞（1. ○）、脳血管疾患などの発症リスクが高まる。睡眠時無呼吸症候群は、睡眠中に無呼吸や低呼吸（いびきとして現れることが多い）を繰り返す。日中の眠気、起床時の頭痛、睡眠中の尿意などが起こる。睡眠ポリグラフ検査などで診断し、経鼻的持続陽圧呼吸療法（CPAP）やマウスピースなどで治療する。
　2・3・4は睡眠時無呼吸症候群との関連は指摘されていない。

単神経型の知覚障害の原因となる可能性が最も高いのはどれか。

1. 物理的圧迫
2. 神経叢炎
3. 脊髄損傷
   spinal cord injury
4. 多発性ニューロパチー

解説 単神経型の知覚障害とは、末梢神経が単一で障害された場合に起こり、単一の神経支配領域に感覚障害が現れる。

1. ○ 単神経型の知覚障害となるのは、選択肢のうち物理的圧迫のみである。ただし、物理的圧迫の状態によっては複数の末梢神経の障害となる可能性がある。

2. × 神経叢はいくつかの神経の集まったものなので、神経叢の炎症では単神経型とはならない。

3. × 脊髄損傷では脊髄からの神経が障害をきたすため、単神経型となることは考えにくい。

4. × 多発性ニューロパチー（ニューロパチーは末梢神経障害などと訳される）は末梢神経が多発性に障害されるため、両側性、対称性に進行し、境界線が不明瞭となりやすく、単神経型ではない。

右下肢のみに運動麻痺がある状態はどれか。

1. 片麻痺
2. 対麻痺
3. 単麻痺
4. 不全麻痺

解説 1. × 片麻痺を図に表すと図21の②のようになる。

2. × 両側の下肢の麻痺（図21の③）を対麻痺という。

3. ○ 単麻痺は四肢のうち1肢のみの麻痺（図21の④）である。

4. × 不全麻痺は麻痺の程度を表しており、完全麻痺よりも麻痺が軽いものをいう。

MORE!

図21 運動麻痺の種類

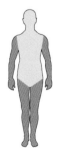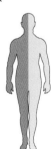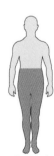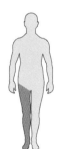

①四肢麻痺　②片麻痺　③対麻痺　④単麻痺

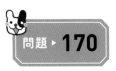

問題▶170

出題基準
Ⅲ-11-A／
けいれん

過去問 小 P.898

CHECK▶□□□

解答 1

意識障害を伴うけいれんを起こした患者に最も重要な検査はどれか。

1. 脳波検査
2. 筋電図検査
3. 頭部X線撮影
4. 脳脊髄液検査

解説 けいれんとは一過性に生じる不随意的な筋肉の収縮をいう。意識障害を伴うけいれんでは脳の異常によって起こっている可能性が高いため、最も重要なのは1の脳波検査である（1. ○）。

脳波検査によって脳の神経細胞の電位変化を記録し、波の速さ、振幅、形などをみることができる。なお、原因にかかわらず脳の異常な電気的興奮による病態の総称がてんかんである。

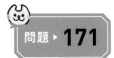

問題▶171

五肢

出題基準
Ⅲ-11-A／
けいれん

過去問 基 P.370

CHECK▶□□□

解答 2

全身性のけいれん発作時の対応で優先するのはどれか。

1. 血圧測定
2. 気道確保
3. 四肢の固定
4. 静脈路の確保
5. 心電図モニターの装着

解説 全身性のけいれん発作では呼吸筋もけいれんするため2の気道確保が最も優先すべき対応である（2. ○）。可能であれば側臥位にする、顔を横に向けるなどする。発作がおさまってから1の血圧測定、4の静脈路の確保、5の心電図モニターの装着、必要であれば吸引、酸素吸入などを行う。3の四肢の固定や舌咬傷の予防のために物を口に入れることは危険なのでしない。

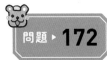

問題▶172

頻出

出題基準
Ⅲ-11-B／
生活習慣病

過去問 母 P.950

CHECK▶□□□

解答 3

閉経後の女性でリスクが高まるのはどれか。

1. 子宮筋腫
2. 潰瘍性大腸炎
   ulcerative colitis
3. 脂質異常症
   dyslipidemia
4. 褐色細胞腫
   pheochromocytoma

解説 卵巣から分泌されるエストロゲンは脂質代謝に作用する。中性脂肪やLDLコレステロールを低下させ、HDLコレステロールを上昇させる。よって、閉経後にエストロゲンの分泌が減少すると、3の脂質異常症、ひいては動脈硬化が進行するおそれがある（3. ○）。

1の子宮筋腫は閉経後に減少し、2の潰瘍性大腸炎と4の褐色細胞腫は閉経との関連はない（1. 2. 4. ×）。

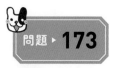

出題基準
Ⅲ-11-B／生活習慣病

過去問 成 P.397

CHECK ▶ □□□

解答 4

生活習慣病はどれか。

1. 骨　折
   fracture
2. 低血圧症
   hypotension
3. 1型糖尿病
   type 1 diabetes mellitus
4. 高尿酸血症
   hyperuricemia

解説 生活習慣病とは食事、運動習慣、休養・睡眠、喫煙、飲酒などの生活習慣が発症と進行に関与する疾患群をいう。4の高尿酸血症は生活習慣病である（4.　○）が、1〜3は生活習慣病ではない（1〜3.　×）。

表28　厚生労働省による生活習慣病（提唱初期のもの）

食習慣	2型糖尿病、肥満、脂質異常症（家族性のものを除く）、高尿酸血症、循環器病（先天性のものを除く）、大腸がん（家族性のものを除く）、歯周病等
運動習慣	2型糖尿病、肥満、脂質異常症（家族性のものを除く）、高血圧症等
喫　煙	肺扁平上皮がん、循環器病（先天性のものを除く）、慢性気管支炎、肺気腫、歯周病等
飲　酒	アルコール性肝疾患等

厚生省保健医療局疾病対策課「生活習慣に着目した疾病対策の基本的方向性について（意見具申）」1996年12月18日
https://www.mhlw.go.jp/www1/houdou/0812/1217-4.htmlを参考に作成

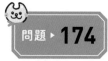

出題基準
Ⅲ-11-B／生活習慣病

CHECK ▶ □□□

解答 4

国がメタボリックシンドローム対策を行う第1の目的はどれか。
metabolic syndrome
1. がん予防
   cancer
2. 感染症予防
3. 呼吸器疾患予防
4. 心血管疾患予防

解説 メタボリックシンドロームは、「心血管疾患予防を第一義の目的としてハイリスクグループを絞り込むために定義された疾患概念である」（平成17年度厚生労働科学研究：地域保健における健康診査の効果的なプロトコールに関する研究）として、特定健康診査・特定保健指導に取り入れられた。したがって、正しいのは4の心血管疾患予防である（4.　○）。

出題基準
Ⅲ-11-B／生活習慣病

過去問 成 P.651

CHECK ▶ □□□

解答 2

心房細動が最も関与するのはどれか。
atrial fibrillation
1. 脳血栓症
   cerebral thrombosis
2. 脳塞栓症
   cerebral embolism
3. 脳内出血
   intracerebral hemorrhage
4. くも膜下出血
   subarachnoid hemorrhage

解説 1. 3.　×　脳血栓症と脳内出血は高血圧症や糖尿病が発症に関与している。
2.　○　脳塞栓症は心房細動や心臓弁膜症によってできる血栓が発症に関与している。
4.　×　くも膜下出血は脳動脈瘤、脳動静脈奇形、高血圧症などが発症に関与している。

表29　脳卒中の病型

	出血性		虚血性		
	くも膜下出血	脳内出血 （高血圧性）	脳梗塞		
			脳塞栓症	脳血栓症	
				アテローム性	ラクナ梗塞
好発年齢	若年～壮年	壮年～高齢	若年～壮年	壮年～高齢	壮年～高齢
発症様式	活動と関係なく突然 頭痛と嘔吐	突然	日中活動時 突発性	安静時、段階的に 進行	安静時、緩徐または突発的
発症部位 （好発）	ウィリス動脈輪 動脈分岐部（内頸動脈・前大脳動脈・前交通動脈）	被殻、視床	広範囲	まだら	基底核部
意識障害	強く一過性	強い	強く短期間	比較的軽い	なし
皮質症状	原則なし	あり	多い	少ない	なし
基礎疾患	脳動脈瘤 脳動静脈奇形 もやもや病	高血圧症 糖尿病	心房細動 心臓弁膜症	高血圧症 糖尿病	高血圧症 糖尿病
治療	手術	手術（血腫除去）	血栓溶解薬使用		
予防	なし	血圧コントロール	抗凝血薬、ワルファリン	抗血小板薬、アスピリン	
前駆症状			TIA少ない	TIA多い	TIAときどき

池西靜江, 石束佳子, 阿形奈津子 編：看護学生スタディガイド2025. 照林社, 東京, 2024：723. より一部改変して引用

目標Ⅲ

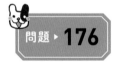

問題▶176

頻出

出題基準
Ⅲ-11-B／生活習慣病

CHECK▶□□□

解答 2

日本高血圧学会による「高血圧治療ガイドライン2019」における75歳未満の成人の降圧目標（診察室血圧）はどれか。

1. 125／75mmHg未満
2. 130／80mmHg未満
3. 135／85mmHg未満
4. 140／90mmHg未満

解説 同ガイドラインでは、高血圧の基準値は140／90mmHg（診察室）、135／85mmHg（家庭）とし、一部の目標血圧を強化した（**表30**）。降圧目標は、2の130／80mmHg未満（2.○）である。

表30　成人の降圧目標（診察室血圧）

75歳未満の成人	130／80mmHg未満
75歳以上の高齢者	140／90mmHg未満
糖尿病患者	130／80mmHg未満
CKD患者（蛋白尿陽性）	

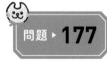

問題▶177

頻出　五肢

出題基準
Ⅲ-11-B／がん

過去問 疾 P.109

CHECK▶□□□

解答 3

良性腫瘍と比較して悪性腫瘍でみられる特徴はどれか。

1. 被膜がある。
2. 再発しにくい。
3. 周囲組織に浸潤する。
4. 増殖速度が緩やかである。
5. 正常な組織との境界が明瞭である。

解説 1. ×　被膜があることが多いのは良性腫瘍である。
2. ×　再発しにくいのは良性腫瘍の特徴である。
3. ○　周囲組織に浸潤するのが悪性腫瘍の特徴である。
4. ×　増殖速度が緩やかであるのは良性腫瘍である。

5.　×　正常な組織との境界が明瞭なのは良性腫瘍の特徴である。

表31　良性腫瘍と悪性腫瘍の特徴の違い

	良性腫瘍	悪性腫瘍
細胞異型	軽度	高度
分化度	高い	低い
発育速度	遅い	速い
発育形式	膨張性（圧排性）	浸潤性
被膜	あることが多い	ないことが多い
正常組織との境界	明瞭	不明瞭
周囲組織との癒着	少ない	多い
転移	ない	多い
再発	しにくい	しやすい

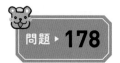

問題 ▶ 178

頻出

出題基準
Ⅲ-11-B／がん

CHECK ▶ □□□

解答 3

胃癌の危険因子はどれか。
gastric cancer
1.　胆　石
2.　ウイルス感染
3.　高塩分の食品摂取
4.　長時間の立ち仕事

（解説）胃癌の危険因子には高塩分の食品摂取、喫煙、ヘリコバクター・ピロリ菌の感染などが挙げられている（3.　○）。
1.　×　胆石は膵炎や胆道癌との関連が指摘されている。
2.　×　ウイルス感染による肝炎はあるが、胃癌との関連はない。
4.　×　長時間の立ち仕事は痔核との関連はあるが、胃癌との関連はない。

MORE!

図22　がん対策基本法（平成18年6月成立、平成19年4月施行、平成28年12月改正・施行）

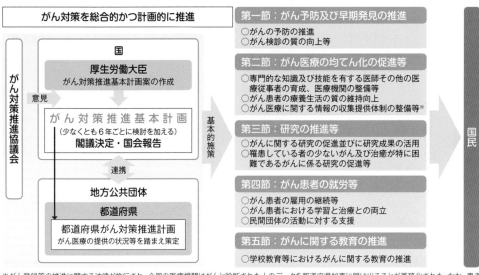

※がん登録等の推進に関する法律が施行され、全国の医療機関はがんと診断された人のデータを都道府県知事に届け出ることが義務化された。なお、患者や家族によるがん登録の手続きは不要である。なお、改正に伴い、17条は条文を変更し18条となった。
＜参考＞厚生労働省：がん対策基本法一部改正と第3期がん対策推進基本計画の検討状況について.
https://www.mhlw.go.jp/file/05-Shingikai-10901000-Kenkoukyoku-Soumuka/0000168737.pdf（2024/6/5閲覧）

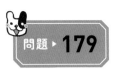

問題 ▶ 179

頻出

出題基準
Ⅲ-11-B／がん

CHECK ▶ ☐☐☐

解答 4

発症にウイルスが関与しているのはどれか。

1. 乳 癌
   breast cancer
2. 膀胱癌
   bladder cancer
3. 甲状腺癌
   thyroid cancer
4. 子宮頸癌
   cervical cancer

解説 1. × 乳癌は肥満、遺伝、出産・授乳経験が少ないなどが発症に関与する。

2. × 膀胱癌は喫煙、2-ナフチルアミン等の化学物質などが発症に関与する。

3. × 甲状腺癌は女性ホルモン、放射線曝露などが発症に関与する。

4. ○ ヒトパピローマウイルスが子宮頸癌の発症に関与している。その他にウイルスが関与するものには、HTLV-1による成人T細胞白血病などがある。

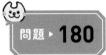

問題 ▶ 180

頻出

出題基準
Ⅲ-11-B／がん

過去問 成 P.521

CHECK ▶ ☐☐☐

解答 4

胃癌のウィルヒョウ転移が生じる部位はどれか。
stomach cancer

1. 腋 窩
2. 鼠径部
3. ダグラス窩
4. 左鎖骨上窩

解説 1. × 腋窩に胃癌が転移することは少なく、乳癌に多い。

2. × 鼠径部に胃癌が転移することは少なく、特に名前はついていない。

3. × 女性ではダグラス窩に、男性では直腸と膀胱の間に播種性に転移するのがシュニッツラー転移である。

4. ○ 左鎖骨上窩に胃癌がリンパ行性に転移するのは、ウィルヒョウ転移である。

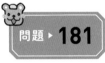

問題 ▶ 181

頻出 五肢

出題基準
Ⅲ-11-B／感染症

過去問 社 P.208

過去問 113回 P.12

CHECK ▶ ☐☐☐

解答 1

近年増加傾向にあり、全数調査が行われている性感染症〈STD〉はどれか。
sexually transmitted disease

1. 梅 毒
   syphilis
2. 淋菌感染症
   gonococcal infection
3. 尖圭コンジローマ
   condyloma acuminatum
4. 性器クラミジア感染症
   genital chlamydiosis
5. 性器ヘルペスウイルス感染症
   genital herpes

解説 1～5はすべて5類感染症であるが、1の梅毒のみが全数調査で、1以外は定点調査が行われている（1. ○）。2022（令和4）年の梅毒の感染者数は1万3,221人で、現在の調査方法となった平成11（1999）年以降で最も多かった。

表32 梅毒報告数の年次推移（全数報告）

（単位 人）

	平成18年	19年	20年	21年	22年	23年	24年	25年	26年	27年	28年	29年	30年	令和元年	2年	3年	4年
総数	637	719	827	691	621	827	875	1,228	1,661	2,690	4,575	5,826	7,007	6,642	5,867	7,978	13,221
男	441	521	615	523	497	650	692	993	1,284	1,930	3,189	3,931	4,591	4,387	3,902	5,261	8,701
女	196	198	212	168	124	177	183	235	377	760	1,386	1,895	2,416	2,255	1,965	2,717	4,519

資料：「感染症発生動向調査」 ※性別不明の報告あり

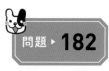

問題▶182

頻出

出題基準
Ⅲ-11-B／感染症

過去問 母 P.956, 957

CHECK ▶ □□□

解答 2

垂直感染の形式をとるのはどれか。

1. 結　核
   tuberculosis
2. B型肝炎
   hepatitis B
3. レジオネラ症
4. インフルエンザ
   influenza

解説 垂直感染は微生物が母体から胎児や新生児に直接伝わり感染することをいう。胎盤、産道、母乳によって伝わる。

1. ×　結核は空気感染でヒトからヒトへ伝わる水平感染の形式をとる。

2. ○　B型肝炎、梅毒、トキソプラズマ、風疹、HIV（ヒト免疫不全ウイルス）、HTLV-1（成人T細胞性白血病ウイルス）などが垂直感染する。

3. ×　レジオネラ症は環境（水など）由来の微生物が空中に舞い、吸入することで伝わる。

4. ×　インフルエンザは飛沫感染で水平感染の形式をとる。

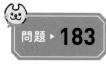

問題▶183

頻出

出題基準
Ⅲ-11-B／
感染症

過去問 疾 P.112

過去問 基 P.288

CHECK ▶ □□□

解答 1

結核菌について正しいのはどれか。

1. 飛沫核感染する。
2. 耐性菌が出現しにくい。
3. 直射日光に抵抗性がある。
4. クォンティフェロン検査は培養検査の1つである。

解説 1. ○　結核菌は水分を失って核だけになっても空気中を浮遊して広がる飛沫核による感染をする。

2. ×　耐性菌が出現しやすいため、治療は3剤以上の併用療法を行う。

3. ×　直射日光を2時間以上当てれば死滅するため、抵抗性はない。

4. ×　クォンティフェロン（QFT）検査はツベルクリン検査に代わる検査法である。結核菌に感染するとT細胞は感染を記憶する。再び感染、または結核菌がもつ特異的な抗原が体内に侵入すると、T細胞が反応してIFN-γ（インターフェロンの一種）を産生する。検査を受ける者の血液にこの特異的な抗原を加えることで、IFN-γが上昇するかを調べる。培養検査ではない。

問題▶184

頻出

出題基準
Ⅲ-11-B／
感染症

過去問 疾 P.109, 111, 112

CHECK ▶ □□□

解答 1

年単位で病原体が潜伏してから発症するのはどれか。

1. 帯状疱疹
   herpes zoster
2. リウマチ熱
   rheumatic fever
3. 気管支拡張症
   brochiectasis
4. 毒素性ショック症候群

解説 1. ○　初感染時に水痘として発症したあとにウイルスが神経節に長期間潜伏する。宿主の抵抗力が低下するとその神経が分布している皮膚や粘膜に帯状疱疹が生じる。

2. ×　リウマチ熱はレンサ球菌に感染した数週間後に発症し、心臓の障害を起こす。

3. ×　気管支拡張症は気管支の炎症によって内腔が拡張する。感染症が原因となる例も多いが、病原体が長期間潜伏するわけではない。

4. ×　毒素性ショック症候群はレンサ球菌や黄色ブドウ球菌が創部や体腔内で増殖して起こる。特に月経時のタンポン使用が不適切であるとリスクが高い。急速に悪化する。

表33 感染症の潜伏期間

疾患名	原因微生物	感染経路	潜伏期間
麻疹	麻疹ウイルス	飛沫感染、空気(飛沫核)感染、接触感染	8〜12日
水痘	水痘一帯状疱疹ウイルス	飛沫感染、空気(飛沫核)感染、接触感染	14〜21日
流行性耳下腺炎	ムンプスウイルス	飛沫感染	14〜21日
風疹	風疹ウイルス	飛沫感染	14〜21日
インフルエンザ	インフルエンザウイルス	飛沫感染、接触感染	1〜3日
百日咳	百日咳菌	飛沫感染	7〜14日

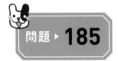

問題 ▶ 185

頻出

出題基準
Ⅲ-11-B／
感染症

過去問 疾 P.110

CHECK ▶ □□□

解答 4

麻疹について正しいのはどれか。
measles
1. 抗ウイルス薬がある。
2. 不活化ワクチンで予防できる。
3. カタル期は感染性が弱い。
4. 口腔の粘膜にコプリック斑が出現する。

解説 1. × 麻疹に対する抗ウイルス薬はなく、ワクチンで予防することが重要である。
2. × 麻疹は生ワクチンで予防する。
3. × カタル期は感染性が最も強い。
4. ○ 頬内側の口腔粘膜にコプリック斑(粟粒大の白斑)が出現する。
　合併症として、肺炎、脳炎、中耳炎、クループ症候群、亜急性硬化性全脳炎(SSPE)、心筋炎などがある。

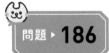

問題 ▶ 186

出題基準
Ⅲ-11-B／
精神疾患

CHECK ▶ □□□

解答 1

令和2(2020)年の患者調査で、精神及び行動の障害のうち、外来の傷病分類別受療率(人口10万対)で最も高いのはどれか。
1. 躁うつ病を含む気分〈感情〉障害
2. 統合失調症、統合失調型障害および妄想性障害
3. 血管性および詳細不明の認知症
4. てんかん

解説 外来の受療率では最も多いのは1の躁うつ病を含む気分〈感情〉障害で(1. ○)、次いで2の統合失調症、統合失調型障害および妄想性障害であるが、入院では2が多く、次が1となる。ただし近年、入院受療率における2位の躁うつ病を含む気分〈感情〉障害と、3位の血管性および詳細不明の認知症の差が小さくなり、認知症の増加を示している。

表34 傷病分類別受療率(人口10万対)(令和2年10月)

	入院	外来
躁うつ病を含む気分〈感情〉障害	22	72
統合失調症、統合失調症型障害および妄想性障害	113	40
血管性および詳細不明の認知症	20	11

令和2(2020)年「患者調査」

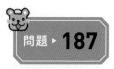

問題▶187

出題基準

III-11-B／
精神疾患

過去問 老 P.772
過去問 精 P.1053

CHECK ▶ □ □ □

解答 4

うつ病の症状で典型的なのはどれか。
depression
1. 幻聴がある。
2. 疲れにくくなる。
3. 感情失禁が起こる。
4. 自分を責める感情が強くなる。

解説 1. × 幻聴は統合失調症などで生じ、うつ病では考えにくい。

2. × うつ病では易疲労感を感じやすくなる。疲れにくくなるのではない。

3. × 感情失禁とは感情のコントロールができずに過剰に表出してしまうことである。認知症などでみられ、うつ病では考えにくい。

4. ○ うつ病では、抑うつ気分のほか、自分を責める感情が強くなる(自責感)、興味と喜びの喪失、自己評価の低下などの症状がある。

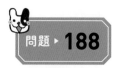

問題▶188

出題基準

III-11-B／
精神疾患

過去問 精 P.1076

CHECK ▶ □ □ □

解答 3

緊張型や破瓜型といった病型があるのはどれか。

1. うつ病
depression
2. 摂食障害
eating disorder
3. 統合失調症
schizophrenia
4. アルコール依存症
alcohol dependence

解説 3の統合失調症には緊張型、破瓜型(3. ○)、妄想型の病型がある(単純型が加えられることもある)。統合失調症にはブロイラーの挙げた基本症状(連合弛緩、感情鈍麻、両価性、自閉)と副次症状(幻覚、妄想、記憶障害など)がある。連合弛緩とは考えの結びつきがはっきりしない思考、両価性とは愛情と憎しみなど相反する感情が同時に存在する状態をいう。

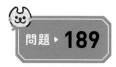

問題▶189

出題基準

III-11-B／
小児の疾患

過去問 小 P.88

CHECK ▶ □ □ □

解答 4

小児の気管支喘息発作時の症状はどれか。
bronchial asthma
1. 呼吸数の減少
2. 吸気の延長
3. ビオー呼吸
4. チアノーゼ

解説 1. × 小発作〜大発作では呼吸数は減少ではなく増加する。

2. × 吸気の延長ではなく呼気が延長する。

3. × ビオー呼吸は速さと深さが一定しない呼吸と、無呼吸を不規則に繰り返す状態で、延髄の異常や髄膜炎などでみられる。

4. ○ 大発作では気道の狭窄により血液中の酸素が不足しチアノーゼとなる。

表35 急性増悪(発作)治療のための発作強度判定

			小発作	中発作	大発作	呼吸不全
主要所見	症状	興奮状況	平静		興奮	錯乱
		意識	清明		やや低下	低下
		会話	文で話す	句で区切る	一語区切り～不能	不能
		起坐呼吸	横になれる	座位を好む	前かがみになる	
	身体所見	喘鳴	軽度		著明	減少または消失
		陥没呼吸	なし～軽度		著明	
		チアノーゼ	なし		あり	
	SpO₂(室内気)*¹		≧96%	92～95%	≦91%	
参考所見	身体所見	呼気延長	呼気時間が吸気の2倍未満		呼気時間が吸気の2倍以上	
		呼吸数*²	正常～軽度増加		増加	不定
	PEF	(吸入前)	>60%	30～60%	<30%	測定不能
		(吸入後)	>80%	50～80%	<50%	測定不能
	PaCO₂		<41mmHg		41～60mmHg	>60mmHg

主要所見のうち最も重度のもので発作強度を判定する。
＊1：SpO₂の判定にあたっては、肺炎など他にSpO₂低下をきたす疾患の合併に注意する。
＊2：年齢別標準呼吸数(回/分)
　　0～1歳：30～60、1～3歳：20～40、3～6歳：20～30、6～15歳：15～30、15歳～：10～30
滝沢琢己，手塚純一郎，長尾みづほ，吉原重美 監，一般社団法人日本小児アレルギー学会作成：小児気管支喘息治療・管理ガイドライン2023. 協和企画，東京，2023：148. より転載

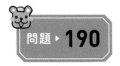

問題 ▶ 190

出題基準

Ⅲ-11-B／
小児の疾患

過去問 基 P.322
過去問 小 P.910

CHECK ▶ ☐ ☐ ☐

解答 3

腸重積症について正しいのはどれか。
intussusception
1. 感染によって起こる。
2. 白色便が特徴である。
3. 好発年齢は3か月から2歳である。
4. 超音波検査でアップルコアサインを認める。

解説 1. × 感染ではなく、腸管の一部が連続する腸管の内腔に嵌入して戻らなくなることで起こる。

2. × 粘血便が特徴である。

3. ○ 好発年齢は3か月から2歳である。

4. × 超音波検査でターゲットサイン(弓の的のような形)、バリウム注腸造影でカニ足様陰影がみられる。アップルコアサインを認めるのは大腸癌の注腸造影検査である。

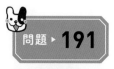

問題 ▶ 191

出題基準

Ⅲ-11-B／
小児の疾患

過去問 小 P.886

CHECK ▶ □□□

解答 1

先天性疾患はどれか。
congenital disease
1. ファロー四徴症
   tetralogy of Fallot
2. 核黄疸
   nuclear jaundice
3. 腸重積症
   intussusception
4. 神経芽腫
   neuroblastoma

解説 1. ○ ファロー四徴症は大動脈騎乗・肺動脈狭窄・心室中隔欠損・右心肥大から
なる先天性心疾患である。

2. × 核黄疸は出生後の黄疸の重症例で、大脳基底核まで黄染している状態を指す。間接
ビリルビンが脳に蓄積し、神経症状が出現する。核黄疸自体は先天性ではない。

3. × 腸重積症は腸管の一部が腸管内腔に嵌入して戻らない状態をいう。先天性ではなく
生後3か月から2歳に好発する。

4. × 神経芽腫（神経芽細胞腫）は副腎髄質や交感神経節に発生する悪性腫瘍である。多く
が5歳までに発症するが、先天性ではない。

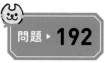

問題 ▶ 192

出題基準

Ⅲ-11-B／
高齢者の疾患

過去問 老 P.779

CHECK ▶ □□□

解答 4

認知症による認知機能障害〈中核症状〉はどれか。
dementia
1. 幻 覚
2. 妄 想
3. 興 奮
4. 失 語
5. 徘 徊

解説 認知症の認知機能障害（中核症状）は、記憶障害、見当識障害、失語・失行・失認（4.
○）、実行機能の障害などである。認知機能障害以外の行動・心理症状（BPSD）には1〜3
の精神症状と、5の徘徊や不潔行動などの行動障害がある。

図23 認知症の認知機能障害（中核症状）と行動・心理症状（BPSD）

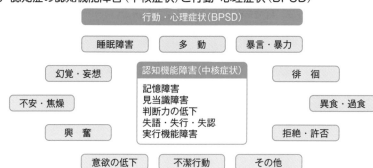

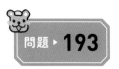

老人性白内障について正しいのはどれか。
senile cataract
1. 可逆性である。
2. 羞明が生じる。
3. 視力は低下しない。
4. 両眼が同じ程度に進行する。

出題基準
Ⅲ-11-B／
高齢者の疾患
過去問 老 P.775

CHECK ▶ □□□

解答 2

解説 老人性白内障では加齢によって水晶体が不可逆的に混濁し、視力低下や霧視、羞明、片眼でも物が二重に見えるなどの症状を呈する（1．3．×／2．○）。両眼が同じ程度に進行するとは限らず、左右差のあることもある（4．×）。根本的な治療として超音波乳化吸引術で水晶体を除去し、眼内レンズを挿入する。

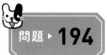

ロコモティブシンドロームで障害されるのはどれか。
1. 耐糖能
2. 記憶力
3. 視機能
4. 歩行機能

出題基準
Ⅲ-11-B／
高齢者の疾患

CHECK ▶ □□□

解答 4

解説 ロコモティブシンドロームは運動器症候群とも呼ばれ、歩行やバランス機能が低下する（図24、表36）。選択肢のなかでは4の歩行機能が低下する（4．○）。

MORE!

図24　ロコモティブシンドロームの概念図

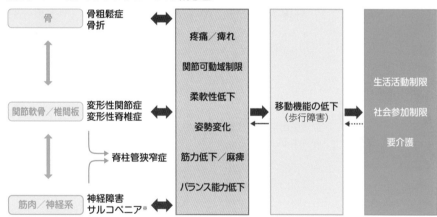

※加齢に伴う筋量・筋力の低下のこと。「加齢性筋肉減少症」ともいう。
ロコモ チャレンジ！推進協議会：ロコモONLINE.を参考に作成
https://locomo-joa.jp/locomo/（2024/6/5閲覧）

表36　7項目のロコチェック

①片脚立ちで靴下がはけない
②家の中でつまずいたり滑ったりする
③階段を上がるのに手すりが必要である
④家のやや重い仕事（掃除機の使用、布団の上げ下ろしなど）が困難である
⑤2kg程度の買い物（1Lの牛乳パック2個程度）をして持ち帰るのが困難である
⑥15分くらい続けて歩くことができない
⑦横断歩道を青信号で渡りきれない

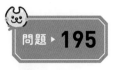

問題 ▶ 195

頻出

出題基準
Ⅲ-11-C／
血液学検査

過去問 疾 P.116

CHECK ▶ □□□

解答 3

プロトロンビン時間が延長した場合に生じているのはどれか。
1. ウイルスに感染している。
2. 免疫機能が亢進している。
3. 血液凝固機能が低下している。
4. 動脈血がアシドーシスに傾いている。

解説 プロトロンビン時間〈PT〉の基準値は9〜15秒、プロトロンビン時間国際標準比〈PT - INR〉では1±0.15である。延長しているときは血液の凝固能が低下しており（3. ○）、肝疾患、播種性血管内凝固症候群〈DIC〉、ワルファリン服用時などが考えられる。プロトロンビン時間〈PT〉には外因系凝固因子である第Ⅶ・Ⅴ・Ⅹ因子、プロトロンビン、フィブリノゲンの活性が反映されている。一方、内因系凝固過程をみるには活性化部分トロンボプラスチン時間〈APTT〉を使用する。

問題 ▶ 196

頻出

出題基準
Ⅲ-11-C／
血液生化学検査

過去問 基 P.378
過去問 成 P.586

CHECK ▶ □□□

解答 4

グリコヘモグロビン値について正しいのはどれか。
1. 採血日の血糖値を反映している。
2. 最近3日の血糖値を反映している。
3. 最近1〜2週間の血糖値を反映している。
4. 最近1〜2か月の血糖値を反映している。

解説 グリコヘモグロビン〈糖化ヘモグロビン、HbA1c〉の基準値は4.6〜6.2％である。4の最近1〜2か月の平均血糖値を反映している（4. ○）。
　グリコヘモグロビン、血糖値や尿糖のほか、インスリン、グリコアルブミン（過去2週間の血糖値を反映するとされ、基準値は11〜16％）、Cペプチド（自分の膵臓から分泌されたインスリンの量を推量する。血清0.8〜2.5ng/mL、蓄尿22.8〜155.2μg/日）などが糖尿病の検査項目である。

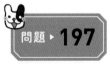

問題 ▶ 197

頻出

出題基準
Ⅲ-11-C／
血液生化学検査

過去問 成 P.551

CHECK ▶ □□□

解答 2

血液生化学検査でトリグリセリドの基準値はどれか。
1. 　40〜 65mg/dL
2. 　30〜150mg/dL
3. 120〜220mg/dL
4. 200〜300mg/dL

解説 1. ×　40〜65mg/dLはHDLコレステロールの基準値である。
2. ○　30〜150mg/dLはトリグリセリド（TG、中性脂肪）の基準値である。
3. ×　120〜220mg/dLは総コレステロールの基準値である。
4. ×　200〜300mg/dLが基準値である脂質の検査項目はない。

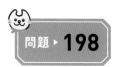

問題▶198

出題基準
Ⅲ-11-C／
免疫血清学検査

過去問 基 P.379

CHECK▶ □□□

解答 **1**

体内で炎症が起こっていると上昇する検査項目はどれか。
1. C反応性蛋白〈CRP〉
2. ケトン体
3. 血清アルブミン
4. リポ蛋白

解説 2のケトン体、4のリポ蛋白は血液生化学検査の項目で、炎症に対して反応しない。3の血清アルブミンは炎症によって低下する傾向がある。1のC反応性蛋白〈CRP〉は体内で炎症が起こると上昇し(1. ○)、リウマトイド因子や抗核抗体、抗ストレプトリジンO〈ASO〉などと同じ免疫血清学検査の項目である。

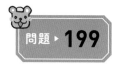

問題▶199

五肢

出題基準
Ⅲ-11-C／
尿検査

過去問 基 P.380

CHECK▶ □□□

解答 **2**

蓄尿して定量検査を行う尿の検査項目はどれか。
1. 潜 血
2. 尿蛋白
3. ケトン体
4. ビリルビン
5. ウロビリノーゲン

解説 随時的にその検体の状態を調べるのが定性で、蓄尿などである期間の検体についてある物質の全体量を調べるのが定量である。一般的に尿について定量検査を行うのは尿蛋白や尿糖である(2. ○)。

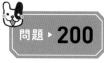

問題▶200

頻出

出題基準
Ⅲ-12-A／
抗感染症薬

CHECK▶ □□□

解答 **2**

テトラサイクリンの分類はどれか。
1. 抗癌薬
2. 抗菌薬
3. 抗ウイルス薬
4. 抗アレルギー薬

解説 テトラサイクリン、ペニシリン、ストレプトマイシン、バンコマイシンなどは細菌の発育や増殖を抑制させる、あるいは細菌を死滅させるといった作用をもつ抗菌薬である(2. ○)。
1. × 抗癌薬はシクロホスファミド、シスプラチン、ブレオマイシンなどがある。
3. × 抗ウイルス薬はアシクロビル、ガンシクロビル、ジドブジンなどがある。
4. × 抗アレルギー薬はクロモグリク酸ナトリウム、フェキソフェナジン塩酸塩、プランルカスト水和物などがある。

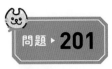

問題▶201

頻出

出題基準
Ⅲ-12-A／
抗がん薬

過去問 疾 P.123

CHECK▶ □□□

解答 2

抗がん薬の有害な作用で起こりやすいのはどれか。

1. 眠　気
2. 嘔　吐
3. 失　神
4. 低血糖

解説 抗がん薬の有害な作用（副作用）は骨髄抑制、悪心・嘔吐、脱毛、口内炎などである（2. ○）。骨髄抑制では、白血球・赤血球・血小板の3つが減少する汎血球減少の可能性がある。1の眠気、3の失神、4の低血糖は抗がん薬で起こりやすい有害な作用ではない。

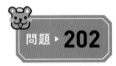

問題▶202

出題基準
Ⅲ-12-A／
強心薬、抗不整脈薬

過去問 疾 P.124

CHECK▶ □□□

解答 4

ジギタリス製剤で治療するのはどれか。

1. 高血圧症
   hypertension
2. 脂質異常症
   dyslipidemia
3. 気管支喘息
   bronchial asthma
4. うっ血性心不全
   congestive heart failure

解説 ジギタリス製剤は強心配糖体で、4のうっ血性心不全や心房細動・心房粗動などの治療に使われる（4. ○）。ジゴキシン、メチルジゴキシン、デスラノシドなどがジギタリス製剤である。副作用には不整脈、悪心・嘔吐、下痢などがある。半減期が長いため、連用すると体内に蓄積してジギタリス中毒となる。

　1の高血圧症、2の脂質異常症、3の気管支喘息に対して使用することはない（1〜3. ×）。

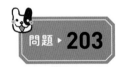

問題▶203

出題基準
Ⅲ-12-A／
狭心症治療薬

過去問 疾 P.125

CHECK▶ □□□

解答 2

狭心症発作の予防薬として使われる硝酸薬の形態はどれか。
angina pectoris
1. 注射薬
2. 貼付薬
3. スプレー薬
4. 舌下薬

解説 硝酸薬（ニトログリセリン、硝酸イソソルビド）の貼付薬は速効性がないため、発作時ではなく、予防のために用いる（2. ○）。24〜48時間ごとに貼り替える。

　発作時に備える場合は、速効性のある舌下錠または舌下スプレー剤を処方する。使用時は、血管拡張作用による低血圧で意識を消失する（失神する）おそれがあるので、立位ではなく、臥位・座位が望ましい。

郵便はがき

1 1 2 - 8 7 9 0

0 6 5

（受取人）

東京都文京区

小石川二丁目三—二三

照林社

プチナース編集部行

□□□-□□□□　TEL　　—　　　—

都道
府県
　　　　　市区
　　　　　郡

（フリガナ）　　　　　　　　　　　　　　　　　　　　年齢

お名前　　　　　　　　　　　　　　　　　　　　　　　　　歳

あなたは　1.学生　2.看護師・准看護師　3.看護教員　4.その他（　　　　）

学生の方　1.大学　2.短大　3.専門学校　4.高等学校　5.その他（　　　　）
　　　　　1.レギュラーコース　2.進学コース　3.准看護師学校

臨床の方　病棟名（　　　）病棟　役職　1.師長　2.主任　3.その他（　　　　）
1.大学病院　2.国公立病院　3.公的病院(日赤、済生会など)　4.民間病院(医療法人など)　5.その他（　　　）

看護教員の方　担当科目　1.総論　2.成人　3.小児　4.母性　5.その他（　　　　）

その他の所属の方　1.保健所　2.健康管理室　3.老人施設　4.その他（　　　　）

新刊やセミナー情報などビメールマガジン配信を希望される方はE-mailアドレスをご記入ください。
E-mail

ご記入いただいた情報は厳重に管理し第三者に提供することはございません。

『看護師国試2025　必修問題　完全予想550問』
愛読者アンケート

（200755）

★ご愛読ありがとうございました。今後の出版物の参考にさせていただきますので、アンケートにご協力ください。

●本書はどのようにして購入されましたか？
　1.書店で実物を見て　　　2.書店の配達で　　　3.インターネット書店で

●書店で本書を手にとっていただき購入された動機は何ですか？（いくつでも）
　1.タイトルを見て　　　2.表紙に惹かれて　　　3.目次を見て
　4.編集・執筆者を見て　　　5.内容を立ち読みして
　6.イラスト・写真が多かったから　　　7.新しい情報が入っていたから
　8.その他（　　　　　　　　　　　　　　　　　　　　　　　　　　）

●本書を何でお知りになりましたか？　（いくつでも）
　1.書店で実物を見て　　　2.書店店員に紹介されて
　3.病院・学校から紹介されて　　　4.友人・知人に紹介されて
　5.チラシを見て　　　6.「プチナース」の広告を見て
　7.SNSを見て　　　8.インターネットで調べて

●本書はあなたのお役に立ちましたか？
　1.役に立った　2.普通　3.期待はずれだった
　●その理由（良い点・悪い点について）

●本書をごらんになったご意見・ご感想をお聞かせください。
　1.やさしかった　2.難しかった　3.読みやすかった　4.読みにくかった
　5.内容は十分だった　6.物足りなかった　7.新鮮さを感じた
　8.従来の本と変わりなかった　9.レベルが高かった　10.レベルが低かった
　11.表紙は（よい・悪い）　12.定価は（高い・普通・安い）
　13.発売時期は（早い・よい・遅い）　14.その他（　　　　　　　　　　）

●本書に足りない内容や国家試験対策としてあなたがほしいと
　思う内容を教えてください。

●あなたが購入した看護師国家試験関連の本を教えてください。
書名（　　　　　　　　　　　　　　　　　　　　　　　　　　　　　　）
出版社名（　　　　　　　　　　　　　　　　　　　　　　　　　　　　）
購入時期（　　　　　　　　　　　　　　　　　　　　　　　　　　　　）

ありがとうございました。

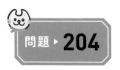

問題 ▶ 204

出題基準
Ⅲ-12-A／
抗血栓薬

過去問 疾 P.132

CHECK ▶ □□□

解答 1

抗血栓薬のうち、血小板の機能を阻害して作用するのはどれか。
1. アスピリン
2. ウロキナーゼ
3. ヘパリンナトリウム
4. ワルファリンカリウム

解説 1. ○　アスピリンは血小板の粘着や凝集を阻害することで血栓を予防する。
2. ×　ウロキナーゼと組織型プラスミノゲンアクチベーター〈t-PA〉は血栓を溶解する。
3. ×　ヘパリンナトリウムは血液凝固因子の機能を阻害して血液凝固を抑制する。
4. ×　ワルファリンカリウムは血液凝固因子の産生を抑制する。

問題 ▶ 205

出題基準
Ⅲ-12-A／
降圧薬、昇圧薬

CHECK ▶ □□□

解答 2

昇圧薬はどれか。
1. フロセミド
2. アドレナリン
3. ペンタゾシン
4. ニトログリセリン

解説 昇圧薬とは、血圧を上昇させる作用をもつ薬剤のことである。
1. ×　フロセミドはループ利尿薬であり、血圧に対しては低下させる作用をもつ。
2. ○　薬剤としてのアドレナリンは、化学的に合成した副腎髄質ホルモン（アドレナリン）で、カテコールアミンの一種として交感神経の α・β 受容体に作用する昇圧薬である。α作用として血管収縮、瞳孔散大など、β作用として心筋収縮力増大、心拍数増加、気管支拡張などの作用がある。昇圧薬は数が少ないのでしっかりおさえておこう。
3. ×　ペンタゾシンは非麻薬性の合成鎮痛薬である。多くの鎮痛薬に血圧低下の副作用があることに注意する。
4. ×　ニトログリセリンは血管拡張作用をもち、血圧に対しては低下させる作用をもつ。

問題 ▶ 206

出題基準
Ⅲ-12-A／
降圧薬、昇圧薬

過去問 基 P.297

CHECK ▶ □□□

解答 1

めまいやふらつきの副作用を最も生じやすいのはどれか。
1. 降圧薬
2. 抗凝固薬
3. 抗感染症薬
4. 腸管運動抑制薬

解説 1. ○　降圧薬は血圧が下がったことにより、めまいやふらつきを起こすことがあり、転倒・転落のリスクが上昇する薬物の1つである。
2. ×　抗凝固薬の副作用は出血や肝障害などであり、めまいやふらつきは直接考えにくい。
3. ×　抗感染症薬の副作用は腎障害や消化器症状など多岐にわたるが、めまいやふらつきは少ない。
4. ×　腸管運動抑制薬とは止痢薬の1つである。代表的なのがロペラミド塩酸塩（商品名：ロペミン）で、副作用には発疹、消化器症状などがある。めまいやふらつきは考えにくい。

表37 おもな降圧薬

分類		一般名	おもな商品名	おもな副作用
利尿薬	ループ利尿薬	フロセミド	ラシックス	低カリウム血症
		アゾセミド	ダイアート	
	サイアザイド系利尿薬	トリクロルメチアジド	フルイトラン	低カリウム血症、高尿酸血症
		ヒドロクロロチアジド	ヒドロクロロチアジド	
	カリウム保持性利尿薬	スピロノラクトン	アルダクトンA	女性化乳房
		エプレレノン	セララ	高カリウム血症
α遮断薬		プラゾシン塩酸塩	ミニプレス	起立性低血圧、めまい
		ブナゾシン塩酸塩	デタントール	
		ドキサゾシンメシル酸塩	カルデナリン	
β遮断薬		プロプラノロール塩酸塩	インデラル	徐脈、喘息の悪化、低血糖発作発現のおそれ
		アテノロール	テノーミン	
		カルテオロール塩酸塩	ミケラン	
		ビソプロロールフマル酸塩	メインテート	
カルシウム拮抗薬		ニフェジピン	セパミット	顔面紅潮、ほてり、頭痛、動悸
		アムロジピンベシル酸塩	アムロジン	
			ノルバスク	
ACE阻害薬		カプトプリル	カプトリル	咳嗽、高カリウム血症
		エナラプリルマレイン酸塩	レニベース	
		デラプリル塩酸塩	アデカット	
		テモカプリル塩酸塩	エースコール	
		イミダプリル塩酸塩	タナトリル	
		ペリンドプリルエルブミン	コバシル	
		リシノプリル水和物	ロンゲス	
アンジオテンシンII 受容体拮抗薬（ARB）		ロサルタンカリウム	ニューロタン	高カリウム血症
		バルサルタン	ディオバン	
		カンデサルタンシレキセチル	ブロプレス	
		テルミサルタン	ミカルディス	
レニン阻害薬		アリスキレンフマル酸塩	ラジレス	頭痛、高カリウム血症
中枢性交感神経抑制薬		メチルドパ水和物	アルドメット	口渇、めまい

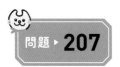

問題▶207

出題基準
Ⅲ-12-A／
利尿薬
過去問 疾 P.126
CHECK▶ □□□
解答 3

ループ利尿薬について正しいのはどれか。

1. 血圧には作用しない。
2. 作用発現が緩やかである。
3. カリウムを排泄する作用がある。
4. 浸透圧による利尿作用を現す。

解説 1. × ループ利尿薬は降圧作用があり、血圧に作用する。

2. × ループ利尿薬は短時間で強い利尿作用を現す。

3. ○ カリウムを排泄する作用があるため、代表的な副作用には低カリウム血症がある。

4. × 浸透圧による利尿作用を現すのはD-マンニトールなどの浸透圧利尿薬である。

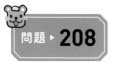

問題▶208

五肢

出題基準
Ⅲ-12-A／
消化性潰瘍治療薬
CHECK▶ □□□
解答 5

消化性潰瘍治療薬はどれか。

1. プラチナ製剤
2. アルキル化薬
3. カルシウム拮抗薬
4. ドパミン受容体拮抗薬
5. プロトンポンプ阻害薬

解説 1. 2. × プラチナ製剤、アルキル化薬は抗がん薬である。

3. × カルシウム拮抗薬は抗不整脈薬・降圧薬・狭心症治療薬である。

4. × ドパミン受容体拮抗薬は制吐薬である。

5. ○ プロトンポンプは、胃の細胞で水素イオン（プロトン）とカリウムイオンを交換して胃酸を分泌させる。つまり、プロトンポンプ阻害薬は、これを阻害することで消化性潰瘍を治療する薬である。

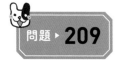

問題▶209

新規項目

出題基準
Ⅲ-12-A／
下剤、止痢薬
CHECK▶ □□□
解答 1

下剤はどれか。

1. マグネシウム
2. アスピリン
3. 抗セロトニン薬
4. アルミニウム

解説 1. ○ 酸化マグネシウム（商品名：マグミットなど）やクエン酸マグネシウム（商品名：マグコロール）は下剤である。

2. × アスピリンは抗炎症薬であるが、低用量では血小板凝集阻害作用をもつ。

3. × 抗セロトニン薬には片頭痛や蕁麻疹の治療薬、制吐薬などがあるが、下剤としての作用はない。

4. × アルミニウムが含まれるスクラルファートは胃粘膜保護作用をもち、下剤としての作用はない。

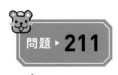

問題 ▶ 210

出題基準
Ⅲ-12-A／
抗アレルギー薬

CHECK ▶ □□□

解答 **1**

抗アレルギー薬の効果がみられるのはどれか。

1. Ⅰ型アレルギー
2. Ⅱ型アレルギー
3. Ⅲ型アレルギー
4. Ⅰ〜Ⅲ型アレルギーのすべて

解説 アレルギーを4種類に分類したクームズ分類ではⅠ〜Ⅳ型のアレルギーがある。選択肢にはないⅣ型アレルギーはツベルクリン反応、接触皮膚炎などである。

1. ○　Ⅰ型アレルギーはアレルギー性鼻炎、気管支喘息などであり、抗アレルギー薬が治療薬の1つである。

2. ×　Ⅱ型アレルギーは血液型不適合輸血、血小板減少性紫斑病などである。抗アレルギー薬は使用しない。

3. ×　Ⅲ型アレルギーは自己免疫疾患や急性糸球体腎炎などである。抗アレルギー薬は使用しない。

4. ×　すでに述べたようにⅠ〜Ⅲ型アレルギーのすべてではない。

問題 ▶ 211

新規
項目

出題基準
Ⅲ-12-A／
免疫療法薬

CHECK ▶ □□□

解答 **2**

細胞表面の抗原についてHER2陽性と判断されるとモノクローナル抗体薬(分子標的薬)で治療するのはどれか。

1. 感染症
   infection
2. 乳癌
   breast cancer
3. 関節リウマチ
   rheumatoid arthritis
4. 急性リンパ性白血病
   acute lymphocytic leukemia

解説 モノクローナル抗体を活用した医薬品で最も代表的なのは2の乳癌に対する治療である(2. ○)。がん細胞の表面にHER2という抗原性をもつタイプの乳癌はトラスツズマブ(商品名：ハーセプチン)を静脈内点滴により使用する。重大な副作用はインフュージョンリアクション(初回与薬時24時間以内に現れるアナフィラキシー様症状、肺障害等)、うっ血性心不全である。他のモノクローナル抗体薬で1、3、4の疾患で使用できる医薬品が承認されているが、HER2発現に対するものではない。なお、HER2発現が起こるのは乳癌のほか、胃癌、結腸・直腸癌、唾液腺癌などである(1. 3. 4. ×)。

問題 ▶ 212

頻出

出題基準
Ⅲ-12-A／
副腎皮質ステロイド薬

過去問 疾 P.128

CHECK ▶ □□□

解答 **3**

長期間の使用によって骨粗鬆症になるのはどれか。
osteoporosis

1. インスリン
2. アミノフィリン
3. デキサメタゾン
4. ワルファリンカリウム

解説 1. ×　インスリンの副作用は低血糖、注射部位の障害、アナフィラキシーなどである。

2. ×　アミノフィリン(テオフィリン薬)は気管支喘息やうっ血性心不全などに対する気管支拡張、強心作用などをもつ。副作用は頻脈・動悸、悪心・嘔吐、頭痛、不整脈などである。

3. ○　デキサメタゾンは副腎皮質ステロイド薬であり、抗炎症・抗アレルギー・免疫抑制

作用などをもつ。副作用は**表38**のとおりで、骨粗鬆症がある。

4．× ワルファリンカリウムはビタミンK依存性凝固因子合成阻害薬、つまり抗凝固薬である。副作用は出血傾向、間質性肺炎、アナフィラキシーなどである。

MORE!

表38 副腎皮質ステロイド薬(デキサメタゾン・プレドニゾロン・ヒドロコルチゾン等)の作用・副作用
● 作用：抗炎症、抗アレルギー、免疫抑制作用、抗腫瘍作用など

重大な副作用		軽度な副作用
● 副腎不全・離脱症候群	● 骨粗鬆症、骨頭無菌性壊死	● 満月様顔貌(ムーンフェイス)
● 消化性潰瘍	● 精神障害(うつ状態など)	● 肥満　　　　　● 白内障
● 感染症の誘発・増悪	● 動脈硬化病変	● 浮腫　　　　　● 緑内障
● 糖尿病の誘発・増悪		● 多毛　　　　　● 高血圧症
		● 脂質異常症

池西静江, 石束佳子, 阿形奈津子 編:看護学生スタディガイド 2025. 照林社, 東京, 2024：150. より改変して引用

目標Ⅲ

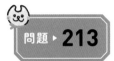

問題▶213

出題基準

Ⅲ-12-A／
糖尿病治療薬

過去問 疾 P.132
過去問 在 P.1140
過去問 113回 P.61

CHECK ▶ □□□

解答 **1**

インスリンを自己注射する場合の与薬方法はどれか。

1．皮下注射
2．皮内注射
3．筋肉内注射
4．静脈内注射

解説 インスリンを自己注射する場合には1の皮下注射で行い(1．○)、注射針は皮膚のすぐ下にある脂肪組織に刺入する。したがって、脂肪の多い腹部などが注射部位に選ばれる。
　なお、インスリン製剤のうち、速効型インスリンだけが皮下注射のほか筋肉内注射や静脈内注射・静脈内点滴が可能なインスリン製剤であるが、糖尿病性昏睡が起こったときなど、厳格な血糖値管理のもとで使用する方法である。

MORE!

表39 おもなインスリン製剤の特徴

タイプ	おもな商品名	特徴
超速効型	ノボラピッド、ヒューマログ、アピドラ	発現時間は10～20分 最大作用は30分～3時間
速効型	ノボリンR、ヒューマリンR	発現時間は30分～1時間 最大作用は1～3時間
中間型	ノボリンN、ヒューマリンN	発現時間は1～3時間 最大作用は4～12時間
混合型	ノボリン30R、イノレット30R、ヒューマリン3/7	発現時間は10分～1時間 最大作用は2～12時間
持効型溶解	ランタス、レベミル、トレシーバ	発現時間は1～2時間 最大作用は明らかなピークなし

表40 低血糖の症状と起こりやすい状態

低血糖の症状	強い空腹感、冷汗、動悸、めまい、頭痛、目のかすみ、眠気、手足の震え、脱力感、意識消失(重症時)
低血糖が起こりやすい状態	● 食事を摂るのが遅れたとき ● 食事の量が少なかったとき ● 下痢、嘔吐のあるとき ● 激しい運動をしたとき ● アルコールを飲みすぎたとき

表41　おもな経口糖尿病治療薬

分類	一般名（おもな商品名）		おもな副作用
ビグアナイド薬	メトホルミン塩酸塩（グリコラン、メトグルコ） ブホルミン塩酸塩（ジベトス）		乳酸アシドーシス、低血糖、腹痛、悪心・嘔吐、食欲不振、下痢、便秘、発疹
チアゾリジン薬	ピオグリタゾン塩酸塩（アクトス）		心不全、浮腫、体重増加
スルホニル尿素薬（SU薬）	第1世代	グリクロピラミド（デアメリンS） アセトヘキサミド（ジメリン） クロルプロパミド（クロルプロパミド「KN」）	低血糖、めまい、頭痛、肝障害、空腹感、脱力、発汗、心悸亢進、血小板減少
	第2世代	グリクラジド（グリミクロン） グリベンクラミド（オイグルコン）	低血糖、めまい、肝障害、下痢など
	第3世代	グリメピリド（アマリール）	低血糖、貧血、肝障害
速効型インスリン分泌促進薬	ナテグリニド（スターシス、ファスティック） ミチグリニドカルシウム水和物（グルファスト） レパグリニド（シュアポスト）		低血糖
αグルコシダーゼ阻害薬	アカルボース（グルコバイ） ボグリボース（ベイスン） ミグリトール（セイブル）		腹部膨満、放屁増加、便秘、下痢、肝障害、低血糖
DPP-4阻害薬	シタグリプチンリン酸塩水和物（ジャヌビア、グラクティブ） アナグリプチン（スイニー） ビルダグリプチン（エクア） アログリプチン安息香酸塩（ネシーナ） リナグリプチン（トラゼンタ） テネリグリプチン臭化水素酸塩水和物（テネリア）		めまい、低血糖（SU薬との併用）、便秘、下痢、腹部膨満、悪心・嘔吐
SGLT2阻害薬	イプラグリフロジンL-プロリン（スーグラ） ダパグリフロジンプロピレングリコール水和物（フォシーガ） ルセオグリフロジン水和物（ルセフィ） トホグリフロジン水和物（デベルザ）		低血糖、腎盂腎炎、敗血症、脱水、ケトアシドーシス、頻尿、多尿、便秘、口渇、体重減少、膀胱炎、外陰部腟カンジダ症

〈表40, 41〉池西静江, 石束佳子, 阿形奈津子 編：看護学生スタディガイド 2025. 照林社, 東京, 2024：153, 855. より一部改変して引用

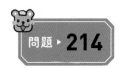

問題 ▶ 214

出題基準

Ⅲ-12-A／
中枢神経作用薬

過去問 疾 P.130
過去問 精 P.1051

CHECK ▶ ☐☐☐

解答 3

セロトニン・ドパミン受容体拮抗薬〈SDA〉が治療に使われるのはどれか。

1. 睡眠障害

2. うつ病
　depression

3. 統合失調症
　schizophrenia

4. てんかん
　epilepsy

解説　セロトニン・ドパミン受容体拮抗薬（SDA）は非定型抗精神病薬で3の統合失調症の治療に使われる（3. ○）。副作用は錐体外路症状や高プロラクチン症などがある。

1. ×　睡眠障害にはベンゾジアゼピン系などの睡眠導入剤などが使われる。

2. ×　うつ病には選択的セロトニン再取り込み阻害薬（SSRI）やセロトニン・ノルアドレナリン再取り込み阻害薬（SNRI）などが使われる。

4. ×　てんかんにはGABA誘導体や分枝脂肪酸（バルプロ酸ナトリウムなど）が使われる。

MORE!

表42　アルファベットが入っている精神科の代表的な薬

抗精神病薬	●SDA（セロトニン・ドパミン受容体拮抗薬）：リスペリドンなど ●MARTA（多元受容体作用精神病薬）：オランザビンなど
抗うつ薬	●SSRI（選択的セロトニン再取り込み阻害薬）：フルボキサミン、マレイン酸など ●SNRI（セロトニン・ノルアドレナリン再取り込み阻害薬）：ミルナシプラン塩酸塩など

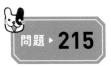

最も鎮痛作用が強いのはどれか。

1. インドメタシン
2. アセトアミノフェン
3. コデインリン酸塩
4. オキシコドン塩酸塩

頻出

出題基準

Ⅲ-12-A／
麻薬

過去問 **疾** P.131
過去問 **在** P.1164

CHECK ▶ ☐☐☐

解答 4

解説 WHO 3段階除痛ラダー（**図25**、**表43**）の第3段階の強オピオイドにはオキシコドン塩酸塩、モルヒネ塩酸塩、フェンタニルがある（4．○）。これまでの学習でオキシコドン塩酸塩について知る機会のなかった人は知識を深めてほしい。

日本で使用できるオキシコドン製剤は、経口徐放性の商品名「オキシコンチン」、経口速放性の商品名「オキノーム」、静脈注射用の商品名「オキファスト」がある。副作用はモルヒネ製剤と同様であるが、頻度は少ないという特徴がある。

目標Ⅲ

MORE!

図25 WHO 3段階除痛ラダー

- 中等度から高度の強さの痛みに用いるオピオイド
- 必要時、非オピオイド
- 必要時、鎮痛補助薬

がんの痛みからの解放

3

痛みの残存ないし増強

2

痛みの残存ないし増強

1

非オピオイド、弱オピオイド、強オピオイドの3つに分けて、痛みの強さに応じて切り替えていく

- 軽度から中等度の強さの痛みに用いるオピオイド
- 必要時、非オピオイド
- 必要時、鎮痛補助薬

- 非オピオイド
- 必要時、鎮痛補助薬

痛み

表43 WHOがまとめた鎮痛薬使用の基本原則

1	経口的に
2	時刻を決めて
3	患者ごとに
4	そのうえでの細かい配慮を

※2018年改訂で概略的な指針に過ぎないとされている。

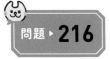

問題 ▶ **216**

出題基準

Ⅲ-12-A／
消炎鎮痛薬

過去問 **疾** P.133

CHECK ▶ ☐☐☐

解答 3

非ステロイド抗炎症薬の副作用はどれか。

1. 多　毛
2. 緑内障
glaucoma
3. 喘息誘発
4. 満月様顔貌

解説 1の多毛、2の緑内障、4の満月様顔貌は副腎皮質ステロイド薬の副作用である（1．2．4．×）。非ステロイド抗炎症薬では、3の喘息の誘発・増悪（使用したのがアスピリンでなくてもアスピリン喘息と呼ぶことがある）やアナフィラキシーショック、消化性潰瘍などの胃腸障害、出血傾向などが副作用である（3．○）。

表44 非ステロイド抗炎症薬のおもな副作用

①過敏症	ショック、虚脱、低体温症、四肢冷却
②腎障害	浮腫、尿量減少、高血圧、間質性腎炎
③血液障害	出血傾向、骨髄障害(再生不良性貧血、顆粒球減少症、血小板減少症、溶血性貧血)
④消化管障害	消化性潰瘍、腸管穿孔、胃腸出血、悪心・嘔吐、下痢、直腸・肛門出血(坐剤)
⑤肝障害	肝機能障害、膵炎
⑥中枢神経障害	眠気、めまい、耳鳴、インフルエンザ脳症の増悪、無菌性髄膜炎
⑦アスピリン喘息	気管支喘息の誘発・増悪
⑧心血管障害	虚血性心疾患、心筋梗塞等(低用量アスピリンを除く)

矢﨑義雄 監修, 松澤佑次, 永井良三, 伊藤貞嘉 他 編：ポケット判 治療薬UP-TO-DATE（2020年版）．メディカルレビュー社, 東京, 2020：617. より引用

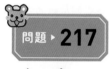

問題▶217

頻出　五肢

出題基準
Ⅲ-12-B／
禁忌

過去問 疾 P.127
過去問 113回 P.47

CHECK▶ □□□

解答 **5**

アトロピン硫酸塩水和物(抗コリン薬)の禁忌はどれか。
1. 気管支喘息
   bronchial asthma
2. 胆石症
   cholelithiasis
3. 尿管結石症
   ureterolithiasis
4. 十二指腸潰瘍
   duodenal ulcer
5. 麻痺性イレウス
   paralytic ileus

解説 抗コリン薬では緑内障(散瞳による眼圧上昇で悪化)、前立腺肥大症による排尿障害(尿路の運動が抑制されるため悪化)、麻痺性イレウス(消化管の運動が抑制されるため悪化)などが禁忌の代表例である。第113回午後25で緑内障が出題された。

1. × 気管支喘息を禁忌とする代表薬はβ遮断薬である。

2. 3. × 抗コリン薬の適応疾患が胆石症や尿管結石症であり、禁忌例ではない。これは胃腸や胆管、尿管のけいれんを抑えることで痛みを和らげるからである。

4. × 胃・十二指腸潰瘍の治療にも使用する。禁忌ではない。

5. ○ 消化管の運動を抑制するため麻痺性イレウスを悪化させるおそれがある。

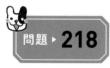

問題▶218

頻出

出題基準
Ⅲ-12-B／
禁忌

過去問 基 P.365

CHECK▶ □□□

解答 **3**

カリウム製剤を希釈し点滴静脈内注射とする理由で正しいのはどれか。
1. 血管を詰まらせないようにするため。
2. 製剤のpHを調整するため。
3. 心臓伝導障害を防止するため。
4. 製剤の粘度を低くするため。

解説 カリウムイオンを短時間に大量与薬すると高カリウム血症となり、心臓伝導障害(不整脈、心停止)が起こる(3. ○)。そのため、カリウム製剤は、カリウムの濃度として40mEq/L以下に希釈し、よく振とう混和し均等な状態にして点滴静脈内注射で補充する。1、2、4の選択肢はすべて誤りである。

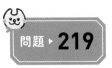

問題▶219

出題基準

Ⅲ-12-B／
保存・管理方法

過去問 基 P.358

CHECK ▶ □□□

解答 2

金庫などの施錠できる堅固な設備内に保管しなくてはならないのはどれか。

1. ペンタゾシン
2. フェンタニル
3. 日本脳炎ワクチン
4. アドレナリン

解説 表45のとおり、麻薬および向精神薬取締法で鍵のかかる堅固な設備内に保管すると定められているのは麻薬であり、選択肢のなかでは2のフェンタニルが該当する（2．○）。

1. × ペンタゾシンは鎮痛薬であるが、劇薬でかつ向精神薬でもある。
3. × 日本脳炎のワクチンは劇薬であり、10℃以下でほかの薬品と区別して保管する。
4. × アドレナリンは劇薬であり、ほかの薬品と区別して保管する。

MORE!

表45 薬物の保管

普通薬	特定の規制なし	
劇薬	ほかの薬品と区別して保管	医薬品医療機器等法による
毒薬	ほかの薬品と区別し、鍵のかかる場所に保管	
麻薬	ほかの薬品と区別し、鍵のかかる堅固な設備内に保管	麻薬および向精神薬取締法による
向精神薬	鍵のかかる設備内に保管	

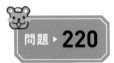

問題▶220

出題基準

Ⅲ-12-B／
薬理効果に影響する要因

過去問 疾 P.117, 118

CHECK ▶ □□□

解答 1

薬物が初回通過効果を受けるのはどれか。

1. 内　服
2. 皮内注射
3. 皮下注射
4. 筋肉内注射
5. 静脈内注射

解説 経口与薬された薬物が消化管で吸収されて、門脈を経て肝臓に入り、代謝を受けることを初回通過効果という（1．○）。この初回通過効果を経ると薬物の効果が減少する。

　経口ではない舌下投与や注射などは初回通過効果を受けず、また作用発現までの時間が短くなる。

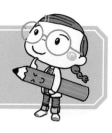

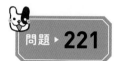

問題 ▶ 221

出題基準
IV-13-A／
言語的コミュニケーション

過去問 基 P.269

CHECK ▶ □□□

解答 4

Open ended question〈開かれた質問〉はどれか。
1. 「悩みごとはありますか」
2. 「書類を持ってきましたか」
3. 「気分は悪くありませんか」
4. 「最近の食欲はどうでしたか」

解説 closed question（クローズド　クエスチョン）（閉じた質問、はい・いいえ形式）とは、「はい・いいえ」といった返事が返ってくる質問のことで、短い時間で情報を得ることができるが、会話が広がりにくく、詳しい情報は得られにくい。詳しい情報を得るにはopen ended question（オープン　エンディッド　クエスチョン）（開かれた質問、自由回答方式）が向いている。

選択肢のなかで1～3は「はい・いいえ」で答えられる質問である（4.　○）。

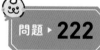

問題 ▶ 222

出題基準
IV-13-A／
非言語的コミュニケーション

CHECK ▶ □□□

解答 3

非言語的コミュニケーションはどれか。
1. 手　紙
2. 筆　談
3. 視　線
4. 手　話

解説 言葉や文章の形でやりとりするのは言語的コミュニケーションである（1.　2.　4.　×）。一方、表情、視線、態度、服装、ジェスチャー、相手との距離のとり方、姿勢などは、非言語的コミュニケーションに分類される（3.　○）。非言語的コミュニケーションは、言語的コミュニケーションよりも感情的・関係的な情報を多く伝えられることがある。

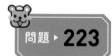

問題 ▶ 223

出題基準
IV-13-A／
面接技法

過去問 基 P.268

CHECK ▶ □□□

解答 3

看護師が患者と面談する際に最も適切なのはどれか。
1. 患者の正面に位置を取る。
2. メモを取ることに集中する。
3. 患者と視線の高さを合わせる。
4. ラポールが生じないようにする。

解説 1.　×　できれば患者の正面ではなく、最もリラックスできるとされる斜め45度に位置を取る。
2.　×　メモを取ることに集中せず、ときどきうなずいたり、視線を合わせたりして話を聴いていることが伝わるほうがよい。
3.　○　患者と視線の高さを合わせるのが最も適切である。患者の姿勢・体位に合わせて看護師が調整する。
4.　×　相手との間に意思の交流、感情的共感が生まれることをラポールという。面談にはラポールがあったほうがよい。

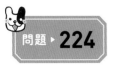

問題 ▶ 224

頻出

出題基準
Ⅳ-13-B／
情報収集、アセスメント

過去問 基 P.272
過去問 113回 P.45

CHECK ▶ ☐☐☐

解答 2

客観的情報について正しいのはどれか。
1. 会話によって得られる。
2. バイタルサインが含まれる。
3. Sデータと呼ぶことがある。
4. ナラティブで伝える情報である。

解説 1. ✕ 会話によって得られるのは対象の主観的情報である。

2. ○ 客観的情報にはバイタルサイン、検査結果、検査所見などが含まれる。客観的情報は事実を具体的に示すものである。

3. ✕ Sデータ（Subjective data）と呼ぶのは主観的情報である。客観的情報はOデータ（Objective data）と呼ぶ。

4. ✕ ナラティブで伝える情報は対象の主観的情報が中心である。ナラティブとは対象が表現する言葉や物語を指す。このナラティブに注目したり分析したりすることで患者中心の医療・看護をめざす。

MORE!

図1　看護過程のプロセスの例

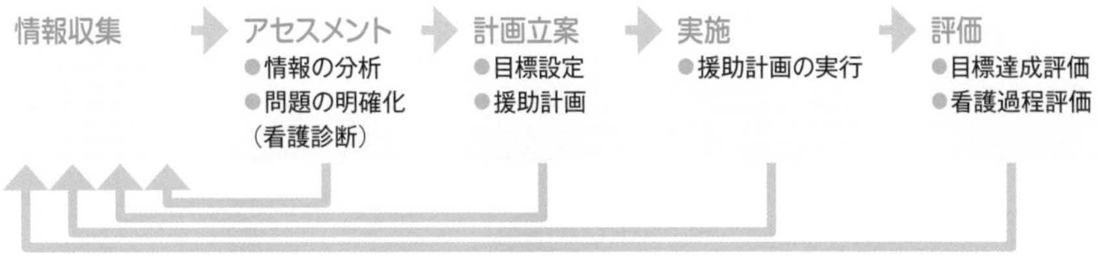

情報収集 ➡ アセスメント ➡ 計画立案 ➡ 実施 ➡ 評価
　　　　　　●情報の分析　　●目標設定　　●援助計画の実行　　●目標達成評価
　　　　　　●問題の明確化　●援助計画　　　　　　　　　　　●看護過程評価
　　　　　　（看護診断）

※看護過程のプロセスには、アセスメントに情報収集を含むもの、アセスメントに看護問題の明確化（看護診断）を含まないもの、情報収集ではなくデータ収集とするなど諸説あるが、ここでは出題基準の小項目に沿ったプロセスで例を挙げる。

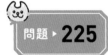

問題 ▶ 225

出題基準
Ⅳ-13-B／
計画立案

CHECK ▶ ☐☐☐

解答 4

看護目標について正しいのはどれか。
1. 退院するまで変更しない。
2. 医師の指示のもとで計画を立てる。
3. 目標は数値化できるものにする。
4. 問題解決思考をもとに設定する。

解説 1. ✕ 退院するまで変更しないのではなく、短期目標・長期目標の設定があり、状況に応じて看護目標は変更できる。

2. ✕ 計画立案や目標設定に医師の指示は不要である。

3. ✕ 目標は数値化できるものに限らず、「（患者が）セルフケアができる」「疼痛の訴えが少なくなる」などの目標を設定することもある。

4. ○ 看護過程では看護問題を明確にし、それを解決するために目標を設定し、計画を立案する。これが問題解決思考である。

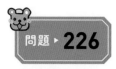

看護過程における実施について正しいのはどれか。

1. 問題の要因を特定する。
2. 実施したことは記録に残す。
3. 対象者の反応は記録しない。
4. 実施中の反応に関係なく計画どおりに行う。

解説 1. × 問題の要因を特定するプロセスはアセスメントである。

2. ○ 計画立案後に、計画に基づいて看護介入を行うことが実施で、実施したことは記録に残し評価する。

3. × 実施したケアおよび対象者の反応は記録しなくてはならない。

4. × 実施中の反応によっては計画どおりではなく修正したり中止することも必要である。

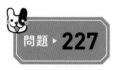

看護過程における評価について正しいのはどれか。

1. 評価は主観的に行う。
2. 評価のための委員会やチームをつくる。
3. 望ましい変化がみられない場合も計画を続行する。
4. 目標の達成度や実施した看護行為について評価する。

解説 1. × 評価は対象者の情報をもとに客観的に行う。

2. × 看護過程の評価は担当看護師が中心となって行い、評価のための委員会などはつくらない。他のスタッフの意見を必要とするときにカンファレンスなどを活用する。

3. × 望ましい変化がみられない場合は、計画の変更や修正を検討する必要がある。

4. ○ 目標の達成度に応じて、計画を終了・継続・変更・修正し、患者の状態・反応などから実施した看護行為についても評価する。

国試に出た人名と特徴

人名		特徴
ナイチンゲール, F.	1820〜1910	看護を定義した。著書に『看護覚え書』(1860)
リチャーズ, L.	1841〜1930	アメリカで最初の有資格看護師
フロイト, S.	1856〜1939	精神分析理論を創始し、心はイド・自我・超自我から成り立つとした
ゴールドマーク, J.C.	1877〜1950	「ウィンスロー・ゴールドマーク報告書(ゴールドマークレポート)」(1923)をまとめた
シュナイダー, K.	1887〜1967	統合失調症の一級症状と二級症状を定型化した
ヘンダーソン, V.	1897〜1996	14項目の基本的看護の構成要素をまとめた。著書に『看護の基本となるもの』(1961)
ブラウン, E.L.	1898〜1990	看護の社会における役割の拡大と専門職としての看護教育のあり方に関する改善案をまとめた「ブラウンレポート(これからの看護)」を発表
ウィーデンバック, E.	1900〜1996	著書に『臨床看護の本質』(1964)
エリクソン, E.H.	1902〜1994	漸成的発達理論を提唱した
セリエ, H.	1907〜1982	ストレス理論を提唱した
ペプロウ, H.E.	1909〜1999	「患者−看護師関係」について論じた。著書に『人間関係の看護論』(1952)
ロジャーズ, M.E.	1914〜1994	著書に『単一人間の科学』(1970)
オレム, D.E.	1914〜2007	セルフケア理論を提唱。著書に『看護実践における基本概念』(1972)
アブデラ, F.G.	1919〜2017	著書に『患者中心の看護』(1960)
レイニンガー, M.M.	1925〜2012	著書に『文化ケアの多様性と普遍性―看護理論』(1991)
トラベルビー, J.	1926〜1973	著書に『看護の対人間的側面』(1971)
キューブラー・ロス, E.	1926〜2004	死にゆく人の心理過程をまとめた
アギュララ, D.C.	1927〜2002	問題解決型危機モデルを論じた。危機に直面した際には「現実的な知覚」「適切な社会支援」「適切な対処機制」によって均衡を取り戻せるとした。
ロイ, S.C.	1939〜	4つの適応様式をもつ適応システムをまとめた。著書に『看護概論-適応モデル』(1976)

いっしょに使おう! プチナース国試シリーズ

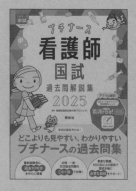

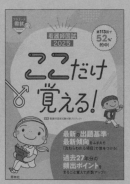

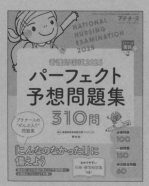

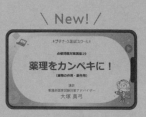

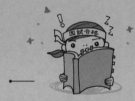

解答・解説は赤シートでも隠せますが、
文字が見えるのが気になる場合はこのシートで隠してください。

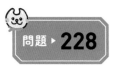

問題▶228

頻出

出題基準
Ⅳ-13-C／
バイタルサインの観察

過去問 基 P.274

CHECK▶☐☐☐

解答 1

腋窩で体温を測定する方法で最も適切なのはどれか。

1.
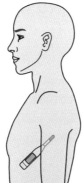

2.
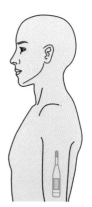

3.

4.
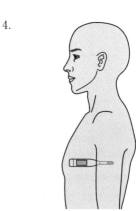

解説 腋窩中央（最深部）付近に腋窩動脈が走行するため、体温計の先端の感温部が腋窩奥深くにくるように、身体の前下方から後上方に向けて挿入する。下におろした手の上腕に対して30〜45度の角度となる（1. ○）。

2. ✕ この入れ方でも最深部に挿入可能であるが、上腕を体幹と密着させることが難しくなり、隙間ができやすい。

3. 4. ✕ 腋窩最深部に体温計の感温部が触れていない。

MORE!

表1 体温の測定部位と部位別概要

測定部位	温度	測定方法・留意点	備考
腋窩温	36.0〜37.0℃	●感温部が腋窩動脈に触れるように、腋窩最深部に身体の前下方から後上方に向けて挿入する ●測定時間：約10分	体表温度で外部環境の影響を受けやすい
口腔温	腋窩温＋約0.2〜0.5℃	●舌の下面の正中にある舌小体を避け、口唇中央から左右どちらかに、30〜40度斜めから挿入する。意識障害者には行うべきでない ●測定時間：約5分	
鼓膜温	腋窩温＋約0.5〜0.8℃	●外耳道に耳式体温計を挿入する ●測定時間：1〜2秒	
直腸温	腋窩温＋約0.8〜1℃	●肛門から5〜6cmの深さに検温器を挿入する ●測定時間：約3分	深部体温で外部環境に最も影響されにくい（核心温度に最も近い）

池西靜江, 石束佳子, 阿形奈津子 編：看護学生スタディガイド2025. 照林社. 東京, 2024：264. より引用

目標Ⅳ

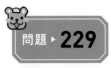

問題 ▶ 229

頻出

出題基準
IV-13-C／
意識レベルの評価

過去問 基 P.276

CHECK ▶ ☐☐☐

解答 2

ジャパン・コーマ・スケール〈JCS〉の2桁で表されるのはどれか。

1. 意識清明な状態
2. 刺激すると覚醒する状態
3. 刺激しても覚醒しない状態
4. 氏名と年齢が言える状態

解説 1. × 意識清明な状態は0（ゼロ）で表される。

2. ○ 刺激すると覚醒する状態は2桁（II 10～30）である。

3. × 刺激しても覚醒しない状態は3桁（III 100～300）である。

4. × 氏名と年齢が言える状態というレベルはない。

MORE!

表2 JCS（ジャパン・コーマ・スケール）

I 刺激しなくても覚醒している	
1	意識清明とはいえない
2	見当識障害がある
3	自分の名前、生年月日が言えない
II 刺激すると覚醒する	
10	呼びかけに容易に開眼する
20	刺激で開眼する（離握手など簡単な命令に応じる）
30	痛み刺激を加えつつ呼びかけを繰り返すとかろうじて開眼する
III 刺激しても覚醒しない	
100	痛み刺激に対し、払いのけるような動作をする
200	痛み刺激で少し手足を動かしたり、顔をしかめる
300	痛み刺激にまったく反応しない

● 必要があれば、患者の状態を付加する。
　R（restlessness）：不穏、I（incontinence）：失禁、
　A（akinetic mutism、apallic state）：自発性喪失
● 評価例：3A、3Rなど
● 桁が大きくなるほど意識障害が重度。

表3 GCS（グラスゴー・コーマ・スケール）

開眼機能（E）(Eye Opening)	
4	自発的に
3	呼びかけにより
2	痛み刺激により
1	開眼せず
言語機能（V）(Best Verbal Response)	
5	見当識あり
4	会話混乱
3	言語混乱
2	理解不明な声
1	発語せず
運動機能（M）(Best Motor Response)	
6	命令に従う
5	痛み刺激に払いのけ
4	逃避反射
3	異常な屈曲反応（除皮質硬直）
2	異常な伸展反応（除脳硬直）
1	まったく動かない

● 開眼・言語・運動機能の各項目の点数を合計する。
● 最低は3点であり、最高は15点である。
● 必要時、患者の状態が付記される。
　T：気管挿管、気管切開　A：失語症　E：眼瞼浮腫
● 評価例：「E：3」+「V：1T」+「M：4」など

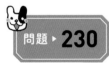

問題 ▶ 230

頻出

出題基準
IV-13-C／
呼吸状態の観察

過去問 基 P.278

CHECK ▶ ☐☐☐

呼吸音の聴診でチリチリという細かい断続性副雑音が聴取されたときに考えられるのはどれか。

1. 気管の狭窄
2. 胸膜での炎症
3. 肺胞の弾力性の低下
4. 肺胞の分泌物貯留

解答 3

解説 1. × 気管、比較的太い気管支の狭窄では低音の連続性副雑音である類鼾音（るいかんおん）が起こる。

2. × 胸膜での炎症では胸膜がこすれ合う胸膜摩擦音が生じる。ギューギューという音である。

3. ○ チリチリという細かい断続性副雑音とは捻髪音（ねんぱつおん）のことである。肺線維症など弾力性が低下した肺が膨らむときに生じる。

4. × 肺胞などの末梢性気道での分泌物貯留ではポコポコとした粗い断続性副雑音（水泡音）が生じる。肺炎、肺水腫が代表的な疾患である。

なお、細い気管支の狭窄では高音の連続性副雑音（笛声音（てきせいおん））が起こる。P.223表9「副雑音の種類」を参照。

MORE!

表4 呼吸音聴取部位と観察のポイント

呼吸音	吸気：呼気	音の質	正常な聴取部位
気管支音	1：2	●高調音 ●吸気より呼気で音が大きい	気管直上とその周囲
気管支肺胞音	1：1	●中音調 ●吸気・呼気の長さが等しい	第2・第3肋間の胸骨の左右、背面は第1〜4胸椎の左右
肺胞音	2.5：1	●低調音 ●呼気より吸気がはっきり聴こえる ●風が吹き抜けたようなやわらかな音	肺野末梢

池西靜江, 石束佳子, 阿形奈津子 編：看護学生スタディガイド2025. 照林社, 東京, 2024：275. より引用

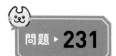

問題 ▶ 231

出題基準

Ⅳ-13-C／
腸蠕動音聴取

CHECK ▶ □□□

解答 4

開腹術後の患者で金属性の腸蠕動音が聴かれた場合に最も考えられるのはどれか。

1. 腹膜炎
   peritonitis
2. 後出血
   secondary hemorrhage
3. 縫合不全
   dysgraphia
4. 閉塞性腸閉塞
   obstructive intestinal obstruction

解説 開腹術後には機械的腸閉塞が生じる可能性がある。金属性の腸蠕動音、排ガスの停止、腹部膨満感、嘔吐、腹痛などの症状に注意する。機械的腸閉塞には閉塞性（単純性）腸閉塞や絞扼性（複雑性）腸閉塞がある。特に閉塞性（単純性）腸閉塞では、金属性の高い音調の蠕動音が特徴的である（4. ○）。

1の腹膜炎では腸蠕動音が消失する可能性があり、3の縫合不全から腹膜炎となった場合も同様である。2の後出血のみでは金属性の腸蠕動音は考えにくい。

MORE!

表5 腸蠕動音の聴診の評価
●腹部の4分割法における1か所を1分間聴診する。
●1分間で腸蠕動音が聴取されない場合、5分間継続して聴診する。

腸蠕動音	評価	おもな原因
1分間で聴取される	正常	
1分間で聴取できない	腸蠕動音減少	絞扼性腸閉塞
5分間で聴取できない	腸蠕動音消失	麻痺性腸閉塞（イレウス）、腹膜炎など
高い音が聴こえる	腸蠕動音亢進	腸炎、下痢、閉塞性腸閉塞（金属性の高ピッチな音）

●麻痺性腸閉塞（イレウス）やけいれん性腸閉塞を機能的腸閉塞という。

問題▶232

出題基準

Ⅳ-13-C／
運動機能の観察

過去問 基 P.283

CHECK▶ ☐☐☐

解答 2

写真（**視覚素材No.1**）でアセスメントするのはどれか。

1. 平衡機能
2. 運動機能
3. 認知機能
4. 嗅覚機能

解説 写真は指鼻指試験である。対象者は検査者の指と対象者自身の鼻に交互に触れる。検査者は指を広い範囲で動かす。協調運動の障害、小脳半球の機能をみる（2. ○）。1の平衡機能をみるには片足立ち試験、ロンベルグ試験があり、小脳虫部の機能をみる。3の認知機能をみるのは改訂長谷川式簡易知能評価スケール（HDS-R）やミニメンタルステート検査（MMSE）などがある。

MORE!

図2 指鼻指試験

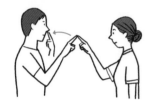 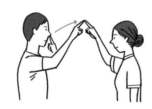

患者の指で検者の指と患者自身の鼻に交互に触れてもらう。検者は標的となる指を広い範囲に動かし、患者の指で追ってもらう。指鼻試験と同様に、検者は患者の指の動きを観察する。

表6 徒手筋力テスト（MMT）

●MMTは、各部位に抵抗力や重力を加えた状態で運動を行い、筋力を評価する。
●筋の収縮がない状態を0とし、健常筋と同じ筋力を5とする。0〜5の6段階で評価する。

5	Normal（N）	正常。最大抵抗を加えても、最終運動域を保ち続ける
4	Good（G）	ある程度強い抵抗を加えても完全に関節を動かすことができる
3	Fair（F）	重力に抗して運動できるが、抵抗があると運動が妨げられる
2	Poor（P）	重力に抵抗して動かせない
1	Trace（T）	筋肉の収縮は認めるが、関節運動は起こらない（筋電図で反応）
0	Zero（Z）	触知によっても視察によっても無活動で、筋の収縮がない（完全麻痺）

表7 股関節の運動

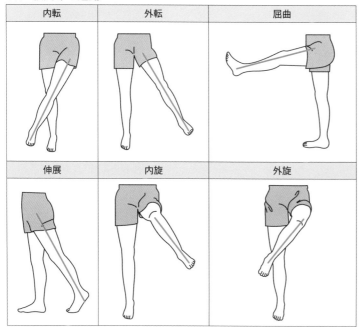

内転	外転	屈曲
伸展	内旋	外旋

関節可動域（ROM）の
なかでよく出題される
ので覚えておこう

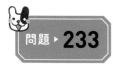

問題▶233

出題基準

Ⅳ-14-A／
食事の環境整備、食事
介助

過去問 基 P.316
過去問 在 P.1149

CHECK ▶ ☐ ☐ ☐

解答 4

嚥下障害のある患者の食事介助で適切なのはどれか。

1. むせたときは水分を飲ませる。
2. 一口に入れる量をなるべく多くする。
3. 上方からスプーンを口腔内に入れる。
4. 口のなかの食物を飲み込んだのを確認しながら介助する。

解説 1. × 嚥下障害があると水分によってよりむせやすい状態になるため、顔を下に向けて咳をさせてむせがおさまるのを待つ。その後ゆっくり呼吸してもらう。

2. × 一口の量は多すぎないようにする。ティースプーン1杯程度をめやすにし、患者に合った量を調整する。

3. × スプーンを口腔内に入れるときは口の正面からまっすぐ(平行)に入れる。下顎が上がってしまうと頸部が後屈してしまい誤嚥しやすい。

4. ○ 嚥下を確認してから次の食物を口に入れるようにする。

目標
Ⅳ

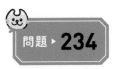

誤嚥を予防するために最も適切なのはどれか。

1. 食事中の頸部の軽度後屈
2. 会話をしながらの食事
3. 食前1時間前からの上半身挙上
4. 食前の水分摂取による口腔内刺激

頻出

出題基準
Ⅳ-14-A／
誤嚥の予防

過去問 基 P.316, 317

CHECK ▶ ☐ ☐ ☐

解答 **4**

解説 1. × 食事中には頸部を軽度後屈ではなく軽度前屈するとよい。

2. × 「ながら食事」は集中力が低下して誤嚥しやすくなる。特に会話はリスクが高い。

3. × 食前ではなく、食後に1時間程度の上半身挙上が望ましい。

4. ○ 食前に水分摂取や含嗽で口腔内を湿らせるとよい。口腔内が湿っていると味覚がよくなる、感覚刺激となる、飲み込みやすくなるなどのメリットがある。

MORE!

● 誤嚥防止のために、首の後ろにクッションなどを固定しておくと、頸部が少し前屈し、嚥下しやすい（**図3**）。

● 逆流による誤嚥性肺炎を予防するために、食後1時間程度は上半身を挙上した姿勢をとってもらうとよい。

図3 誤嚥防止のための体位（頸部前屈）

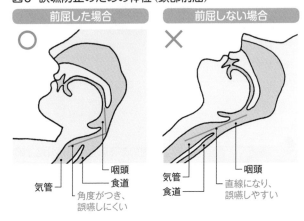

前屈した場合 ○

前屈しない場合 ×

気管 咽頭 食道 角度がつき、誤嚥しにくい

気管 食道 咽頭 直線になり、誤嚥しやすい

図4 嚥下のメカニズム

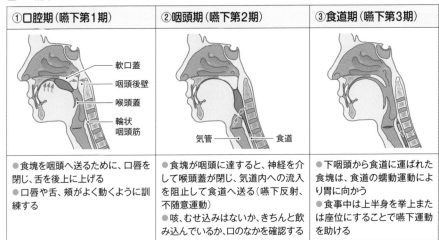

①口腔期（嚥下第1期）	②咽頭期（嚥下第2期）	③食道期（嚥下第3期）
軟口蓋 咽頭後壁 喉頭蓋 輪状咽頭筋	気管　食道	
● 食塊を咽頭へ送るために、口唇を閉じ、舌を後上に上げる ● 口唇や舌、頬がよく動くように訓練する	● 食塊が咽頭に達すると、神経を介して喉頭蓋が閉じ、気道内への流入を阻止して食道へ送る（嚥下反射、不随意運動） ● 咳、むせ込みはないか、きちんと飲み込んでいるか、口のなかを確認する	● 下咽頭から食道に運ばれた食塊は、食道の蠕動運動により胃に向かう ● 食事中は上半身を挙上または座位にすることで嚥下運動を助ける

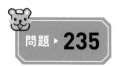

問題 ▶ **235**

新規項目

出題基準

Ⅳ-14-B／
排泄の援助（床上）

過去問 基 P.324

CHECK ▶ ☐ ☐ ☐

和洋折衷便器を使用して床上で排泄するときの、便器の当て方で正しいのはどれか。

1.

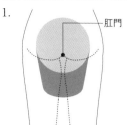

2.

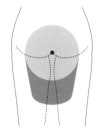

3.

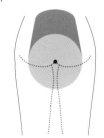

4.

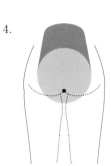

解答 3

解説 これまで、洋式便器での床上排泄についてイラストで出題されてきたが（**図5**）、ふたのある和洋折衷便器についても使用方法を確認しておきたい。

肛門が便器の中央の真上にくるようにし、先端が狭くなっているほうに殿部を乗せることに注意する（3. ○）。イラストでは表現されていないが持ち手が**図6**のようになっているため、差し入れ・抜き去るときのことを考えれば3か4であることがわかる。

図5 洋式便器の正しい当て方

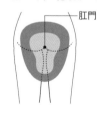

第104回と第101回の国試に出題されている

図6 和洋折衷便器

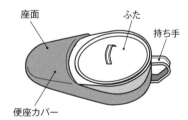

座面　ふた　持ち手　便座カバー

目標Ⅳ

143

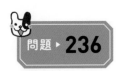

ポータブルトイレについて適切なのはどれか。
1. 使用のたびにベッドサイドに運ぶ。
2. 便器の底にトイレットペーパーを敷いておく。
3. 排泄物は8割くらいたまったところで捨てる。
4. ベッドを自力で降りることができない患者に向いている。

出題基準
Ⅳ-14-B／
排泄の援助（ポータブルトイレ）

CHECK ▶ □□□

解答 2

解説 ポータブルトイレ使用時の注意点は、ベッドの乗降に関連する転倒の危険があること、病室に他の患者がいる場合には音や臭気の気兼ねが生じること、必要に応じて適切な手すりとなるものがあるように配慮することなどである。
1. 4. × 使用のたびにベッドサイドに運ぶのではなく、ベッドサイドに置いて使用するのが一般的である。ベッド上で使用し、ベッドを自力で降りることができない患者に向いているのは差し込み便器である。
2. ○ 便器の底にトイレットペーパーを敷いておくと、排泄したときの飛沫の発生を少なくでき、排泄時の音も軽減される。
3. × 排泄物は排泄後にすぐに捨てる。したがって、排泄後にナースコールをしてもらうように伝えておくとよい。

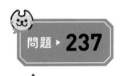

テープでとめるタイプのおむつが最も適しているのはどれか。
1. 1人で衣類の着脱ができる。
2. 介助があれば歩くことができる。
3. ほとんどの時間を寝て過ごしている。
4. 1日のうちにリハビリテーションの時間が多くある。

出題基準
Ⅳ-14-B／
排泄の援助（おむつ）

CHECK ▶ □□□

解答 3

解説 1. × 1人で衣類の着脱ができる場合でも、テープでとめるタイプのおむつは着脱しにくい。失禁用の下着やパンツ型の紙おむつが向いている。
2. 4. × 介助があれば歩くことができる場合や1日のうちにリハビリテーションの時間が多くある場合は、ずれにくいパンツ型の紙おむつが向いている。
3. ○ ほとんどの時間を寝て過ごしていて、患者が嫌がらないのであればテープでとめるタイプのおむつが向いている。ベッド上に臥床したままでも換えることができる。

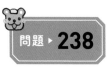

頻出

出題基準

Ⅳ-14-B／
導尿

過去問 基 P.325
過去問 113回 P.14

CHECK▶ ☐☐☐

解答 2

成人男性の尿道へのカテーテル挿入について適切なのはどれか。

1. カテーテルは8～10cm挿入する。
2. 尿道口からカテーテルを挿入するときは陰茎を腹壁に対して90度にする。
3. 油性の潤滑剤を使う。
4. 無菌操作は不要である。

解説 1. × 男性は18～20cm挿入するので、8～10cmでは短かすぎる。
2. ○ 尿道口から挿入を開始するときは陰茎を腹壁に対して90度にする。
3. × カテーテルの材質への影響を考え、油性の潤滑剤の使用は避ける。
4. × 無菌操作は必要であり、尿道口も消毒する。

MORE!

図7 導尿のポイント

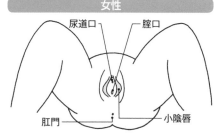

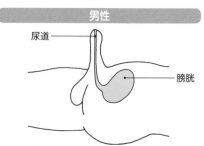

女性	男性
尿道口 腟口 肛門 小陰唇	尿道 膀胱

女性
● 体位：仰臥位、両膝を屈曲し足を開く。
● 小陰唇を開く。
● 尿道口の中央・左右の順に消毒する。
● カテーテル挿入：4～6cm※
※第98回では4～6cm、第102回では5～7cmで出題されている

男性
● 体位：仰臥位、下肢を伸展する。
● 陰茎の包皮を開いて尿道口を消毒する。
● 陰茎を上にあげ、尿道がまっすぐになるようにする※。
● カテーテル挿入：18～20cm
※尿道球部に達すると抵抗を感じるので陰茎を下腿側に向けて挿入する

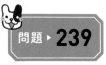

頻出

出題基準

Ⅳ-14-B／
浣腸

過去問 基 P.327, 328
過去問 112回 P.43

CHECK▶ ☐☐☐

解答 2

成人に対して浣腸液を注入する際にカテーテルを挿入する長さはどれか。

1. 肛門から2～3cm
2. 肛門から4～5cm
3. 肛門から6～7cm
4. 肛門から8～9cm

解説 浣腸液は40℃程度に温め、肛門から4～5cm挿入する（2. ○）。体位は左側臥位が適しており、立位での挿入は直腸穿孔のリスクがあるため行わない。注入時は腹筋や括約筋の緊張が少なくなるよう口呼吸をしてもらい、注入後3～5分間程度排便をがまんしてから努責するように伝える。

目標Ⅳ

MORE!

図8 グリセリン浣腸の手順とポイント

❶ グリセリン浣腸液を事前に温めておく（40℃程度）。
❷ 注入時の体位は左側臥位とする。
❸ 手袋をはめ、チューブの先端に潤滑剤を塗って約5cm挿入し、浣腸液を注入する。挿入時には口呼吸をしてもらう。
❹ 注入が済んだら、トイレットペーパーで肛門部を押さえ、カテーテルを静かに抜去する。
❺ 患者をトイレに促す。あるいは、仰臥位にして膝を曲げて便器を当て、ナースコールを準備する。

左側臥位　薬液がスムーズに流入する

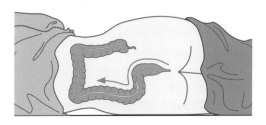

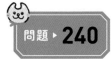

問題▶240

出題基準
Ⅳ-14-B／
摘便

CHECK▶ □□□

解答 **3**

摘便の目的で最も適切なのはどれか。
1. 腸管のガスを保持する。
2. 腸壁の水分吸収を促進する。
3. 腸管内の便を除去する。
4. 腸管の蠕動を促進する。

解説 摘便では直腸内の便、特に硬便を除去する（3．○）。その他の注意点としては、肛門裂傷や粘膜損傷を避けるため、指は4〜5cmくらいまでの挿入にとどめる。排便による腹圧の減少や、腸管に分布している神経への刺激、ストレスや緊張によって迷走神経反射が生じ、施行後に血圧が低下したり、不整脈が起こることがあるので、注意する。潤滑油を実施者のゴム手袋を着けた指に塗り、便を掻き出す。肛門の緊張を緩和するために口呼吸をしてもらう。
　1の腸管のガスの保持ではなく、とどまった便を取り除くことにより、むしろガスは除去される。2の腸壁の水分吸収や4の腸管の蠕動が摘便によって直接的に促進されるわけではなく、二次的な効果である。

問題▶241

出題基準
Ⅳ-14-B／
失禁のケア

過去問 基 P.329

CHECK▶ □□□

次のような体勢で行うトレーニングが有効なのはどれか。

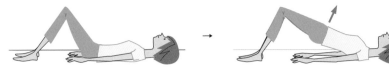

1. 切迫性尿失禁
   urge incontinence of urine
2. 溢流性尿失禁
   overflow incontinence of urine
3. 腹圧性尿失禁
   stress incontinence of urine
4. 機能性尿失禁
   functional incontinence of urine

解答 3

解説 イラストのような体勢で肛門を締めるようなトレーニングが有効なのは、骨盤底筋群の脆弱化によって起こる3の腹圧性尿失禁である（3．○）。

MORE!

表8　尿失禁の種類

切迫性尿失禁	●尿意を感じて、トイレで排尿するまでの間に尿が漏れてしまう ●高度の膀胱炎、前立腺肥大症、排尿筋反射亢進型の神経因性膀胱などで生じる
機能性尿失禁	●排尿機構は保たれているが、体動が不自由であり、尿意を感じてからトイレにたどりつくまでに尿が漏れる ●認知症、運動障害、高齢者などで生じる
腹圧性尿失禁	●くしゃみ、重い物を持つなどの、腹部に圧力が加わった場合に尿が漏れる ●とくに経産婦に多く、原因は出産と加齢により骨盤底筋群が弛緩したため
溢流性尿失禁 （奇異性尿失禁）	●高度の前立腺肥大症、排尿筋反射消失型の神経因性膀胱の末期状態に生じる ●尿をしようとするにもかかわらず排尿はまったくなく、常に尿がだらだら漏れる状態になる

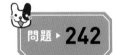

問題▶242

出題基準

Ⅳ-14-C／
体位、体位変換

過去問 基 P.300, 301

CHECK▶□□□

解答 1

基底面積が最も小さい体位はどれか。
1．端座位
2．仰臥位
3．側臥位
4．シムス位

解説 1．○　ベッドの端に座り足を下ろした状態の端座位は、心肺への負担が比較的少ない体位であるが、基底面積（殿部から大腿の一部）が小さい。
2．×　基底面積が最も大きい仰臥位では、全身の骨格筋の緊張が少なく、消費エネルギーも少ない。その一方で、仰臥位を続けていると、褥瘡の危険性は増すので注意する。
3．×　側臥位は基底面積が細長いため不安定で、体位の維持が難しい。クッションなどを使って安定させるとよい。腹部、四肢や脊柱はリラックスしやすい。
4．×　シムス位は側臥位より少し基底面積が広く、斜めに上体を倒しているため、側臥位より安定する。シムス位で顎を前に出し、横向きの顔を上側の手の甲に乗せると嘔吐時の窒息予防のための昏睡体位となる。

MORE!

図9　覚えておきたい体位

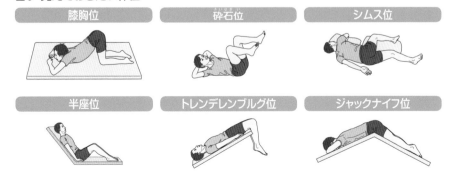

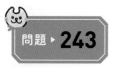

問題▶243

出題基準
Ⅳ-14-C／
移動、移送

過去問 基 P.333

CHECK▶ □□□

解答 2

ベッドから車椅子への移乗のとき、ベッドに対して車椅子を置く位置で適切なのはどれか。
1. 平　行
2. 20～30度
3. 45～60度
4. 60～90度

解説 過去に第89回の午前に一般問題で出題され（**図10**参照）、第107回でも必修問題として出題された。

　車椅子は原則として健側に置き、患者の体を回旋させて座らせるには、ベッドに対して20～30度の位置に置くと介助しやすい（2.　○）。

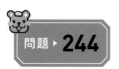

問題▶244

五肢

出題基準
Ⅳ-14-C／
ボディメカニクス

過去問 基 P.300

CHECK▶ □□□

解答 1

ベッドで患者を手前に寄せるときに援助者の負担を少なくするのに適切なのはどれか。
1. 援助者の大きな筋群を使う。
2. 援助者の体を小さくまとめる。
3. 患者が接している面との摩擦を大きくする。
4. 患者の体からなるべく遠ざかる。
5. 援助者の重心を高くする。

解説 1.　○　大きな筋群による力を活用したほうが負担が少ない。
2.　×　体を小さくまとめるのは患者のほうで援助者ではない。
3.　×　患者が接している面の移動を滑らかにする、すなわち摩擦を小さくするとよい。
4.　×　力をより活かすには患者の体になるべく近づくほうがよい。
5.　×　重心を低くしたほうが援助者の負担は少なくなる。

MORE!

表9　ボディメカニクスの8原則

①支持基底面積を広くとる
②重心を低くする
③重心を近づける
④重心の移動を滑らかにする
⑤てこの原理を使う
⑥患者の体を小さくまとめる
⑦大きな筋群を使う
⑧広い空間で効率よく行う

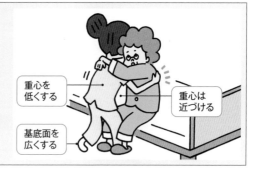

重心を低くする
重心は近づける
基底面を広くする

図10 第89回午前問題101と車椅子の位置

問題 左片麻痺患者が1人でベッドから車椅子へ移乗する際に車椅子を準備する位置はどれか。

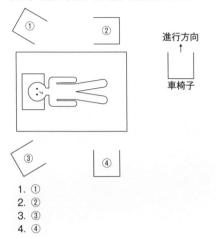

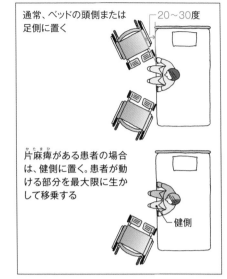

通常、ベッドの頭側または足側に置く

20〜30度

片麻痺(かたまひ)がある患者の場合は、健側に置く。患者が動ける部分を最大限に生かして移乗する

健側

1. ①
2. ②
3. ③
4. ④

解答　3

図11 ストレッチャーでの移動

ストレッチャーでの移動も、国試ではよく出題される。以下のポイントをおさえておこう。

ポイント

- ●ストレッチャーの操作は必ず2人で行う。
- ●平坦なところでは患者の足を先にする。
- ●坂道では患者の頭が高くなるようにする。
- ●カーブやコーナーを曲がるときは、患者の頭を軸に回転する。

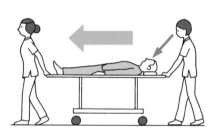

平坦なところでの移動

ストレッチャーの後方（患者の頭側）の看護師は、声かけや観察を行う

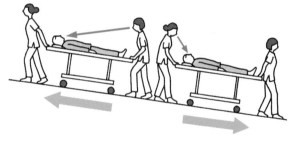

坂道での移動

上る場合も下る場合も患者の頭部が足部より低くならないように注意する

目標Ⅳ

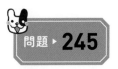

問題▶245

頻出

出題基準

IV-14-C／
廃用症候群の予防

過去問 成 P.417, 418

CHECK▶ □□□

解答 2

廃用症候群について正しいのはどれか。
disuse syndrome
1. 高齢者には起こりにくい。
2. 症状に起立性低血圧がある。
3. 心理的な症状はみられない。
4. 睡眠時間の減少が原因である。

解説 安静を長期にわたって続けることにより、心身の機能が低下することを廃用症候群という。
1. × 身体活動量の低下が原因であり、高齢者に起こりやすい。
2. ○ 症状に起立性低血圧や心肺機能の低下がある。
3. × うつ傾向など心理的な症状はみられることがある。
4. × 睡眠時間の減少が原因ではない。

図12 廃用症候群によるおもな症状

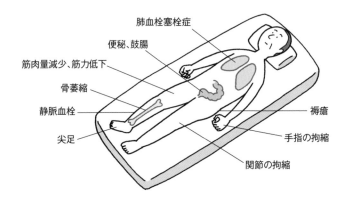

問題▶246

出題基準

IV-14-C／
睡眠

過去問 老 P.760

CHECK▶ □□□

解答 4

高齢者の睡眠の特徴はどれか。
1. 睡眠が深くなる。
2. 中途覚醒が少なくなる。
3. 熟眠感を得られやすい。
4. 早朝覚醒が起こりやすくなる。

解説 1. 3. × 睡眠は浅くなり熟眠感が得られなくなる。
2. × 物音や尿意などの刺激で目を覚ます中途覚醒が起こりやすい。
4. ○ 特に夜に早く眠くなり、朝早く目が覚めることを睡眠相前進症候群という。

MORE!

●体質や生活環境によって違いはあるが、1回のレム睡眠とノンレム睡眠からなる一般的な1睡眠周期は約90分である。レム睡眠は90分のうちの一部である。
●レム睡眠は「体の眠り」といわれ、脳は起きており、脳波も覚醒時と同じである。よって、夢を見るのはこの時期である。レムはREM、rapid eye movementの略で、水平眼振がある。
●ノンレム睡眠は「脳の眠り」といわれ、体を統合している脳が眠っている状態のため、呼吸や心拍数など、バイタルサインはレム睡眠に比べ安定している。また、入眠期はノンレム睡眠で徐々に眠りが深くなる。

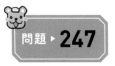

問題▶247

新規項目 **頻出**

出題基準
IV-14-D／
入浴、シャワー浴

過去問 基 P.337, 338

CHECK▶ ☐☐☐

解答 3

入浴と比較したシャワー浴の特徴はどれか。

1. 温熱効果が高い。
2. 静水圧作用が大きい。
3. 心臓への負荷が小さい。
4. エネルギー消費量が大きい。

解説 1. × 一般に浴槽につかる入浴のほうが温熱効果は高い。したがって、シャワー浴のあとは保温に注意が必要である。

2. × 静水圧作用は入浴のほうが大きい。

3. ○ シャワー浴は、静水圧作用が小さい、一般にかかる時間が短い、血液循環に及ぼす影響が小さいなどの理由から、心臓への負荷は入浴に比べ小さい。

4. × エネルギー消費量はシャワー浴のほうが小さい。

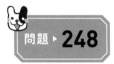

問題▶248

出題基準
IV-14-D／
清拭

過去問 基 P.339

過去問 112回 P.9

CHECK▶ ☐☐☐

解答 3

全身清拭のために洗面器に準備する湯の温度で適切なのはどれか。

1. 30〜35℃
2. 40〜45℃
3. 50〜55℃
4. 60〜65℃

解説 全身清拭で皮膚に触れるタオルの温度は40〜45℃（体温より少し高い温度）にする必要があるので、冷めることを考えると2の40〜45℃では低すぎる。3の50〜55℃で用意し（3. ○）、手袋をしてタオルを絞り、必ずタオルの温度を看護者の皮膚で確認してから使用する。準備した湯が高すぎる温度だと、絞ったあとにタオルの温度を下げる時間が必要になってしまうので注意する。

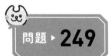

問題▶249

出題基準
IV-14-D／
口腔ケア

過去問 基 P.344

CHECK▶ ☐☐☐

ローリング法における歯ブラシの回転方法で正しいのはどれか。

1.
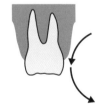

2.
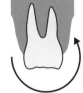

3.
4.
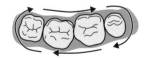

解答 1

解説 ローリング法は歯肉から歯へと歯ブラシを回転させるため、1が該当する（1. ○）。

●口腔ケアの効果には、プラーク（歯垢）の除去、唾液分泌の促進、口腔内のpHの中性化、バイオフィルム形成の防止などがある。

●肺炎予防のためにも口腔ケアが重要である。歯肉出血がある、含嗽ができない、経口摂取をしていない患者にも、口腔ケアは必要である。

●総義歯の場合も、義歯を外し、ブラッシングをする。

図13　ブラッシングの方法

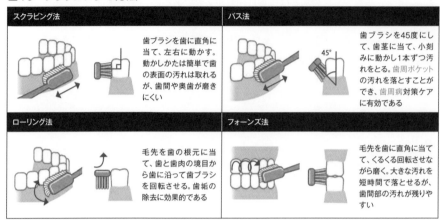

問題 ▶ **250**

成人患者の洗髪に用いる湯の温度で適切なのはどれか。

1. 36℃
2. 40℃
3. 44℃
4. 48℃

解説 洗髪に用いる湯は38～41℃とし、室温も22～24℃となるように留意する。選択肢のなかでは2が適切である。

MORE!

表10　清潔ケアの種類と湯の温度

種類	湯の温度	備考
清拭	50～55℃	
入浴	38～40℃	●清拭で皮膚に直接当たるタオルの温度は40～45℃がよい ●入浴は、シャワー浴や清拭に比べると酸素消費量が増大し疲労度が増す ●国・地域・習慣・健康レベルにより湯の温度や所要時間を調整する ●室温は22～24℃がよい
シャワー浴		
洗髪	38～41℃	
足浴	38～40℃	
手浴	38～41℃	
陰部洗浄	38～40℃	

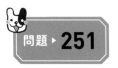

問題▶251

新規項目

出題基準

Ⅳ-14-D／
手浴、足浴

過去問 基 P.337, 341

CHECK▶□□□

足浴の効果で正しいのはどれか。
1. 炎症の抑制
2. 精神の高揚
3. 食欲の増進
4. 筋肉疲労の軽減

解答 4

解説 足浴による効果には、入浴のような爽快感、清潔保持、リラックス、筋肉疲労の回復(4. ○)、関節強直の減少、鎮静(入眠の促進、2は反対なので×)、血液循環の促進、冷えの解消がある。血液循環の促進は、温めることやマッサージの効果による。湯の温度は38〜40℃が適切である。1の炎症の抑制や3の食欲の増進には直接の関連はない。

問題▶252

出題基準

Ⅳ-14-D／
陰部洗浄

過去問 基 P.342

CHECK▶□□□

陰部洗浄について正しいのはどれか。
1. 肛門周囲は最初に洗う。
2. 水分を拭き取る必要はない。
3. 滅菌手袋をして行う。
4. 体温よりも少し高い温度の湯で洗浄する。

解答 4

解説 1. × 肛門周囲は最後に洗う。
2. × 洗浄後は乾いたタオルやガーゼなどで優しく水分を拭き取る。
3. × 粘膜に触れるため、手袋をしてスタンダードプリコーションを守るが、滅菌手袋である必要はない。
4. ○ 体温よりも高い温度の湯(38〜40℃)で洗浄する。

MORE!

図14 陰部洗浄

ポイント

●感染防止の面から手袋をする。
●寝衣やリネンの汚染や濡れを防止する。
●恥骨部にタオルで防波堤をつくる。
●尿路感染を防止するため陰部は上から下へ洗う。
●男性の場合、包皮をずらして洗う。陰嚢の裏側を忘れずに洗う。
●プライバシーを保護して行う。
●湯の温度は38〜40℃とする。

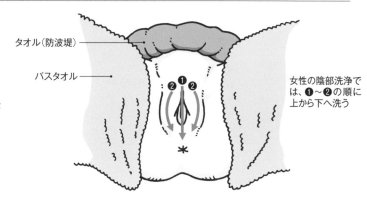

タオル(防波堤)
バスタオル

女性の陰部洗浄では、❶〜❷の順に上から下へ洗う

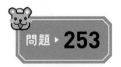

問題▶253

かみそりを使った男性のひげそりで最も適切なのはどれか。
1. ひげや皮膚は乾いた状態で始める。
2. 下から上へかみそりを動かすと皮膚への負担が少ない。
3. かみそりは軽く当てて動かす。
4. そり終えたあとの保湿剤は避ける。

解説 ひげそり前は、蒸しタオルで顔を蒸して湿潤させると、ひげがやわらかくなるのでそりやすくなる（1．×）。かみそりを動かす方向は基本的に顔の上から下の順ぞりが皮膚への負担が小さいが、顎や口の周りなど同じ方向に動かすのみではそりにくい場所では方向を変えてもよい（2．×）。かみそりは強く押し当てず軽く当てて動かし（3．○）、シェービング剤を使うことが望ましい。そり終えたあとは蒸しタオルで顔面を清拭し保湿を行う（4．×）。

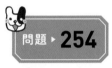

問題▶254

頻出

出題基準
IV-14-D／
寝衣交換

過去問 基 P.345

CHECK▶ □□□

解答 2

片麻痺患者の寝衣交換で正しいのはどれか。
1. 健側から脱がせ、健側から着せる。
2. 健側から脱がせ、患側から着せる。
3. 患側から脱がせ、患側から着せる。
4. 患側から脱がせ、健側から着せる。

解説 脱がせるときは身体の可動性が十分な健側から、着せるときは可動性が少ない患側からである（2．○）。

MORE!

図15 寝衣交換のチェックポイント

①前打合せが右前（左身頃が上）になっているか
※左前や右前とは先にどちらを肌に密着させるかという意味である。
②腰紐をきつくしばりすぎていないか
③腰紐は縦結びになっていないか
④背中や腰にしわがよっていないか
⑤裾は足を動かせる余裕があるか

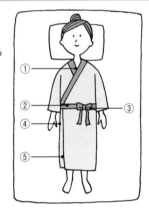

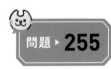

問題▶255

頻出

昼間の病室に必要な照度はどれか。
1. 100〜 200ルクス
2. 300〜 400ルクス
3. 500〜 600ルクス
4. 750〜1,500ルクス

出題基準

Ⅳ-15-A／
病室環境

過去問 基 P.311

CHECK ▶ ☐☐☐

解答 1

解説 昼間の病室は100〜200ルクス必要である。ただし、病室での読書には300ルクス必要である（1. ○）。処置室やナースステーションでは300〜750ルクス、手術室では750〜1,500ルクスの照度が求められる（基準はJIS［日本産業規格］の照度基準からきている）。

図16 病室環境

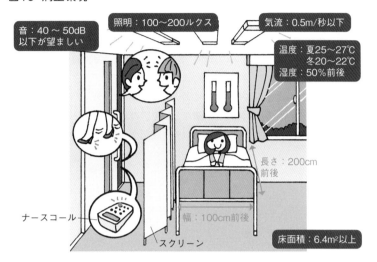

音：40〜50dB以下が望ましい

照明：100〜200ルクス

気流：0.5m/秒以下

温度：夏25〜27℃　冬20〜22℃
湿度：50%前後

長さ：200cm前後

ナースコール

幅：100cm前後

スクリーン

床面積：6.4m²以上

MORE!

表11 病院・診療所・おもな高齢者関連施設の比較
※人員配置は、いずれも入院・入所者数に対する比率。なお、診療所の一般病床には特段の定めなし

		病院・診療所			介護老人保健施設	特別養護老人ホーム
		一般病床	療養病床			
			医療保険	介護保険		
おもな人員配置※	医師	16:1	（病院）48:1 （診療所）1以上		常勤1以上 100:1以上	必要数 （非常勤可）
	看護師	3:1	医療法施行規則本則上は4:1		3:1 うち、看護が2/7以上	看護・介護職員が3:1以上 うち、看護が以下のとおり。 0〜30（入所者数。以下、同じ）:1以上 31〜50:2以上 51〜130:3以上 131以上:3＋50:1
			診療報酬では療養病棟入院基本料2として25:1（医療法方式では5:1に相当）まで評価*	指定介護療養型医療施設の人員、設備および運営に関する基準で6:1と規定		
	看護補助・介護	−	同上	同上		
	OT、PT	−	（病院）適当数 （診療所）−	（病院）適当数 （診療所）−	PTまたはOTが100:1以上	−
	機能訓練指導員	−	−	−	−	1以上
	生活（支援）相談員	−	−	−	100:1以上	常勤1以上 100:1以上
	介護支援専門員	−	−	常勤1以上 100:1以上	常勤1以上 100:1以上	常勤1以上 100:1以上
	居室面積	（病院）6.4m²/床※	6.4m²以上	6.4m²以上	8m²以上	10.65m²以上

※診療所と平成13年3月1日時点ですでに開設の許可を受けている病院の場合は、以下のとおり。
　患者1人を入院させる病室：6.3m²/床以上
　患者2人以上を入院させる病室：4.3m²/床以上
＊平成30年の診療報酬改定で、療養病棟入院基本料1（20：1）と2（25：1）は、20：1の要件で1本化された。

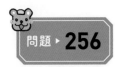

問題 ▶ **256**

出題基準

IV-15-A／
共有スペース

CHECK ▶ □□□

解答 2

病院内の共有スペースについて正しいのはどれか。
1. 共有スペースの占める割合はわずかである。
2. プライバシーが守られにくい。
3. 手すり、段差の解消は必要ない。
4. 患者専用のスペースである。

解説 1. × 病院においては、外来の廊下や待合いスペース、ロビー、会計のためのスペース、トイレ、売店のほか、病棟の廊下や食事室、面会スペースなど多くの共有スペースがある。
2. ○ 共有スペースは多くの人が使用するため、プライバシーが守られにくい。
3. × 手すり、段差の解消など、障害のある人や車椅子が入れる構造にするのが望ましい。
4. × 共有スペースは患者以外も使用する。

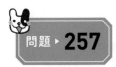

問題 ▶ **257**

出題基準

IV-15-A／
居住スペース

CHECK ▶ □□□

解答 3

医療法施行規則による病院の一般病床の床面積で正しいのはどれか。
1. 内法で患者1人につき4.4 m²
2. 内法で患者1人につき5.4 m²
3. 内法で患者1人につき6.4 m²
4. 内法で患者1人につき7.4 m²

解説 （経過措置としての特例などを除き）病院の一般病床にかかる構造設備基準は次のとおり（**P.155表11**も参照のこと）。
①病室の床面積は、内法で患者1人につき6.4m²以上とすること（3. ○）。
②病室に面する廊下の幅は、内法で、片側居室の場合1.8m以上、両側居室の場合2.1m以上とすること。
※内法とは柱や建具を含まない壁の内側の部分の面積のこと。

問題 ▶ **258**

出題基準

IV-15-B／
転倒・転落の防止

過去問 基 P.297

CHECK ▶ □□□

解答 2

転倒・転落の危険性が高い入院患者への指導で正しいのはどれか。
1. 寝衣の裾を長めにする。
2. 臥床するときはベッド柵を上げる。
3. 履き物はスリッパにする。
4. 点滴台や床頭台を支えにして立ち上がる。

解説 1. × 寝衣やパジャマの裾は長くしない。膝関節の動きを妨げない長さにする。
2. ○ 臥床するときはベッド柵を上げるよう指導するのは正しい。
3. × スリッパは転倒しやすいため、履き慣れたかかとのある靴を履く。
4. × 点滴台、床頭台などのキャスターのついたものを支えにしない。

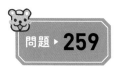

問題 ▶ 259

出題基準

Ⅳ-15-B／
誤薬の防止

過去問 基 P.298

CHECK ▶ □□□

解答 2

内服薬を患者に渡すときの入院患者確認の方法で最も適切なのはどれか。

1. ベッドネーム
2. ネームバンド
3. 呼名への返事
4. 病室のベッドの位置

解説 1. × ベッドボードにかけてあるネーム札をベッドネームというが、ベッドネームの置き間違いや患者が間違ったベッドにいる可能性が完全に否定できないため、最も適切とはいえない。

2. ○ 患者の身体に付いているネームバンドを確認するのが最も正確である。

3. × 呼名への返事では患者の確認はできない。聞こえなかった場合に「はい？」と言ったり、聴力に問題があっても返事をするなどが考えられるためである。

4. × 選択肢1の解説と同様に病室のベッドの位置でも患者の確認はできない。

MORE!

● 誤薬を防止するために薬剤準備時と与薬直前の6R（**表12**）の確認やダブルチェック（あるいはトリプルチェック）が提言されている。

表12　6R

①正しい患者	②正しい薬剤	③正しい用量	④正しい時間	⑤正しい方法	⑥正しい目的
right patient	right drug	right dose	right time	right route	right purpose

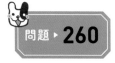

問題 ▶ 260

出題基準

Ⅳ-15-B／
患者誤認の防止

過去問 成 P.408

CHECK ▶ □□□

解答 2

手術室におけるタイムアウトで必ず確認しなければならないのはどれか。

1. 患者の身長
2. 患者の氏名と術式
3. 患者の診断名
4. 患者の病室番号

解説 タイムアウトとは、手術室で医療スタッフ全員が手を止めて必要事項を確認することである。麻酔導入前や皮膚切開前、閉創後など行うタイミングは医療施設によって異なるが、最も重要なのは患者を誤認することの防止であり、患者氏名と術式は必ず確認すべき内容である（2. ○）。

MORE!

表13　医療安全対策のポイント（一部）

転倒・転落	● 入院直後、術後の高齢者、小児に多い ● 患者の行動範囲内の環境整備（障害物の除去・床の水の拭き取りなど） ● 廊下や浴室・トイレに手すりをつける
誤薬	● 与薬は医師の指示により行われる。与薬方法・量・回数を指示箋で確認する ● 薬を準備する際には、薬を取る前、取り出したとき、容器を破棄または元に戻す前の3回、ラベルを確認する ● 誤薬防止の6つのR（表12参照）
患者誤認	● 可能な限り、術前訪問を行う ● 患者を受け渡す際には、複数の病棟看護師と手術室看護師で、患者氏名・術式・主治医について確認する

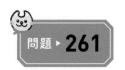

問題▸261

出題基準

Ⅳ-15-B／
誤嚥・窒息の防止

CHECK ▸ ☐☐☐

解答 3

嚥下障害のある患者の食事を開始するにあたり、適しているのはどれか。

1. 麦　茶
2. 生のりんご
3. プリン
4. クッキー

解説 嚥下障害のある患者の食事を開始する際に適しているのはゼリー、卵豆腐、ババロア、プリン（3. ○）などである。サラサラした液体（1. ×）、硬いもの・口腔内でまとまりにくいもの・パサパサしたもの（2. 4. ×）は誤嚥しやすい。液体にはとろみをつける、固形物はゼラチン寄せにするなどして段階的に変化させていく。

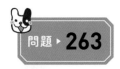

問題▸262

新規
項目

出題基準

Ⅳ-15-B／
コミュニケーションエラーの防止

過去問 基 P.299

CHECK ▸ ☐☐☐

解答 2

医療現場における情報伝達に関するエラーを防ぐのに有効なのはどれか。

1. 口頭で指示をする。
2. 指示を受けた側が復唱する。
3. 情報伝達にかかわる人を多くする。
4. 医療機関独自の略語を使用する。

解説 1. × 口頭での指示出し・指示受けは記録が残らず、聞き間違い発生の可能性があるため、なるべく行わない。
2. ○ 指示を受けた側が復唱することで、指示を出した側が確認する機会ができる。
3. × 情報伝達にかかわる人を多くしてもエラーは防げず、かえって伝達に関する間違いが発生しやすくなる。
4. × 医療機関独自の略語や用語は解釈のしかたによってエラーの原因となる。

問題▸263

頻出

出題基準

Ⅳ-15-C／
標準予防策〈スタンダードプリコーション〉

過去問 基 P.284

CHECK ▸ ☐☐☐

解答 1

スタンダードプリコーションについて正しいのはどれか。

1. すべての患者に対して実施する。
2. 抵抗力の増強が含まれる。
3. 病原体を感染経路別に分類して行う。
4. 汗は感染性の体液である。

解説 1. ○／4. × すべての患者に対して実施し、汗を除く体液、血液、分泌物、排泄物、粘膜、損傷した皮膚には感染の可能性があるとみなす。
2. × 抵抗力の増強は含まれない。
3. × 感染経路別の予防策はスタンダードプリコーションに追加して実施する。

表14 スタンダードプリコーション

概念	すべての血液、体液(汗を除く)等(湿性生体物質)は、未知の、未検査の病原体が含まれていることを前提として取り扱う
対象	①血液・体液(精液、腟分泌液、脳脊髄液など) ②喀痰、尿、便、膿(湿性生体物質) ③粘膜　④傷のある皮膚
基本原則	①手洗い ②血液および体液への接触を予防するための手段 ③針刺し・切創事故を減らすための技術および器具の使用
具体策	①手洗い(湿性生体物質に触れた後、患者ケアの前と後、手袋を外した後) ②手袋(湿性生体物質やそれらに汚染された物品・器具に触るとき、粘膜や傷に触るとき) ③マスク・ゴーグル(飛沫感染のおそれがあるとき) ④エプロン・ガウン(湿性生体物質で衣類が汚染されるおそれがあるとき) ⑤環境管理(日常的な清掃、汚染時の清掃、環境を汚染させるおそれのある患者は個室にする) ⑥リネン(汚染されたリネンの操作・移送・処理) ⑦針刺し事故対策 ●専用廃棄容器の使用(原則的にはリキャップを行わない) ●やむを得ずリキャップが必要な場合は、片手法(すくい上げ法)、またはリキャップ台の使用

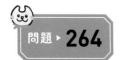

問題▶**264**

新規項目

出題基準

Ⅳ-15-C／
感染経路別予防策

過去問 疾 P.112

過去問 基 P.286, 288

CHECK▶☐☐☐

解答 4

感染経路別予防策で空気予防策が必要なのはどれか。

1. 疥癬
   scabies
2. 風疹
   rubella
3. 百日咳
   pertussis
4. 結核
   tuberculosis

解説 感染経路別予防策は標準予防策(スタンダードプリコーション)に加えて行う。空気予防策、飛沫予防策、接触予防策の3つがあり、空気予防策の適応は結核(4.○)、麻疹、水痘(水痘は接触予防策も必要とされる)である。

1. × 疥癬は接触予防策を行う。

2. 3. × 風疹、百日咳は飛沫予防策を行う。

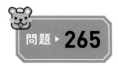

問題▶**265**

新規項目

出題基準

Ⅳ-15-C／
手指衛生

過去問 基 P.289

CHECK▶☐☐☐

解答 4

手洗いのラビング法について正しいのはどれか。

1. ブラシを使う。

2. ペーパータオルを使い捨てにする。

3. 汚れの除去に適している。

4. スクラブ法と併用できる。

解説 1. × ブラシを使うのはヒュールブリンゲル法である。

2. × 擦式(速乾性)アルコール消毒薬を使う方法なのでペーパータオルは使わない。

3. × 流水を使わないので汚れの除去には適さない。

4. ○ 従来、抗菌性スクラブ製剤でブラシによる10分程度の手洗いが手術時手洗いとして行われてきたが、手荒れや皮膚の損傷が生じやすく、感染のリスクが増すという研究があり、抗菌性スクラブ製剤による手洗い(ブラシは爪周辺にのみ使用する場合や柔らかいディスポーザブルブラシを使用する)とラビング法を併用する医療施設が多くなっている。

図17 手洗いの方法

流水による手洗い：スクラブ法

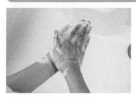 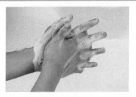 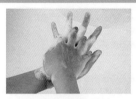 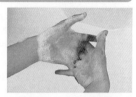

①手を濡らし石けんを泡立てる。　②手掌をよくこする。　③手背を反対の手掌で洗う。　④両手掌を合わせ、指の間をよくこする。

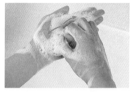 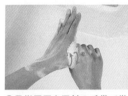 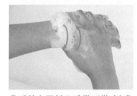 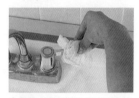

⑤手掌で指先をこする。　⑥母指周囲を反対の手掌で巻くようにして洗う。　⑦手首を反対の手掌で巻くようにして洗う。　⑧指先から手首の順で石けんを洗い流し、ペーパータオルで拭く。ペーパータオルで蛇口を閉める。

擦式アルコール消毒薬による手洗い：ラビング法

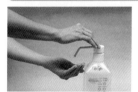 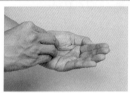 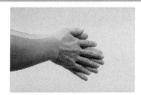 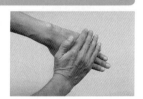

①消毒薬を規定量、手掌にとる。　②はじめに両手の指先に消毒液を擦り込む。　③手掌によく擦り込む。　④手の甲にも擦り込む。反対も同様に行う。

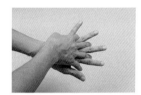 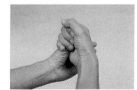 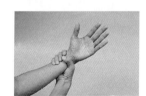

⑤指の間にも擦り込む。　⑥親指にも擦り込む。　⑦手首にも擦り込む。乾燥するまでよく擦り込むこと。

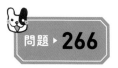

問題 ▶ 266

新規項目

出題基準

IV-15-C／
必要な防護用具（手袋、マスク、ガウン、ゴーグル）の選択・着脱

過去問 基 P.285

CHECK ▶ □□□

解答 1

感染症の徴候がない患者へのケアで、感染予防のために手袋の装着が最も必要なのはどれか。
1. 採血をする。
2. 酸素ボンベを交換する。
3. 心電図モニターの電極を胸部に装着する。
4. 胃瘻カテーテルに注入栄養剤を接続する。

解説 血液や体液に最も曝露される可能性の高い行為を考えるとよい。
1. ○ 採血では患者の血液に触れる可能性があるが手袋で防御できる。
2. 3. × 酸素ボンベを交換する、心電図モニターの端子を胸部に装着する際に手袋で感染防御をする意義は低い。
4. × 注入栄養剤は摂取するものなので衛生的に扱う必要はあるが、手洗いを適切にしていれば胃瘻カテーテルに注入栄養剤を接続する際に手袋で感染防御をする意義は低い。

問題 ▶ 267

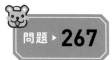

新規項目

出題基準

IV-15-C／
必要な防護用具（手袋、マスク、ガウン、ゴーグル）の選択・着脱

CHECK ▶ □□□

解答 2

看護師が個人防護具としてマスクを使用する際に正しいのはどれか。
1. 使用中のマスクは顎にずらしてもよい。
2. マスクを外すときはゴムや紐をもって行う。
3. 顔にフィットさせなくてもよい。
4. マスクをいったん外す際は腕にかける。

解説 着用時はサージカルマスクを顔にできるだけフィットさせる必要がある（3. ×）。使用中のマスクは顎にずらすと顎についた病原体がマスクの内側に付着するおそれがあるため不適切である（1. ×）。マスクを外すときはゴムや紐をもって行い、マスクの本体には触れないようにする（2. ○）。使用したマスクを腕にかけると汚染を広げてしまうおそれがあるため、すみやかに廃棄する（4. ×）。

問題 ▶ 268

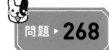

出題基準

IV-15-C／
無菌操作

過去問 基 P.293

CHECK ▶ □□□

解答 4

無菌操作を必要とするのはどれか。
1. 鼻腔内の分泌物の吸引
2. 人工肛門のパウチの交換
3. 術前の剃毛・除毛
4. 血液培養用の検体採取

解説 無菌操作とは使用物品や処置をする人体の部位の滅菌状態を維持したまま医療行為等を行うことである。外科手術、注射や採血などの感染のおそれのある手技、無菌の体腔内にカテーテル等を挿入するなどの場合に無菌操作が必要となる。
1. × 気管内吸引は無菌操作が必要であるが、鼻腔内の分泌物の吸引では必要ない。
2. × 人工肛門のパウチの交換に無菌操作は必要ない。
3. × 術前の剃毛や除毛に無菌操作は必要ないが、物品に血液が付着するおそれがあるので、滅菌が必要な場合がある。
4. ○ 血液培養とは、本来無菌である血液内に細菌が存在するかどうかを調べる検査である。採血から血液検体を培養ボトルに入れるまでは無菌操作で行わないと、正確な検査ができない。

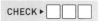

表15 無菌操作の原則

① 有効期限を確かめる
② 清潔・汚染の接触を避ける。清潔・汚染間の液体の往復を避ける
③ 滅菌物の出戻りは厳禁
④ おしゃべりをしない
⑤ 接触を避けるための空間を確保する
⑥ 境界域をおかさない
⑦ 滅菌物は直前に出す。外界にさらす時間を最短にする
⑧ 汚染物を、滅菌物の上を通過させない
⑨ 汚染したらすぐ排除・区別する
⑩ 滅菌物から意識をそらさない

図18 鉗子の取り扱い

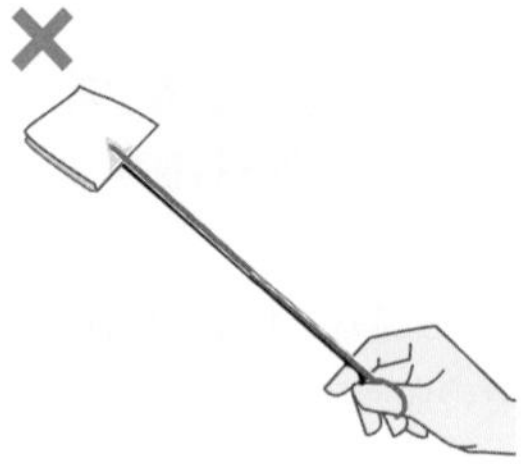

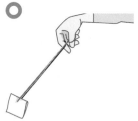

鉗子・鑷子の先端を水平位より上に向けてはいけない。

鉗子・鑷子の先端を水平位より下に向ける。

そのほか、滅菌物の受け渡しは清潔区域外で行い、渡す側の鑷子が上に、受け取って処理する側に鑷子が下になるように取り扱う。

図19 滅菌物の取り出し方

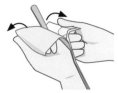

①滅菌バッグの開封する側を上にして、両手で外側にめくりながら左右に開く。バッグの内側には触れないように注意する。

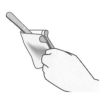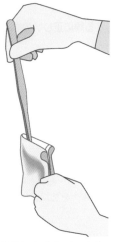

②袋を折り返して、利き手とは反対の手で持つ。すでにめくった部分は開いた状態を維持する。

③利き手で鑷子をつかむ。鑷子の先端は閉じたままで引き出す。

図20 鑷子で消毒液に浸した綿球を渡すとき

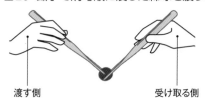

渡す側　　　　　　　　受け取る側

渡す側が滅菌物の上側を鑷子で把持し、受け取る側が滅菌物の下側を把持して、鑷子の先端どうしが触れないようにする。

図21 滅菌手袋の着用のしかた

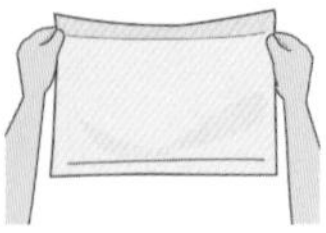

①包装紙を展開する。
● 四隅を外向きに折り目をつけて折り、包装紙を広げる。

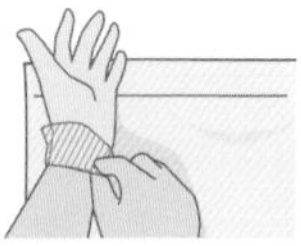

②一方を着ける。
● 折り返しの外側（不潔部）部分を持ち、指先まで十分入れる。
▨ 不潔部

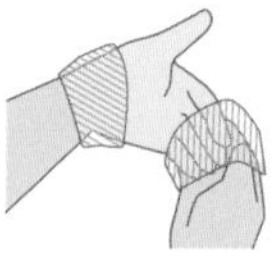

③他方を着ける。
● 手袋を着けた指を折り返しの内側（滅菌部）に差し入れ、装着を助ける。

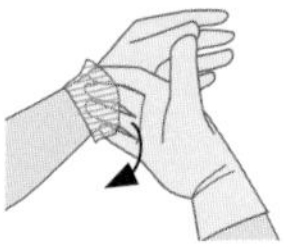

④折り返し部分を伸ばす。
● 折り返しの内側（滅菌部）に4本の指を入れ、手首部分を伸ばす。この図での右手の母指が汚染しないように注意する。

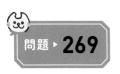

問題▶**269**

頻出

出題基準
Ⅳ-15-C／
滅菌と消毒
過去問 基 P.292

CHECK▶ ☐☐☐

解答 3

高圧蒸気滅菌について正しいのはどれか。

1. 排気に毒性がある。
2. 100℃の蒸気を使用する。
3. オートクレーブを使って行う。
4. 器材を損傷させにくい方法である。

解説 1. × 排気に毒性はない。

2. × 100℃ではなく、圧をかけて121～134℃の蒸気を使用する。

3. ○ オートクレーブとは高圧蒸気滅菌器である。

4. × 圧がかかり高温なのでプラスチックなどの器材を損傷しやすい方法である。

MORE!

表16 おもな滅菌法の特徴と適応

	高圧蒸気滅菌	ガス滅菌法（EOG）
滅菌時間	短い、3～15分	長い、2～24時間
滅菌温度	高温、121～134℃	低温、40～60℃
器材の耐久性	損傷されやすい	長い
毒性	なし	あり、滅菌後の排ガスが必要
環境汚染	なし	あり
滅菌処理量	大	中
適応	金属手術器材、リネン類、ガーゼ、綿球、ガラス製品、手洗いブラシ、電動式手術器材、121℃なら特殊プラスチックや麻酔回路も可	縫合糸、縫合針、電気メス、ホルダー、コード、内視鏡、手術用器材、神経刺激電極、注射筒、人工血管、麻酔回路、プラスチック製品

池西静江, 石束佳子, 阿形奈津子 編：看護学生スタディガイド2025. 照林社, 東京, 2024：295. より一部改変して引用

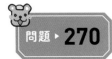

問題▶**270**

出題基準
Ⅳ-15-C／
針刺し・切創の防止
過去問 基 P.296

CHECK▶ ☐☐☐

解答 3

使用後の注射針を取り扱うときの原則で正しいのはどれか。

1. 針はリキャップしてから捨てる。
2. 使用済の注射針はまとめて専用の廃棄容器に捨てる。
3. 注射針の片づけをしている人に話しかけない。
4. 注射筒から針を外して捨てる。

解説 1. × 針はリキャップしない。やむを得ずリキャップが必要なときは、キャップをテーブルに置き、片手ですくい上げるようにして行う。

2. × 注射針はまとめて捨てるのではなく、使用後すぐに使用者が責任をもって廃棄容器に捨てる。

3. ○ 注射針を取り扱っている人には、できるだけ話しかけない。注意や集中が途切れるためである。

4. × やむを得ない場合を除き、注射筒から針を外すことはしない。

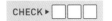

目標
Ⅳ

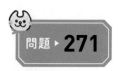

問題 ▶ 271

橙色のバイオハザードマークが表示された感染性廃棄物の廃棄容器に入れるのはどれか。

1. 切除した組織片
2. 使用済み手袋
3. 使用済み注射針
4. ガラス製の空アンプル

解説 1. × 切除した組織片、血液や体液などの液状・泥状の感染性廃棄物は赤色のバイオハザードマークが表示された廃棄容器に入れる。

2. ○ 使用済み手袋といった血液・体液が付着したディスポーザブル製品（シリンジ、手袋、ガーゼ等）などは橙色のバイオハザードマークが表示された廃棄容器に入れる。

3. 4. × 使用済み注射針やガラス製の空アンプルなどの鋭利なものは黄色のバイオハザードマークが表示された廃棄容器に入れる。「(き)凶器になりうるものは(き)黄色」と覚えよう。

MORE!

図22 バイオハザードマーク

●感染性医療廃棄物の廃棄容器に表示するマーク（バイオハザードマーク）が第97、103、104、108回に出題されている。

赤色	液状のもの、または泥状のもの（血液など）
橙色	固形状のもの（血液が付着したガーゼなど）
黄色	鋭利なもの（注射針、ガラス管など）

問題 ▶ 272

感染性廃棄物を含む特別管理廃棄物を規定した法律はどれか。

1. 医療法
2. 感染症法
3. 環境基本法
4. 廃棄物処理及び清掃に関する法律〈廃棄物処理法〉

解説 1. 2. × 医療法や感染症法は特別管理廃棄物に触れていない。

3. × 環境基本法は環境の保全についての基本理念を定めており、具体的な指定などはしていない。

4. ○ 廃棄物処理及び清掃に関する法律〈廃棄物処理法〉のなかで、「特別管理産業廃棄物」とは、産業廃棄物のうち、爆発性、毒性、感染性その他の人の健康または生活環境に係る被害を生ずるおそれがある性状を有するものとして政令で定めるものをいう、と規定されている。さらに同法施行令や施行規則、環境省によるマニュアルなどで詳細が定められている。

表17 廃棄物処理法に基づく感染性廃棄物の判断基準

感染性廃棄物の具体的な判断に当たっては、①②又は③によるものとする。
①形状の観点
　(1)血液、血清、血漿及び体液(精液を含む。)(以下「血液等」という。)
　(2)手術等に伴って発生する病理廃棄物(摘出又は切除された臓器、組織、郭清に伴う皮膚等)
　(3)血液等が付着した鋭利なもの
　(4)病原体に関連した試験、検査等に用いられたもの
②排出場所の観点
　感染症病床、結核病床、手術室、緊急外来室、集中治療室及び検査室(以下「感染症病床等」という。)にお
　いて治療、検査等に使用された後、排出されたもの
③感染症の種類の観点
　(1)感染症法の一類、二類、三類感染症、新型インフルエンザ等感染症、指定感染症及び新感染症の治療、
　　検査等に使用された後、排出されたもの
　(2)感染症法の四類及び五類感染症の治療、検査等に使用された後、排出された医療器材、ディスポーザブ
　　ル製品、衛生材料等(ただし、紙おむつについては、特定の感染症に係るもの等に限る。)

環境省 環境再生・資源循環局:廃棄物処理法に基づく感染性廃棄物処理マニュアル. 令和5年5月:3. より引用
https://www.env.go.jp/content/900534354.pdf(2024/6/5閲覧)

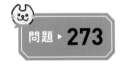

問題 ▶ 273

頻出

出題基準

Ⅳ-16-A／
経管・経腸栄養法

過去問 基 P.318

CHECK ▶ □□□

解答 3

鼻からの経管栄養法を行っている患者。
栄養注入中のギャッチアップで予防できるのはどれか。
1. 便　秘
2. 下　痢
3. 嘔　吐
4. 皮膚障害

解説 1. ✕　便秘は脱水や活動量の低下、食物繊維不足で起こる。
2. ✕　下痢は栄養剤の温度が低い、注入速度が速い、栄養剤の成分が合わないなどで起こ
る。
3. ○　栄養剤注入中はギャッチアップして上半身を挙上し、注入後も30分～1時間は上体
を起こしておくのは、嘔吐や逆流を防ぐためである。
4. ✕　鼻腔や顔面にチューブを固定することで生じる皮膚障害は、固定方法の工夫や変更
で対応する。

●経皮内視鏡的胃瘻造設術(PEG：percutaneous endoscopic gastrostomy)は、胃と
体表をつなぐ瘻孔(胃瘻)を手術によって造設するものである。
●PEGの適応基準には、①必要な栄養を自発的に摂取できない、②正常な消化管機能を有
している、③4週間以上の生命予後が見込まれるなどがある。摂食嚥下障害、繰り返す誤嚥
性肺炎、長期経腸栄養を必要とする炎症性腸炎(クローン病など)、減圧治療などで適応され
る。
●胃瘻カテーテルは、内部バンパー(胃内固定板)と外部ストッパー(体外固定板)の組み合わ
せによって4種類に分けられる。

図23 胃管挿入のポイント

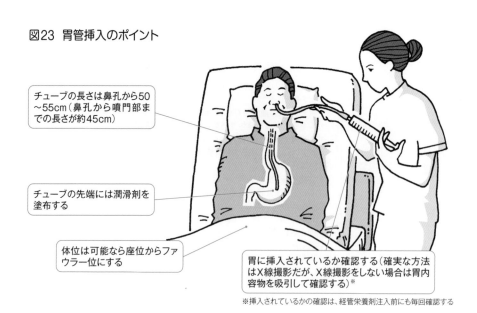

チューブの長さは鼻孔から50〜55cm（鼻孔から噴門部までの長さが約45cm）

チューブの先端には潤滑剤を塗布する

体位は可能なら座位からファウラー位にする

胃に挿入されているか確認する（確実な方法はX線撮影だが、X線撮影をしない場合は胃内容物を吸引して確認する）※

※挿入されているかの確認は、経管栄養剤注入前にも毎回確認する

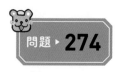

問題▶274

🐻 頻出

出題基準
Ⅳ-16-A／経静脈栄養法

過去問 基 P.321

CHECK ▶ ☐☐☐

解答 4

中心静脈栄養法により高カロリー輸液を投与している際に脂質が不足して生じるのはどれか。

1. 低血糖
2. 胆石症
3. 認知障害
4. 皮膚症状

解説 中心静脈栄養法により、水分・電解質・エネルギー源（糖質、脂質など）・各種アミノ酸・各種ビタミン・必須脂肪酸・亜鉛をはじめとする微量元素類を補充することができる。高カロリー輸液製剤には脂質は含まれていないため、脂質の補充がないと必須脂肪酸欠乏症となり、皮膚症状や脱毛などが生じる（4. ○）。補充には脂肪乳剤（イントラリポス）を用いる。このとき、人工脂肪粒子の大きさに合わせた脂肪乳剤に適応したフィルターが使われているか確認する。

なお、ビタミンB_1が十分でない場合にはビタミンB_1の欠乏による乳酸が原因の代謝性アシドーシスを生じることがある。高カロリー輸液療法施行中は、必要量（1日3mg以上をめやすとする）のビタミンB_1を補充する必要がある。また、必要量のビタミンB_1を補充していても、高齢者や、感染症、腎不全などがある患者では、代謝性アシドーシスを発症することがあるので注意する。

MORE!

図24　中心静脈栄養管理のポイント

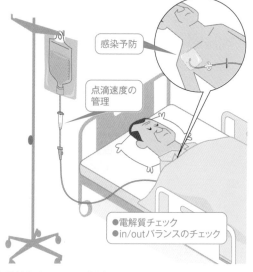

感染予防

点滴速度の管理

●電解質チェック
●in/outバランスのチェック

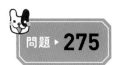

頻出

出題基準
IV-16-B／
与薬方法
過去問 基 P.361

CHECK ▶ □□□

解答 2

図は薬物の吸収速度と血中濃度を示している。
矢印のついたグラフの与薬方法はどれか。

1. 内　服
2. 皮下注射
3. 筋肉内注射
4. 静脈内注射

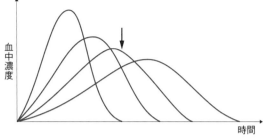

解説 それぞれの与薬方法の
吸収速度と血中濃度は右グラフ
のとおりである。
　皮下注射は選択肢のなかで
は3番目に血中濃度のピークを
迎える（2.　○）。

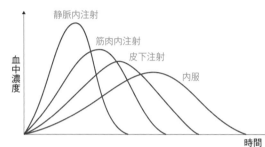

問題 ▶ 276

出題基準
IV-16-B／
薬効・副作用（有害事
象）の観察
過去問 疾 P.118

CHECK ▶ □□□

解答 2

適切な血中濃度を保つのが難しい薬剤はどれか。

1. 制吐薬
2. 抗血栓薬
3. 抗ウイルス薬
4. 抗アレルギー薬

解説 有効量と中毒量の範囲が狭く、適切な血中濃度を保つのが難しい薬物について問う
ている。管理のために、薬物血中濃度測定（TDM）を行う。抗てんかん薬（代表：フェニト
インなど）、強心薬のジゴキシン、抗不整脈薬のリドカイン塩酸塩、抗躁薬の炭酸リチウム、
抗血栓薬のワルファリンカリウム（2.　○）、気管支拡張薬のテオフィリンなどが該当する。

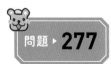

問題 ▶ 277

視覚

出題基準
IV-16-C／
刺入部位の観察
過去問 基 P.367

CHECK ▶ □□□

解答 2

上肢における点滴静脈内注射中の患者の写真を示す（**視覚素材No.2**）。
□で囲んだ部分の観察について適切なのはどれか。

1. 留置針が挿入されている部分は3〜4日に1回観察する。
2. 透明ドレッシング材の上から刺入部位に触れて観察する。
3. 刺入部位に疼痛があるのは正常である。
4. 逆血が生じるかどうか確認するのは禁忌である。

解説 刺入部の皮膚は、発赤や腫脹・硬結の有無のほか（触れないとわからないため2は
○）、静脈に沿った索状の異常はないか、疼痛はないかを毎日観察する（1.3.×）。異常
がある場合、滴下状態は悪くないか、意図的に陰圧をかけて血液の逆流（逆血）を見ること
ができるかを確認する。とくに、輸液ポンプ類を使用している場合には、血管外に薬液が漏
れていても機械的に薬液が体内へ押し込まれている状態となることに注意する。

目標
IV

167

4についてはルート内に逆血が生じるかどうか確認するのは禁忌ではなく、ルート内に陽圧ではなく陰圧をつくり出す必要がある（4. ×）。ルートを折り曲げたり、つぶしたりといったルートへの圧がコントロールしにくい方法よりも、ルートの構造的に可能であれば、シリンジを使って適切な圧で吸引するか、薬液のボトルを刺入部位よりも下げてサイフォニング現象を起こして逆血させるほうがよい。

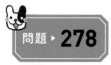

出題基準

Ⅳ-16-C／
点滴静脈内注射

過去問 基 P.366

CHECK ▶ □ □ □

解答 4

点滴静脈内注射3,000mL／日の指示がある。
一般用輸液セット（20滴≒1mL）を使用した場合、1分間の滴下数に最も近いのはどれか。
1. 12滴
2. 22滴
3. 32滴
4. 42滴

解説　3,000mL ÷ 24（時間）÷ 60（分）＝ 2.083…となる。1分間に約2.1mL滴下するので、1mLがおよそ20滴の輸液セットでは2.1（mL）×20（滴）＝ 42滴が最も近い（4. ○）。

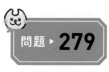

出題基準

Ⅳ-16-C／
輸血

過去問 基 P.368

CHECK ▶ □ □ □

解答 3

輸血について正しいのはどれか。
1. 注射針はなるべく細いものとする。
2. 原則として全血輸血が推奨されている。
3. 血液製剤は血液型によりラベルの色が異なる。
4. 輸血を実施する前の患者の同意書は不要である。

解説　1. ×　注射針は溶血を防ぐためになるべく太いものとする。サーフロー針では16〜22G、血管確保は18Gがよい。
2. ×　全血輸血は大量輸血時等に使用されることもあるが、成分製剤の使用が主流となり、現在ではほとんど行われていない。全血輸血には希釈性の凝固障害や輸血後移植片対宿主病〈PT-GVHD〉などの副作用のリスクがある。
3. ○　血液製剤は血液型の取り違いを防止するために血液型によりラベルの色が異なる。
4. ×　輸血を実施する前の患者の同意書は必要である。輸血が必要な理由、使用する血液製剤の種類と量や効果、輸血の副作用やその対策、輸血を希望しない場合の代替療法の有無、輸血を拒否する権利の説明などが必要である。

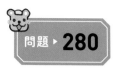

問題▶280

頻出

出題基準
Ⅳ-16-D／
刺入部位

過去問 基 P.377

CHECK▶ ☐☐☐

解答 4

成人の採血で最も用いられる静脈はどれか。

1. 上腕静脈
2. 外頸静脈
3. 大伏在静脈
4. 肘正中皮静脈

解説 採血は肘関節付近の静脈から行われることが多く、最も用いられるのは肘正中皮静脈である（4. ○）。**図25**のとおり、橈側皮静脈や尺側皮静脈も使われる。肘正中皮静脈や尺側皮静脈の場合は正中神経、橈側皮静脈の場合は橈骨神経の損傷のリスクがある。そのため、刺入時にはしびれや電撃痛の有無を確認する。

MORE!

図25 採血のポイント

穿刺部位は末梢ほど痛い

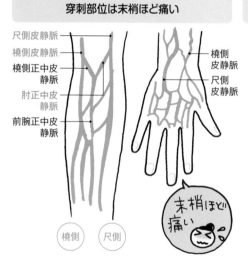

尺側皮静脈
橈側皮静脈
橈側正中皮静脈
肘正中皮静脈
前腕正中皮静脈

橈側
尺側

橈側
皮静脈
尺側
皮静脈

橈側　尺側

末梢ほど痛い

血管が出にくい際は温罨法を行う

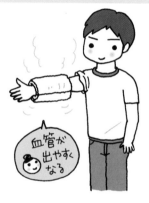

血管が出やすくなる

アルコール綿での消毒は乾いた時点で消毒完了

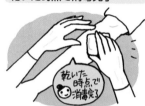

乾いた時点で消毒完了

角度があるので刺入する血管より少し手前を穿刺する

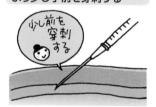

少し前を穿刺する

目標Ⅳ

169

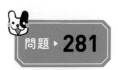

問題 ▶ **281**

頻出　視覚

出題基準

Ⅳ-16-D／
採血方法

過去問 基 P.375

CHECK ▶ ☐☐☐

解答 **1**

視覚素材No.3に示す器具を皮膚に刺入するときの角度で適切なのはどれか。

1. 15〜20度
2. 35〜40度
3. 55〜60度
4. 75〜80度

解説 写真は、採血や静脈内注射（長い時間でなければ静脈内点滴にも使用できる）に使用する翼状針である。静脈内に刺入するため、角度は1の15〜20度と最も平行に近い角度で行う（1. ○）。針が短く、翼があるため、血管に刺入しやすい。使用するときは針のプロテクターを真っすぐ抜き、2つの翼状の部分を重ねてつまんで穿刺する。針先が静脈内に入ると細いチューブ方向に血液が逆流していることがわかるのが翼状針の特徴の1つである。針先を静脈内に留置している間は翼状の部分は開いた状態で動かないように皮膚に固定する。

　注意点は、使用後に針に再びプロテクターをはめるのは危険であるためしない・廃棄時に長いチューブがあるため反動で針先が動きやすいことであるが、写真のように使用後すぐ針を収納できる安全装置（針刺し防止カバー）付きであれば比較的安全に使用できる。

MORE!

図26　翼状針の刺入

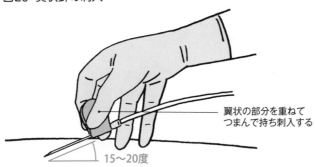

翼状の部分を重ねて
つまんで持ち刺入する

15〜20度

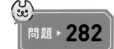

問題 ▶ **282**

新規
項目

出題基準

Ⅳ-16-D／
採血後の観察内容、採血に関連する有害事象

CHECK ▶ ☐☐☐

解答 **4**

過去に採血によって失神したことのある人の採血時の対応で正しいのはどれか。

1. 目を閉じてもらう。
2. 翼状針を使う。
3. 穿刺部位を心臓の高さにする。
4. 臥床して行う。

解説 採血や注射などで意識消失（失神）、冷汗、血圧低下などが起こるのは、血管迷走神経反射である。この既往のある人は、昏倒の危険をなくすため臥床して採血を受けるとよい（4. ○）。4以外の対応は血管迷走神経反射への対応にはならない。

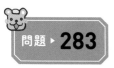

問題 ▶ 283

頻出

出題基準
Ⅳ-16-E／
酸素療法の原則
過去問 基 P.348

CHECK ▶ □□□

解答 1

酸素吸入中に使用しては**ならない**のはどれか。
1. ガス調理器
2. IH調理器
3. 電動歯ブラシ
4. 磁気ネックレス

解説 酸素は支燃性のガスであり、燃えるものをさらに燃えやすく、燃えにくいものを燃えやすくする性質をもっている。在宅用の酸素を使用する場合の火気についての原則は、次のとおりである。
①酸素吸入中はたばこを吸わない。喫煙中の人に近寄らない。
②酸素吸入中は火を扱わない（灯油ストーブ、ガス調理器、ライター、ろうそく、マッチ、線香など。1. ×）。
③火気に近づく必要があるときは、必ず酸素吸入を止める。
④酸素濃縮装置や液化酸素装置・酸素ボンベは火気から2m以上離し、液化酸素装置から携帯容器への充填の際は火気を5m以上離す。

目標
Ⅳ

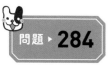
問題 ▶ 284

頻出

出題基準
Ⅳ-16-E／
酸素ボンベ
過去問 基 P.349

CHECK ▶ □□□

解答 1

看護師が医療用酸素ボンベを交換するときに最初に行うのはどれか。
1. 使用済み酸素ボンベのバルブを閉じる。
2. 酸素流量計・圧力計のボルトをスパナで緩める。
3. 圧力計の目盛りが0になっていることを確認する。
4. 酸素流量計を開け、酸素の噴き出し口に手を当て酸素の流れを確認する。

解説 酸素ボンベ交換の際に最初にすることは使用済み酸素ボンベのバルブを閉じる（1. ○）ことである。使用済み酸素ボンベのバルブを閉じたら圧力計の目盛りが0になっていることを確認する。これは酸素流量計とボンベの接続部分に酸素が残留していると噴出するので、0になっていれば残留はないためである（3. ×）。次に酸素流量計・圧力計のボルトをスパナで緩める（2. ×）。続いて、酸素流量計・圧力計を外す。酸素流量計のゴムパッキンの劣化状態、口金付近の塵埃の有無を確認して、新しい酸素ボンベに酸素流量計・圧力計を接続するためにボルトを締める。新しい酸素ボンベのバルブを開き、圧力計で残量を確認する。酸素流量計を開けて酸素の噴き出し口に手を当て酸素の流れを確認する（4. ×）。

MORE!

図27 酸素ボンベのしくみ

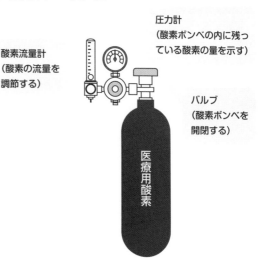

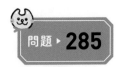

問題▸285

出題基準

Ⅳ-16-E／
酸素流量計

過去問 基 P.350

CHECK▸ ☐☐☐

解答 **3**

残量が500Lの酸素ボンベを鼻腔カニューラで毎分2Lの酸素吸入で使用する場合、予想できる使用可能時間はどれか。

1. 2時間10分
2. 3時間10分
3. 4時間10分
4. 5時間10分

解説 酸素残量÷1分間の酸素流量（L／分）の式にあてはめると

500÷2=250（分）

となるので、時間で表すと3の4時間10分となる（3. ○）。使用可能時間が予測できても、酸素残量は余裕をもたせて準備する。

MORE!

●酸素ボンベの色：高圧ガス保安法により黒に統一。

●酸素ボンベは、40℃以上になると、ボンベの内圧が高まり、危険である。直射日光を避け、できるだけ涼しいところに保管する。

●保管している酸素ボンベの2m以内に、火気や引火性・発火性のあるものを置かない。

●酸素ボンベ使用中は、加湿器を使用し、加湿器の水が一定以下にならないようにする。

●酸素ボンベ内の酸素量・使用可能時間を求める数式

> 酸素残量（L）＝ボンベの容量（L）×圧力計の指針（MPa）÷充填圧（MPa）
> 使用可能時間（分）＝酸素残量（L）÷1分間の酸素流量（L／分）

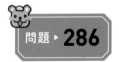

問題▸286

出題基準

Ⅳ-16-E／
鼻腔カニューラ

CHECK▸ ☐☐☐

解答 **3**

鼻腔カニューラの不適切な使用はどれか。

1. 会話をする。
2. 食事をする。
3. 片側の鼻孔でカニューラを使用する。
4. 火気のない浴室でシャワーを浴びる。

解説 1. 2. × 会話や食事をすることは可能である（**表18**）。

3. ○ 鼻腔カニューラは両側鼻孔で使用するものであるため、片側の鼻孔でカニューラを使用するのは不適切である。鼻粘膜浮腫、ポリープなどにより完全に鼻閉している場合には使用できない。鼻粘膜乾燥や圧迫による皮膚損傷の発生を予防するには必要に応じて次のように対応する。

●鼻腔に潤滑ゼリーを塗布する。

●圧のかかる部位にガーゼを当てる。

●指先で顔面をマッサージする。

4. × 火気のない浴室でシャワーを浴びることは可能である。

表18 酸素吸入の特徴

投与方法	酸素マスク	特徴
カテーテル法	鼻腔カニューラ	●安価で装着しやすい ●身体の移動、会話、食事の障害とならない ●4L/分以上では、粘膜の乾燥が起こる ●酸素濃度は約40%が限界である
マスク法	フェイスマスク	●酸素濃度は約40〜60% ●鼻口腔の乾燥を起こさない ●密閉による皮膚の刺激あり ●食事、会話の障害となる
	ベンチュリーマスク	●酸素濃度は50%が限界 ●密閉による皮膚の刺激あり ●食事、会話の障害となる
	リザーバー付きマスク	●リザーバー内で酸素をためてから吸入することで高濃度の酸素吸入が可能 ●正確な酸素濃度の規定ができない

目標 IV

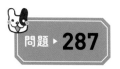

問題 ▶ **287**

出題基準

Ⅳ-16-E／
酸素マスク

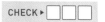
過去問 基 P.347

CHECK ▶ ☐ ☐ ☐

解答 4

ベンチュリーマスクについて正しいのはどれか。
1. 低流量システムである。
2. カテーテル法の酸素吸入である。
3. 装着したまま飲食できる。
4. ダイリューターを寝具などで覆わない。

解説 ベンチュリーマスクは、ダイリューター部で小さな穴に通すことで高圧の酸素によるジェット流をつくり、周囲を陰圧にして空気を引き込み、酸素と空気を混合して酸素を供給する方法である。

1. × ベンチュリーマスクとリザーバー付きマスクは高流量システムである。

2. × ベンチュリーマスクの名のとおり、マスク法の酸素吸入である。鼻腔カニューラはカテーテル法に該当する。

3. × ベンチュリーマスクを装着したまま、飲食はできない。

4. ○ 過去の必修問題の視覚素材（**図28**）で出題されているが、ベンチュリーマスクでは酸素濃度と流量に合わせたダイリューター（コネクタ、コマ、アダプターなどともいう）が必要で、ここでベンチュリー効果がつくり出されているので寝具や布で覆わないようにする。

MORE!

図28 第105回午前問題24で出題されたベンチュリーマスクの写真

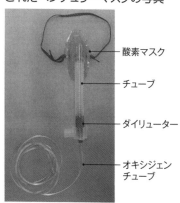

酸素マスク
チューブ
ダイリューター
オキシジェンチューブ

問題▶288

出題基準
Ⅳ-16-E／
ネブライザー

CHECK▶ ☐ ☐ ☐

解答 3

ネブライザーによる吸入を受ける患者への指導で適切なのはどれか。
1. 呼吸は速くする。
2. 終了後にうがいはしない。
3. 気分不快があれば中止する。
4. 口腔内にたまった唾液はそのままにする。

解説 1. × 呼吸は深くゆっくりする。
2. × 終了後にうがいをしてもネブライザーによる粒子は吸入できている。特に、ステロイドを含む薬剤ではうがいが必要である。
3. ○ 薬液を吸入していることもあるので気分不快があれば中止する。特に、喘息発作時に吸入している場合には体調の変化に注意する。
4. × 口腔内にたまった唾液は膿盆やティッシュペーパーに吐き出す。

MORE!

図29 ネブライザーの特徴

ネブライザーの種類	特徴（原理）
ジェットネブライザー（コンプレッサー型、中央配管式）	●ベルヌイの原理（毛細管現象）を応用し、エアコンプレッサーとガラス製、プラスチック製の嘴管をつなぎ、ジェット気流を起こしエアロゾルを発生させる（粒子：1～15μm） ●気管支拡張薬や去痰薬の吸入に適している
超音波ネブライザー	●細かい均一な粒子を多量に発生できる（1～5μm） ●加湿目的に適している

※その他、人工呼吸器回路に組み込まれたネブライザーなどがある。

粒子の大きさと気道への沈着部位

粒子の大きさにより気道への沈着部位は異なる。5μm以下でないと気管支以下まで届かない。

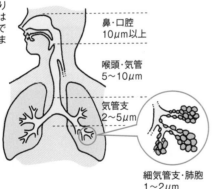

鼻・口腔
10μm以上

喉頭・気管
5～10μm

気管支
2～5μm

細気管支・肺胞
1～2μm

援助のポイント

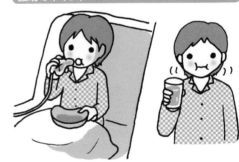

●吸気時に深く吸う。
●分泌物や唾液は膿盆へ。

●終了後は含嗽する（不快であり、味覚にも悪影響がある）。

問題▶289

出題基準
Ⅳ-16-E／
口腔内・鼻腔内吸引

CHECK▶ ☐ ☐ ☐

解答 3

成人患者の口腔内の一時的吸引における吸引圧で最も適切なのはどれか。
1. － 50mmHg
2. －100mmHg
3. －200mmHg
4. －500mmHg

解説 成人に対する気管内吸引では－150mmHg以下、口腔内吸引では－150～－400mmHg、鼻腔内吸引では－150mmHg以下で行う。よって、口腔内吸引では選択肢のなかでは3が最も適切である（3. ○）。

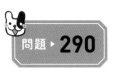

問題▶290

頻出

出題基準

IV-16-E／
気管内吸引

過去問 基 P.351

CHECK▶□□□

解答 3

気管内吸引で正しいのはどれか。

1. 吸引圧は最大300mmHgとする。
2. 吸引後に体位ドレナージを行う。
3. 無菌操作で実施する。
4. 長時間の吸引により高炭素ガス血症になる。

解説 1. × 吸引圧は最大150mmHgとし、気道を損傷しないよう吸引時間は1回あたり10秒以内にする。
2. × 体位ドレナージ後に吸引するのが正しい。
3. ○ 声門より先の気管内の吸引は無菌操作とする。挿管されている場合は、カフより下は無菌操作が必要である。
4. × 長時間の吸引により低酸素血症となる。

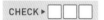

問題▶291

出題基準

IV-16-E／
体位ドレナージ

過去問 基 P.352

CHECK▶□□□

解答 4

上葉の肺尖部を体位ドレナージするときに最も適した体位はどれか。

1.
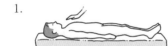

2.
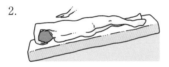

3.
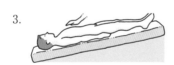

4.

解説 P.176図30のとおり、1は上葉の前胸部、2は下葉の側部、3は下葉の基底部、4は上葉の肺尖部（4. ○）である。

図30　体位ドレナージ

上葉の肺尖部（前方）
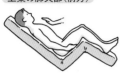

上葉の肺尖部（後方）
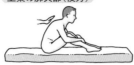

上葉の前胸部
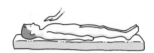

上葉の背部

左
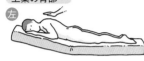

右
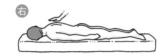

下葉の基底部
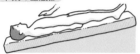
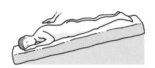

下葉の側部
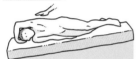
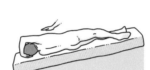

●体位ドレナージは重力を利用した排痰法で、分泌物が貯留した肺区域を上にした体位をとる。

問題▶**292**

頻出

出題基準
Ⅳ-16-F／
気道の確保

CHECK▶☐☐☐

解答 4

舌根沈下が起こる可能性が高いのはどれか。
1.　過換気
2.　チョークサイン
3.　食道穿孔
4.　意識消失

解説 ショックや意識レベルの低下で舌根沈下が起こる。舌根沈下による気道閉塞には、**図31**のような気道確保、気管内挿管、酸素吸入などで対応する（4.　○）。舌根沈下が生じるおそれのあるときには、側臥位や回復体位（シムス位）にする。
1.　×　過換気によって舌根沈下は生じない。
2.　×　チョークサインは窒息した人が頸部を親指と人差し指でつかむしぐさである。
3.　×　食道穿孔と舌根沈下に直接の関連はない。

図31　気道確保の方法

頭部後屈顎先挙上法	下顎挙上法

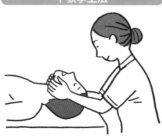

●気道確保の方法としては頭部後屈顎先挙上法が推奨されているが、頸椎損傷が疑われる場合には下顎挙上法を用いる。

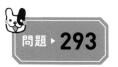

問題▶293

出題基準
Ⅳ-16-F／
人工呼吸

CHECK▶□□□

解答 1

呼気吹き込み法で成人に人工呼吸を行う場合の吹き込みにかける時間はどれか。

1. 1秒
2. 5秒
3. 10秒
4. 15秒

解説 呼気吹き込み法は傷病者の鼻をつまみ、大きく口を開けて傷病者の口を完全に覆い、胸が軽く上がる程度で1秒かけて吹き込む（1.〇）。2秒以上の2〜4は長すぎて不適切である。2回吹き込んでも胸が上がらない場合は、胸骨圧迫のみに切り換える。

MORE!

図32　バッグバルブマスク法

- バッグバルブマスクは用手的に人工呼吸を行うための器具で、一方向弁のついたバッグである。
- 患者の頭側に位置し、片方の手でバッグをつかむ。
- 血液循環の妨げとなるため、過換気にならないように注意する。

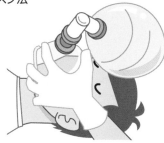

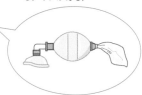

非使用時にも膨らんでいる（酸素チューブが接続できるタイプがある）

目標Ⅳ

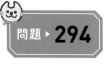

問題▶294

頻出

出題基準
Ⅳ-16-F／
胸骨圧迫

過去問 基 P.371

CHECK▶□□□

解答 3

成人に対する胸骨圧迫の回数で最も適切なのはどれか。

1. 60回/分
2. 80回/分
3. 100回/分
4. 140回/分

解説 成人では、胸骨の下半分を約5cm（ただし6cmを超えない）の深さで圧迫し、毎分100〜120回の速度で中断を最小限にして胸骨圧迫を行う（3.〇）。小児・乳児・新生児の場合には、毎分100〜120回の速度で胸骨下半分（新生児は胸骨下1/3）を胸郭前後径（胸の厚さ）の約1/3の深さで行う。

MORE!

図33　胸骨圧迫の位置

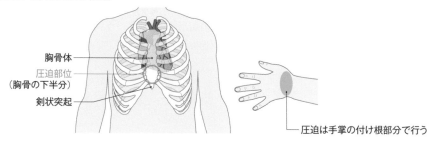

胸骨体
圧迫部位
（胸骨の下半分）
剣状突起

圧迫は手掌の付け根部分で行う

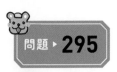

問題▶295

視覚

出題基準

IV-16-F／
直流除細動器

過去問 基 P.373

CHECK▶ ☐☐☐

解答 **4**

写真（**視覚素材No.4**）の医療機器の操作で使用する単位はどれか。

1. V（ボルト）
2. dB（デシベル）
3. L/kg（リットル/キログラム）
4. J（ジュール）

解説 写真は直流除細動器である。写真の外用パドルで使う場合、出力方法によって設定は異なるが単位は4のJ（ジュール）である。JはW・秒で表すこともできる。二相性波形で120〜200J、単相性波形で360Jである。

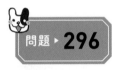

問題▶296

頻出★

出題基準

IV-16-F／自動体外式
除細動器〈AED〉

過去問 基 P.371, 372
過去問 113回 P.46

CHECK▶ ☐☐☐

解答 **2**

自動体外式除細動器〈AED〉について正しいのはどれか。

1. 患者に貼るパッドは3枚である。
2. 医療従事者でなくても使用できる。
3. 心電図を解析する機能は非搭載である。
4. 通電ボタンを押さなくても自動で除細動が行われる。

解説 1. ✕ 患者に貼るパッドは右前胸部と左側胸部で心臓をはさむように貼るため2枚である。
2. ◯ 医療従事者でなくても使用できる。指導を受けたほうがよいが、使用方法の説明がAEDに付いており多くの人が使えるようになっている。
3. 4. ✕ 心電図を解析する機能が搭載されている。解析により除細動が必要だと判断したらメッセージが流れ、患者と周囲の状況を確認したうえで通電ボタンを押すことで除細動が行われる。

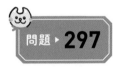

問題▶297

出題基準

IV-16-F／
止血法

過去問 基 P.373, 374

CHECK▶ ☐☐☐

解答 **3**

膝窩部で出血しているときの間接圧迫止血の部位はどれか。

1. 腋窩動脈
2. 足背動脈
3. 大腿動脈
4. 橈骨動脈

解説 出血部位を、ガーゼなどを添えた手で直接圧迫する方法は直接圧迫止血法、出血部位の中枢側の動脈を圧迫して止血する方法を間接圧迫止血法という。膝窩、つまり膝の後ろなので下肢に血液を供給している動脈の中枢側を圧迫すればよい。3の大腿動脈が正しい（3. ◯）。

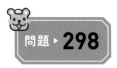

問題 ▶ 298

頻出

出題基準

Ⅳ-16-F／
トリアージ

過去問 統 P.1210

過去問 113回 P.10

CHECK ▶ ☐ ☐ ☐

解答 **1**

日本で使用されているトリアージタッグについて正しいのはどれか。

1. 該当するトリアージ区分を残して切り離す。
2. 4枚つづりである。
3. 最も優先順位の高い装着部位は左手首である。
4. トリアージタッグを扱うのは医師に限定される。

解説 1. ○　タッグの下端は、下からより軽症の緑・黄・赤・黒になっており、例えば赤と表示するには、赤部分を残し、その下の緑と黄の部分を切り離す。

2. ×　1枚目を災害現場、2枚目を搬送担当機関、3枚目を収容医療機関で保管するため、3枚つづりである。

3. ×　最も優先順位の高い装着部分は右手首である。

4. ×　医師が行うのが望ましいが、状況によっては看護師や救急隊などが行う。

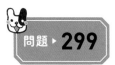

問題 ▶ 299

出題基準

Ⅳ-16-G／
創傷管理

過去問 基 P.353

CHECK ▶ ☐ ☐ ☐

解答 **2**

汚染している感染のない創傷の洗浄液で適切なのはどれか。

1. エタノール希釈液
2. 36℃の生理食塩水
3. ポビドンヨード液
4. 薬用石けん液

解説 創傷の洗浄はできれば体温程度に温めた水道水、生理食塩水でよい（2. ○）。消毒薬には細胞傷害性をもつものが多いため、特別な目的がある場合以外は使用しない。

MORE!

表19 ドレッシング材の機能と種類

創面保護	ポリウレタンフィルム
創面閉鎖と湿潤環境	ハイドロコロイド
乾燥した創の湿潤	ハイドロジェル
高い滲出液吸収性	ポリウレタンフォーム、ハイドロファイバー™など
疼痛緩和	ハイドロコロイド、ポリウレタンフォームなど

日本褥瘡学会編：褥瘡ガイドブック 第2版. 照林社, 東京, 2015:36.より抜粋して引用

図34 創傷の治癒過程

	①出血・凝固期	②炎症期	③増殖期	④成熟期
創の状態	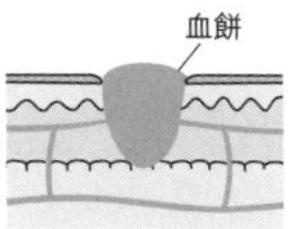 血餅	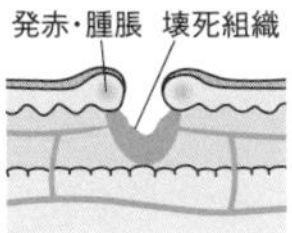 発赤・腫脹 壊死組織	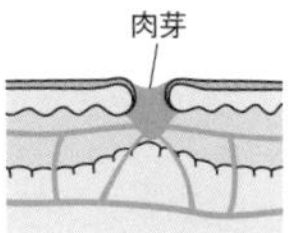 肉芽	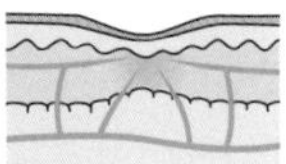
期間	受傷直後～数時間	受傷直後～約3日間	炎症期後半～数週間	増殖期後半～1年以上
特徴	●血液の凝固・止血	●炎症細胞の浸潤 ●細菌や壊死組織の貪食 ●創の清浄化	●肉芽形成と上皮化 ●肉芽全体の収縮による創収縮	●炎症細胞の消失 ●瘢痕形成 ●瘢痕の成熟（硬い瘢痕組織となる）

中橋苗代著, 角濱春美, 梶谷佳子編著：看護実践のための根拠がわかる 基礎看護技術 第3版. メヂカルフレンド社, 東京, 2020:442.より改変して転載

目標 Ⅳ

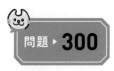

ベッド上での仰臥位を維持するとき、褥瘡予防の観点から上半身を挙上する最大角度はどれか。

1. 15度
2. 30度
3. 45度
4. 60度

頻出

出題基準

IV-16-G／
褥瘡の予防・処置

過去問 基 P.355

CHECK▶ ☐ ☐ ☐

解答 **2**

解説 図36のとおり、ベッド上仰臥位とする場合、上半身の挙上は「ずれ」防止のため30度以下とする「30度ルール」がある（2.○）。30度のヘッドアップを行う場合、下肢を先に挙上する。ずれを予防するクッションなどで姿勢を安定させる。背中の皮膚や衣類などにかかる圧を抜く（背抜き）やしわを除去するなども必要である。

MORE!

図35 90度ルール

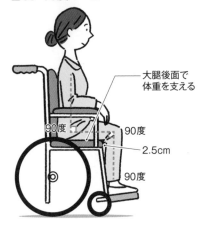

大腿後面で
体重を支える

90度
90度
2.5cm
90度

図36 30度ルール

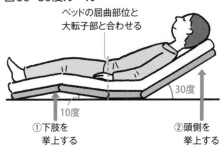

ベッドの屈曲部位と
大転子部と合わせる

10度
30度

①下肢を
挙上する

②頭側を
挙上する

ベッドにかかる圧が一番少ない。ただし、下肢から先に挙げないとずれて仙骨を圧迫してしまうので注意する。

表20 褥瘡の予防

臥位	●体圧分散寝具の使用 ●体位変換（2時間ごと） ●踵部除圧 ●ずれ力の予防（図36参照、背抜き、足抜き）
座位	●体圧分散クッションの使用 ●体位変換（15分ごとのプッシュアップなど） ●基本座位姿勢の保持（90度ルール：図35参照）

表21 ブレーデンスケール（簡易表）
●褥瘡の発生リスクを評価するスケール

項目	1	2	3	4
知覚の認知	全く知覚なし	重度の障害あり	軽度の障害あり	障害なし
湿潤	常に湿っている	たいてい湿っている	時々湿っている	めったに湿っていない
活動性	臥床	座位可能	時々歩行可能	歩行可能
可動性	全く体動なし	非常に限られる	やや限られる	自由に体動する
栄養状態	不良	やや不良	良好	非常に良好
摩擦とずれ	問題あり	潜在的に問題あり	問題なし	

＊合計23点満点。点数が低いほど褥瘡発生のリスクが高い
©Braden and Bergstrom. 1988
訳：真田弘美（東京大学大学院医学系研究科）／大岡みち子（North West Community Hospital.IL.U.S.A.）

別冊付録

必修模試
解答・解説

別冊付録「必修模試50問×5セット」の解答・解説です。
本体とは違う問題です。
間違った問題は本文の同じ項目の問題に戻って
復習すれば知識が確実に！

CONTENTS

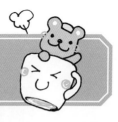

必修模試① 解答・解説

▶関連問題7(P.6)

問題 1 出題基準 I-1-B／世帯数

過去問 社 P.142, 143

[解答] 3

[解説] 令和4(2022)年における家族の世帯構造では単独世帯が32.9%(少しずつ増加中)、核家族世帯が57.1%(夫婦と未婚の子のみの世帯25.8%)、三世代世帯が3.8%であった(**P.6表3**)。答えは3の33%である。

▶関連問題12(P.9)

問題 2 出題基準 I-1-B／平均余命、平均寿命、健康寿命

過去問 社 P.198

[解答] 3

[解説] 令和4(2022)年の平均寿命は男性81.05年(3. ○)、女性87.09年で、女性のほうが6.03年高い。男女ともに2年連続で減少した。

前年(令和3[2021]年)と比較すると、男性は0.42年、女性は0.49年下回り、男女差は前年より0.07年縮小している。

▶関連問題9-10(P.7-8)

問題 3 出題基準 I-1-B／出生と死亡の動向

過去問 社 P.190

[解答] 2

[解説] 令和4(2022)年の死亡数は156万9,050人、約157万人であった(2. ○)。

▶関連問題21(P.15)

問題 4 出題基準 I-2-A／排泄ほか

[解答] 4

[解説] 摂取したもののうち、消化酵素で消化されない成分を食物繊維といい、果物などに含まれるペクチン、こんにゃくに含まれるグルコマンナン、海藻類に含まれるアルギン酸などがある。人体に吸収されず便中に排泄されるため便秘を改善・予防する(1. 2.

3. ×)、コレステロールを吸着する(4. ○)、血糖値上昇を抑制するといった役割をもつ。

▶関連問題22(P.15)

問題 5 出題基準 I-2-A／活動と運動、レクリエーション

過去問 社 P.229

[解答] 2

[解説] 1. × メニエール病の原因は解明されておらず、運動が予防効果につながるとは考えにくい。

2. ○ 骨は物理的な力が加わることで強度が増す。運動は骨粗鬆症の予防効果がある。

3. × 激しい運動による汗からの鉄の喪失や筋肉をつくるために鉄が使われるため、運動は鉄欠乏性貧血の原因となり、予防効果はない。

4. × 1型糖尿病は運動による予防効果はない。1型糖尿病は、おもに自己免疫を基礎とした膵B(β)細胞破壊によって絶対的インスリン不足状態となることが原因であり、インスリン療法が適応となる。1型糖尿病ではなく2型糖尿病の場合は、過食や運動不足などが原因となるため、運動による予防効果がある。

▶関連問題128(P.85)

問題 6 出題基準 Ⅲ-10-A／免疫系

過去問 人 P.62
過去問 成 P.610

[解答] 2

[解説] 1. × T細胞は細胞性免疫を担う。種類としては細胞傷害性T細胞、ヘルパーT細胞などがある。

2. ○ B細胞はヘルパーT細胞からの刺激を受けて、分化して形質細胞となり、抗体を産生する。液性免疫を担う。

3. × 肥満細胞は組織や粘膜内に存在する。病原体の侵入や組織の傷害によりヒスタミンなどを放出し、血管拡張や毛細血管の透過性を亢進させる。

4. × 樹状細胞はリンパ節や皮膚などに存在し、抗原提示を行う。

5. × ナチュラルキラー細胞はリンパ球の一種で、ウイルス感染を受けた細胞や奇形した細胞を排除する。

▶ 関連問題61（P.41）

問題
7

出題基準

I-4-C／倫理的配慮

過去問 社 P.262

［解答］4
［解説］医療機関における倫理委員会は、医療機関内で行われる医学的研究や医療行為について、倫理的側面、医学的側面、社会的観点から倫理上の妥当性を審査・審議し、助言を行う（4．○）。1のチーム医療の推進や3の医療事故に対する対応は行わない（1．3．×）。2の麻薬取扱者に対し、麻薬施用者免許や麻薬管理者免許を出すのは都道府県知事である（2．×）。

▶ 関連問題181-185（P.115-117）

問題
8

出題基準

III-11-B／感染症

過去問 社 P.208

［解答］3
［解説］1．× 淋菌感染症についての報告は9,993件であった。男女別でみると男性のほうが多い。

2．× 尖圭コンジローマについての報告は5,979件であった。男女別でみると男性のほうが多い。

3．○ 性器クラミジア感染症についての報告は3万136件で最も多かった。男女別でみると男性のほうが多い（表1）。

4．× 性器ヘルペスウイルス感染症は8,705件であった。男女別でみると女性のほうが多い。

▶ 関連問題131（P.86）

問題
9

出題基準

III-10-A／栄養と代謝系

過去問 成 P.539
過去問 113回 P.59

［解答］4
［解説］1．× ビタミンAが不足すると夜間にものが見えにくい夜盲症や角膜の乾燥などが生じる。

2．× ビタミンB_{12}が不足すると貧血が生じる。

3．× ビタミンCが不足すると壊血病が生じる。

4．○ ビタミンDが不足すると小児ではくる病、成人では骨軟化症が生じる。くる病では骨基質の石灰化が障害され、成長の遅延や骨の変形を起こす。

表1 性別にみた性感染症（STD）報告数の年次推移（抜粋）

| | 定点報告 | | | | | | | | | | | | |
| | 機関数 定点医療 | 性器クラミジア感染症 | | | 性器ヘルペスウイルス感染症 | | | 尖圭コンジローマ | | | 淋菌感染症 | | |
		総数	男	女	総数	男	女	総数	男	女	総数	男	女
平成15年	920	41,945	17,725	24,220	9,832	4,075	5,757	6,253	3,299	2,954	20,697	16,170	4,527
平成20年	971	28,398	12,401	15,997	8,292	3,383	4,909	5,919	3,357	2,562	10,218	8,203	2,015
平成25年	974	25,606	12,369	13,237	8,778	3,493	5,285	5,743	3,356	2,387	9,488	7,591	1,897
平成30年	984	25,467	12,346	13,121	9,129	3,585	5,544	5,609	3,584	2,025	8,125	6,378	1,747
令和元年／平成31年	983	27,221	13,947	13,274	9,413	3,520	5,893	6,263	4,113	2,150	8,205	6,467	1,738
令和2年	981	28,381	14,712	13,669	9,000	3,324	5,676	5,685	3,587	2,098	8,474	6,718	1,756
令和3年	983	30,003	15,458	14,545	8,981	3,387	5,594	5,602	3,524	2,078	10,399	8,097	2,302
令和4年	983	30,136	15,578	14,558	8,705	3,342	5,363	5,979	3,950	2,029	9,993	7,733	2,260

資料：「感染症発生動向調査」
〈引用〉厚生労働省：性感染症報告数（2004年～2022年）https://www.mhlw.go.jp/topics/2005/04/tp0411-1.html（2024/5/16閲覧）

必修模試❶

表2　アプガースコア

徴候	スコア0	スコア1	スコア2
心拍数	欠如	100回/分未満	100回/分以上
呼吸	欠如	弱い啼泣	強い啼泣
筋緊張	だらんとしている	四肢をやや屈曲	四肢を活発に動かす
刺激に対する反応	無反応	やや動く	啼泣
皮膚色	全身チアノーゼ、蒼白	体幹はピンク色、四肢はチアノーゼ	全身ピンク色

生後1分と5分で評価する

合計点数	0〜3点	4〜7点※	8〜10点
判定	重症仮死	軽症仮死	正常

※4〜6点を軽症仮死と定義する場合もあり、現時点では統一されていない。また『産婦人科診療ガイドライン　産科編2023』では、10点満点中7〜10点が正常、4〜6点が第1度仮死、0〜3点が第2度仮死としている。

▶関連問題70（P.46）

問題10　出題基準　II-6-A／基本的欲求

過去問 基 P.256

［解答］1

［解説］1．○　生命維持に関するニードはAの最も低次の生理的欲求である。

2．×　危険の回避といった安全の欲求は下から2番目の欲求である。

3．×　自分の可能性の追求は最も高次の自己実現の欲求である（**P.47図1**参照）。

4．×　社会集団への所属の欲求は下から3番目の所属と愛の欲求である。

5．×　他人からの承認は上から2番目の承認（自尊感情）の欲求である。

▶関連問題124（P.82）

問題11　出題基準　III-10-A／運動系

過去問 人 P.28

［解答］4

［解説］1．2．×　大殿筋は股関節の伸展、腸腰筋と大腿直筋は股関節の屈曲を担う。

3．×　下腿三頭筋は足首の底屈を担う。

4．○　大腿四頭筋は膝関節の伸展、大腿二頭筋と半腱様筋・半膜様筋が膝関節の屈曲を担う。

▶関連問題99（P.63）

問題12　出題基準　II-7-G／心理社会的変化

過去問 老 P.747

［解答］3

［解説］高齢者は加齢による身体機能の衰え、配偶者との死別、退職などにより、不安感・喪失感・焦燥

感を感じやすい（3．○）。特に、うつ状態になるとこれらの感情が強くなる。心気的になる、腰痛や消化器の不調など身体の合併症が多い、認知症との鑑別が難しいなども高齢者のうつ状態の特徴である。

▶関連問題78（P.51）

問題13　出題基準　II-7-B／身体の発育

過去問 母 P.985

［解答］1

［解説］1．○／3．×　心拍数、呼吸、筋緊張、刺激に対する反応、皮膚色の5項目についてみる（**表2**）。特に専門の機器を必要としない。

2．×　10点が最も良好である。

4．×　生後1分と5分の出生直後の児が対象である。

▶関連問題39-40（P.27）

問題14　出題基準　I-3-A／国民医療費

過去問 社 P.157

［解答］2

［解説］1．×　入院外医療費は33.6%であった。

2．○　入院医療費は38.0%であった。入院医療費と入院外医療費を合わせて医科診療医療費という（**図1**）。

3．×　歯科診療医療費は7.0%であった。

4．×　薬局調剤医療費は17.8%であった。

　選択肢以外の診療種類別の内訳には、入院時食事・生活医療費や訪問看護医療費などがある。

▶関連問題149（P.98）

問題15　出題基準　III-11-A／黄疸

過去問 成 P.545

［解答］1

図1 診療種類別にみた国民医療費

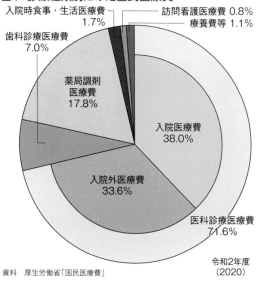

入院時食事・生活医療費 1.7%
訪問看護医療費 0.8%
療養費等 1.1%
歯科診療医療費 7.0%
薬局調剤医療費 17.8%
入院医療費 38.0%
入院外医療費 33.6%
医科診療医療費 71.6%

令和2年度(2020)

資料 厚生労働省「国民医療費」

[解説] 1. ○ アルブミンは血液中の蛋白質の主成分である。肝硬変、ネフローゼ症候群などで低値となる。

2. × 黄疸は血液中のビリルビンが増加し、皮膚や粘膜などの組織が黄染される。

3. × クレアチニンは尿中に排泄される代謝産物であり、腎機能が低下すると血液中のクレアチニンは上昇する。

4. × トリグリセリドは中性脂肪のことで、脂質異常症や糖尿病などで上昇する。

▶ 関連問題129(P.85)

問題16 出題基準 Ⅲ-10-A／呼吸器系

過去問 人 P.65

[解答] 2
[解説] 1. × 左の肺は2葉、右の肺は3葉ある。

2. ○ 右肺は左肺より大きい。

3. 4. × 右の気管支は左よりも太く・短く・傾斜が急である。したがって異物は右気管支に入りやすい。

▶ 関連問題279(P.168)

問題17 出題基準 Ⅳ-16-C／輸血

過去問 基 P.368

[解答] 1
[解説] 1. ○ 血漿は新鮮凍結血漿として医療機関に供給される。－20℃以下で保存する必要がある。

2. × 血小板は濃厚血小板として医療機関に供給される。20～24℃で、水平振とう状態で保存する(自動化された水平振とう器などの保存システムがある)。

3. × 赤血球製剤は2～6℃で保存する。製造過程で冷凍が可能な製剤があるが、医療機関には解凍人赤血球濃厚液として供給される。

4. 5. × アルブミンやグロブリンは血漿分画製剤で、凍結はできない。アルブミン製剤は30℃以下、免疫グロブリン製剤は10℃以下で保存する。

▶ 関連問題98(P.63)

問題18 出題基準 Ⅲ-11-B／高齢者の疾患

過去問 老 P.779

[解答] 1
[解説] 認知症には記憶障害、見当識障害、失語・失行・失認、実行機能障害などからなる認知機能障害(中核症状)(2～4. ×)と、行動・心理症状(BPSD)がある。行動・心理症状は精神症状(幻覚、妄想、不安など)と行動障害(徘徊、不潔行為など)である(1. ○)。**P.120図23**も参照。

▶ 関連問題47(P.34)

問題19 出題基準 Ⅰ-3-B／要介護・要支援の認定

過去問 社 P.170

[解答] 2
[解説] 1. × 判定には主治医の意見書が必要であるが、申請先ではない。

2. ○ 介護保険の保険者(実施主体)は市町村であり、申請先は市町村である。一次判定はコンピュータを使い、二次判定は介護認定審査会が行う。

3. × 介護保険審査会は介護保険に関する行政処分に対する不服申立ての審理・裁決を行う第三者機関で、都道府県に設置されている。

4. × 地域包括支援センターは介護保険法で定められた相談窓口で、住民の健康の保持および生活の安定のために必要な援助を行うことにより、その保健医療の向上および福祉の増進を包括的に支援することを目的とする。

5. × 後期高齢者医療広域連合は後期高齢者医療制度を運営するために設立された都道府県単位の特別地方公共団体である。

の痛覚、4の温度感覚は全身の皮膚と筋肉で受容される体性感覚である（1．3．4．×）。

▶関連問題82(P.54)

問題 20 出題基準 Ⅱ-7-C／身体の発育

過去問 小 P.852

［解答］4
［解説］学童期に入る少し前（6歳ごろ）から乳歯が抜けて永久歯に生え変わり始め、13歳ごろに28本が生える（4．○）。16〜30歳で親知らず（智歯、第三大臼歯）4本がすべて生えると永久歯は32本となる（**P.54図5**参照）。

▶関連問題145(P.95)

問題 21 出題基準 Ⅲ-11-A／言語障害

［解答］2
［解説］失語症は大脳皮質が2の脳梗塞などの脳血管疾患で形態的・機能的障害を受けて起こる（2．○）。1の小脳出血、3の重症筋無力症、4の筋萎縮性側索硬化症では、大脳皮質の機能は障害されず、言語障害としては音声障害・構音障害を呈する（1．3．4．×）。

▶関連問題249(P.151)

問題 22 出題基準 Ⅳ-14-D／口腔ケア

過去問 基 P.315

［解答］1
［解説］1．○　食物残渣により細菌の繁殖、義歯と歯肉の間の痛みにつながるため、食事のたびに義歯を洗浄する。
2．×　歯そのものや歯と歯の間は汚れやすいが、歯肉に接する内側は汚れがつきにくい。歯肉に接する部分が摩耗すると隙間ができて義歯が合わなくなるため、歯みがき剤は使用しないようにする。
3．×　義歯は熱に弱いため、水か微温湯で洗う。
4．×　義歯を洗浄しても口腔内には汚れや食物残渣があるので、義歯を外してから洗浄する。

▶関連問題125(P.83)

問題 23 出題基準 Ⅲ-10-A／感覚器系

過去問 人 P.32, 37

［解答］2
［解説］特殊感覚とは、頭部にある特殊な感覚器を介して受容される感覚のことで、2の味覚のほか、視覚、聴覚、平衡覚、嗅覚が該当する（2．○）。1の触覚、3

▶関連問題50(P.36)

問題 24 出題基準 Ⅰ-4-A／患者の権利

過去問 基 P.259

［解答］1
［解説］1．○　パターナリズムは父権主義ともいい、患者の最善の利益の決定を医師にゆだね、患者は医師にすべてを託すことをいう。患者の選択権の行使を阻害する。
2．×　アドボカシーは弱い立場にあったり意思を表示できない人の権利を擁護し代弁することである。患者の選択権の行使を助ける。
3．×　リビングウィルは生前に終末期の医療などについて意思決定をするものである。患者の選択権の行使を助ける。
4．×　インフォームド・コンセントは十分な情報提供・説明・理解に基づく患者の同意をいう。患者の選択権の行使を助ける。

▶関連問題74(P.48)

問題 25 出題基準 Ⅱ-6-B／健康や疾病に対する意識

過去問 社 P.185

［解答］3
［解説］1．4．×　健康診査は疾病・障害の早期発見の二次予防を目的とする場合と、結果から生活習慣の改善を図り病気を予防する一次予防を目的とする場合がある。健康教育は一次予防である。
2．×　疾病・障害の早期発見と早期治療は二次予防であり、三次予防ではない。
3．○　再発防止、リハビリテーションなどの疾病管理は三次予防である。

▶関連問題66(P.43)

問題 26 出題基準 Ⅰ-5-A／保健師・助産師・看護師の義務

過去問 社 P.235
過去問 113回 P.131

［解答］4
［解説］保健師助産師看護師法の第33条において、業務に従事する保健師、助産師、看護師、准看護師は2年ごとに、その年の12月31日現在における氏名、住所その他厚生労働省令で定める事項を、当該年の翌年1月15日までに、その就業地の都道府県知事に届け

出なければならないと規定されている。よって4の就業地の都道府県知事が正しい。

▶関連問題262(P.158)
問題 27 出題基準 Ⅳ-15-B／コミュニケーション
エラーの防止
過去問 基 P.299

［解答］3
［解説］1．× 医療者間のコミュニケーションエラーは医療事故に直結する。

2．× 口頭での指示は聞き間違いや思い込みなどによりエラーを増やすリスクが高い。

3．○ 報告するときに背景や状況を伝えるのは正しい。コミュニケーションのトレーニングツールとしてSBAR（エスバー）がある。状況（Situation）、背景（Background）、アセスメント（Assessment）、提案（Recommendation）の頭文字をとったものである。

4．× 相手のミスを指摘するのは禁忌ではなく必要だが、軋轢なく指摘できる環境が必要である。

▶関連問題219(P.133)
問題 28 出題基準 Ⅲ-12-B／保存・管理方法
過去問 基 P.358, 359

［解答］4
［解説］4の医薬品、医療機器等の品質、有効性及び安全性の確保等に関する法律〈薬機法〉の第44条で、「毒性が強いものとして厚生労働大臣が薬事・食品衛生審議会の意見を聴いて指定する医薬品（毒薬）は、その直接の容器又は直接の被包に、黒地に白枠、白字をもって、その品名及び『毒』の文字が記載されていなければならない」こと、「劇性が強いものとして厚生労働大臣が薬事・食品衛生審議会の意見を聴いて指定する医薬品（劇薬）は、その直接の容器又は直接の被包に、白地に赤枠、赤字をもって、その品名及び『劇』の文字が記載されていなければならない」ことが規定されている（4．○）（図2）。

▶関連問題169(P.110)
問題 29 出題基準 Ⅲ-11-A／運動麻痺
過去問 成 P.630

［解答］2
［解説］上肢における神経麻痺の代表例では、上腕骨骨折と圧迫による橈骨神経麻痺（2．○）、肘内部にある肘部管の圧迫による尺骨神経麻痺、肘関節よりも近位側の圧迫による正中神経麻痺がある（表3）。1の腓骨神経、3の脛骨神経、4の坐骨神経は上肢に走行していないため上腕骨の骨折で麻痺は生じない。

表3 末梢神経の運動と障害

末梢神経	運動	障害
正中神経	母指〜中指屈曲、前腕回内	猿手
尺骨神経	指の開閉、手根掌屈	鷲手
橈骨神経	肘関節の伸展、手根背屈	下垂手
坐骨神経	膝関節の屈曲	しびれ、痛み
腓骨神経	足の背屈	下垂足

▶関連問題228-232(P.137-140)
問題 30 出題基準 Ⅳ-13-C／
フィジカルアセスメント
過去問 基 P.280

［解答］2
［解説］1．3．4．× 気管支、心臓弁、腸蠕動の異常をみるには聴診が必要である。

2．○ 甲状腺の異常については、触診で表面の状態、硬さ、可動性、結節の有無などをみる（P.188図3）。

▶関連問題70(P.46)
問題 31 出題基準 Ⅱ-6-A／人間と欲求

［解答］3
［解説］1．2．4．× 社会的ニーズの側面が大きく、身体的ニーズではない。

3．○ 「痛みを最小限にする医療を受けられるようにしてほしい」というニーズは、身体的ニーズである。身近な例としては、麻酔下で受ける検査や無痛分娩を

図2 毒薬・劇薬の表示例

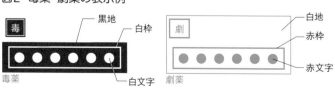

毒薬　黒地　白枠　白文字
劇薬　白地　赤枠　赤文字

図3 甲状腺の触診

前方から	背部から
❶ 対象者に正面を向いて軽く頸部を伸展してもらい、甲状腺の位置を確認する ❷ 水か唾液を飲み込んでもらい、甲状腺とその周囲の上下の動きを確認する	❶ 対象者に頭を右側前方に少し傾けてもらい、左手指で甲状腺を軽く右に押す ❷ 水か唾液を飲み込んでもらい、その間に右手指で甲状腺の右葉を触診する ❸ 左葉も同様に触診する

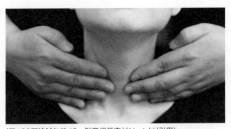

（第103回追試午前43　別冊視覚素材No.1より引用）

希望する、などが挙げられる。ニーズには身体的ニーズのほか、社会的ニーズ、心理的ニーズ、経済的ニーズなどがある。

問題 32　出題基準　II-6-B／疾病・障害・死の受容

▶関連問題75(P.48)

過去問 基 P.309
過去問 成 P.399

［解答］3

［解説］P.49表2のとおり、フィンクは衝撃→防御的退行→承認→適応の4段階で論じた（3. ○）。ほかの受容過程は5段階である。過去にはキューブラー - ロスが3回、フィンクが2回出題されている。

問題 33　出題基準　III-10-A／妊娠・分娩・産褥の経過

▶関連問題136-138(P.89-92)

過去問 母 P.976

［解答］2

［解説］1. × 成乳より脂肪分や乳糖が少ない。

2. ○ 成乳よりも分泌型IgAが多く含まれる。

3. × 成乳と比較して分泌量が少ない。

4. × 初乳は産褥2～5日目くらいまでの乳汁を指し、その後、移行乳を経て7～10日目ごろに成乳になる。

問題 34　出題基準　III-11-A／チアノーゼ

▶関連問題153(P.101)

過去問 成 P.445

［解答］2

［解説］毛細血管中の酸素と結合していない脱酸素化ヘモグロビンが5g/dL以上になるとチアノーゼとなる（2. ○）。チアノーゼでは皮膚や粘膜が青紫色に変化する。なお、酸素飽和度は総ヘモグロビンに対する酸素と結合したヘモグロビン（酸素化ヘモグロビン）の割合を表す。基準値は96～99％である。

問題 35　出題基準　IV-16-B／与薬方法

▶関連問題275(P.167)

過去問 基 P.363

［解答］3

［解説］1. × 皮下注射では注射部位の皮膚を伸展させるのではなく、皮膚を少しつまみ上げて10～30度の角度で刺入する。

2. × 皮下組織の下の層は筋肉である。皮下注射は皮下組織に薬液を注入する。

3. ○ 薬液の吸収を考慮して皮下脂肪が5mm以上の部位を選択する。

4. × 針のカット面を上向きにして薬液の膨隆を確認するのは皮内注射の手技である。

問題 36　出題基準　II-7-B／発達の原則

▶関連問題77(P.50)

過去問 小 P.833

［解答］3

［解説］標準的な発育において生後3か月で出生体重の2倍、1歳には出生体重の3倍の体重となる（3. ○）。このころ、身長は出生時の1.5倍となる。4～5歳には出生時の体重の5倍（15kg）、身長は2倍（約100cm）となる（P.51表3参照）。

問題 37　出題基準　IV-16-A／経管・経腸栄養法ほか

▶関連問題273(P.165)

過去問 基 P.319

［解答］3

［解説］経鼻胃管に栄養剤などを注入する前に必ず行うのは、①吸引した胃内容物の確認、②口腔内の確認（胃管がたわんでいる/蛇行していないかを眼で見る）、③経鼻胃管の鼻のマーキング位置がずれていないかの確認である。

1. × 胃管に水を注入すると気道に迷入している場

合には水を入れることになってしまうため、行っては
いけない方法である。

2. × 肺野の音の聴取を行っても、経鼻胃管の先端
が胃内に留置されているかどうかの情報は得られない。

3. ○ 胃管からの吸引物が胃内容物であることを確
認するためにpH試験紙で調べる。リトマス試験紙で
は正確ではないため注意する。

4. × 前述②のとおり口腔内も確認するが、口を開
けてもらい胃管があるかどうかを見るだけでは胃内に
留置されているかどうかまでは知ることができない。

▶ 関連問題129(P.85)

問題 38 | 出題基準 | Ⅲ-10-A／呼吸器系

過去問 成 P.457

[解答]3

[解説]動脈血二酸化炭素分圧（PaCO₂）が上昇して高
炭酸ガス血症（高二酸化炭素血症）となり（3. ○）、体
内へのCO₂の異常蓄積により、初期には頻脈や頭痛を
生じ、やがて呼吸異常、意識障害、呼吸性アシドーシ
スなどを起こす病態をCO₂ナルコーシスという。
PaCO₂が慢性的に高い患者ではPaCO₂に対する中枢
化学受容体の反応性が低下しているため、不用意に高
濃度の酸素を投与するとCO₂ナルコーシスを起こし
やすいので注意する。

▶ 関連問題289(P.174)

問題 39 | 出題基準 | Ⅳ-16-E／
口腔内・鼻腔内吸引

[解答]1

[解説]一般に、成人患者の口腔内の一時的吸引にお
ける吸引圧は－150～－400mmHg、気管内吸引・
鼻腔内吸引では－150mmHg以下が適切である（1.
○）。

▶ 関連問題122(P.80)

問題 40 | 出題基準 | Ⅲ-10-A／内部環境の恒常性

[解答]2

[解説]睡眠と覚醒、ホルモン分泌、体温などは24～
25時間のリズムがあり、これをサーカディアンリズ
ム〈概日リズム〉という（2. ○）。中枢は視床下部の視
交叉上核にある。夜間勤務などで睡眠のリズムが乱れ
ると心身の不調につながる。

▶ 関連問題228(P.137)

問題 41 | 出題基準 | Ⅳ-13-C／
バイタルサインの観察

過去問 基 P.275

[解答]4

[解説]JIS規格による血圧計のマンシェットの幅は次
のとおりである（**表4**）。

表4 年齢別マンシェットの選択（幅）

成人（上腕用）	14cm
成人（下肢用）	18cm
9歳～	12cm
6歳～9歳	9cm
3歳～6歳	7cm
3か月～3歳未満	5cm
生後3か月未満	3cm

　成人の上腕での測定の場合には14cmと覚えておこ
う（4. ○）。なお、長さは22～24cmである。

▶ 関連問題275(P.167)

問題 42 | 出題基準 | Ⅳ-16-B／与薬方法

過去問 基 P.365

[解答]2

[解説]10% A液には100mL中にAが10g含まれてい
る（10g/100mL）。10% A液0.5mLにAが何g含まれ
ているかは、10g/100mL＝xg/0.5mLでxgを求める
と、$x＝10×0.5÷100＝0.05$gであることがわかる。
次にA0.05gが500mLに対してどのくらいの割合であ
るかを求めると、$0.05÷500×100＝0.01$％となる（2.
○）。

▶ 関連問題238(P.145)

問題 43 | 出題基準 | Ⅳ-14-B／導尿

過去問 基 P.326

[解答]4

[解説]固定用バルーンには4の滅菌蒸留水を入れる
（4. ○）。1の水道水ではなく滅菌したものを使うのは、
万が一バルーンが破裂した場合の安全のためである。

　2のリンゲル液、3の生理食塩水などの物質が溶け
ているものは、滅菌してあってもその物質が析出して
水が抜けなくなる可能性があるので使用しない。

2. × AFP〈αフェトプロテイン〉は肝細胞癌の腫瘍マーカーである。

3. × CEAは胃癌や大腸癌、肺癌、膵臓癌などで上昇する。

4. × CA125は卵巣癌、肺癌、膵癌などで上昇するが、子宮内膜症や骨盤内炎症でも高値となることがある。

問題 44

出題基準 IV-16-A／経静脈栄養法

▶関連問題274(P.166)

過去問 基 P.321

［解答］1

［解説］中心静脈カテーテルを挿入する際の早期に現れる合併症は動脈への誤穿刺、気胸・血胸、血腫、カテーテル位置異常、空気塞栓などがある（1. ○）。挿入2日目以降に現れる合併症は気胸・血胸、血栓、感染、カテーテル位置異常などである。

2の脱水、3の無気肺、4の鎖骨骨折はカテーテルの挿入自体で起こるものではない（2. 3. 4. ×）。

問題 45

出題基準 III-11-B／がん

▶関連問題177-180(P.113-115)

過去問 成 P.709

［解答］1

［解説］1. ○ PSAは前立腺癌の腫瘍マーカーであるが、前立腺肥大症や前立腺炎でも高値となることがある。

問題 46

出題基準 IV-16-C／輸液・輸血管理

▶関連問題277-279(P.167-168)

［解答］2

［解説］三方活栓は輸液、輸血、採血、採液、その製品が耐えられる圧力がかかる造影剤の注入などを行うためのルートに接続し、液体の流れをコントロールする器具である。

三方の矢印の方向に液体が流れるので、図ではB液側と患者側が有効になっているため、患者にはB液のみが流れる（2. ○）。三方活栓にはいくつかのタイプがあり、OFFの向きがわかりやすいタイプもある（**図4**）。

図4　三方活栓の使用方法

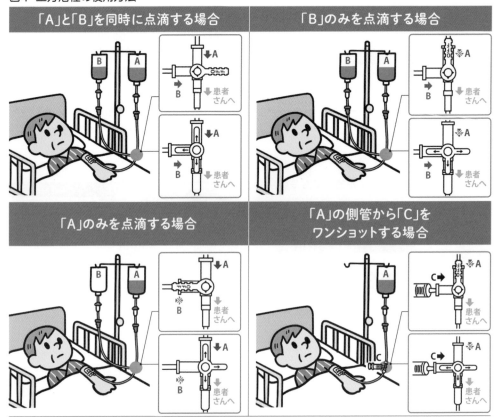

中村充浩,北島泰子:わかるできる看護技術vol.2　根拠からわかる!　実習で実践できる!　臨床看護技術.照林社,東京,2022:138.より引用

▶ 関連問題300(P.180)

問題 47

出題基準
IV-16-G／
褥瘡の予防・処置

過去問 基 P.357

［解答］1

［解説］1. ○　ステージIは通常、骨突出部に限局された領域に消退しない発赤を伴う損傷のない皮膚を指す。

2. ×　ステージIIは黄色壊死組織（スラフ）を伴わない、創底が薄赤色の浅い潰瘍として現れる真皮の部分層欠損である。水疱（破れていなくても破れていてもよい）も、このステージである。

3. ×　ステージIIIは全層皮膚欠損で、ポケットや瘻孔があっても該当する。

4. ×　ステージIVは骨、腱、筋肉の露出を伴う全層組織欠損である。

表5　NPUAP/EPUAPによる褥瘡の分類

カテゴリ／ステージI 消退しない発赤	通常骨突出部に限局された領域に消退しない発赤を伴う損傷のない皮膚。色素の濃い皮膚には明白な消退は起こらないが、周囲の皮膚と色が異なることがある
カテゴリ／ステージII 部分欠損	黄色壊死組織（スラフ）を伴わない、創底が薄赤色の浅い潰瘍として現れる真皮の部分層欠損。水疱蓋が破れていないもしくは開放／破裂した、血清で満たされた水疱を呈することもある
カテゴリ／ステージIII 全層皮膚欠損	全層組織欠損。皮下脂肪は確認できるが、骨、腱、筋肉は露出していない。組織欠損の深度がわからなくなるほどではないがスラフが付着していることがある。ポケットや瘻孔が存在することもある
カテゴリ／ステージIV 全層組織欠損	骨、腱、筋肉の露出を伴う全層組織欠損。スラフまたはエスカー（黒色壊死組織）が創底に付着していることがある。ポケットや瘻孔を伴うことが多い
米国向けの追加のカテゴリ	
判定不能 皮膚また組織の全層欠損—深さ不明	創底にスラフ（黄色、黄褐色、灰色、緑色または茶色）やエスカー（黄褐色、茶色または黒色）が付着し、潰瘍の実際の深さがまったくわからなくなっている全層組織欠損
深部損傷 褥瘡疑い （suspected DTI）—深さ不明	圧力やせん断力によって生じた皮下軟部組織が損傷に起因する、限局性の紫色または栗色の皮膚変色または血疱

EPUAP（ヨーロッパ褥瘡諮問委員会）／NPUAP（米国褥瘡諮問委員会）著，宮地良樹，真田弘美監訳：褥瘡の予防&治療 クイックリファレンスガイド（Pressure Ulcer Prevention & Treatment）．より抜粋して引用

▶ 関連問題271(P.164)

問題 48

出題基準
IV-15-C／
針刺し・切創の防止

過去問 基 P.296
過去問 113回 P.51

［解答］2

［解説］針刺し事故によって感染する可能性が高いのは2のC型肝炎ウイルスのほか、B型肝炎ウイルス、HIV、HTLV-1、梅毒などの血液媒介感染症である（2. ○）。第113回の一般問題（午後45）でヒト免疫不全ウイルス〈HIV〉に汚染された注射針による針刺し事故の感染率が問われたが、針刺し事故の感染率はB型肝炎ウイルスが最も高い。

▶ 関連問題292-298(P.176-179)

問題 49

出題基準
IV-16-F／救命救急処置

過去問 基 P.370

［解答］2

［解説］成人に対する一次救命処置〈BLS〉では、傷病者が呼吸をしていない場合ただちに胸骨圧迫を行い、30：2で胸骨圧迫に人工呼吸を加える（2. ○）。傷病者の鼻をつまみ、口をしっかり覆うようにして、傷病者の胸が軽く上がる程度の量を1秒間で吹き込む。2回の人工呼吸の後は、胸部中央の胸骨の下半分の位置に両手のひらの付け根を置き、約5cm沈む強さ（ただし6cmを超えない）で、1分間に100～120回の速さで連続30回圧迫する。これを繰り返す。

▶ 関連問題270(P.163)

問題 50

出題基準
IV-15-C／滅菌と消毒

過去問 基 P.291

［解答］4

［解説］ガス滅菌法に使われるのは4の酸化エチレンガス〈EOG、エチレンオキサイドガス〉である。40～60℃と低温で滅菌できるが滅菌時間は2～24時間と長い。その他の滅菌法にはオートクレーブを使った高圧蒸気滅菌法、プラズマ滅菌法などがある。

必修模試①

必修模試② 解答・解説

問題 1 | 出題基準 | ▶関連問題9-10(P.7-8)
I-1-B／出生と死亡の動向
過去問 113回 P.6

[解答] 2

[解説] 令和4（2022）年の人口動態統計における死亡場所は病院が64.5%で最も多かった（2. ○、**表1**）。施設内は80.8%で、自宅は17.4%であった。直近5年でみると病院の割合は微減傾向、自宅・介護医療院・介護老人保健施設・老人ホームは微増傾向にある。

問題 2 | 出題基準 | ▶関連問題11(P.9)
I-1-B／死因の概要
過去問 社 P.190

[解答] 3

[解説] 令和4（2022）年の人口動態統計による死因の順位によれば、第1位は悪性新生物〈腫瘍〉で、第2位は心疾患（3. ○）、第3位は老衰（2. ×）、第4位は脳血管疾患（4. ×）、第5位は肺炎（1. ×）であった。なお、悪性新生物のうち、死亡数が多いのは、男性は肺癌、女性は大腸癌である。

問題 3 | 出題基準 | ▶関連問題9-10(P.7-8)
I-1-B／出生と死亡の動向
過去問 社 P.189

[解答] 1

[解説] 令和4（2022）年の出生数は77万759人で、前年よりも4万863人減少した。明治32（1899）年の

人口動態調査開始以来、最少となった。出生率（人口千対）は6.3で前年の6.6より低下し、合計特殊出生率は1.26で前年の1.30より低下し、こちらも過去最低となった。

問題 4 | 出題基準 | ▶関連問題33(P.22)
I-2-C／職業と健康障害
過去問 社 P.232

[解答] 4

[解説] 令和3（2021）年の業務上疾病の総数は2万8,071人であった（4. ○）。昭和40年代半ばには3万人を超えていたが、その後減少傾向となり、近年は増減を繰り返している。令和3（2021）年は新型コロナウイルス感染症の影響により令和2（2020）年の1万5,038人から大きく増加した。**P.22問題33**も参照のこと。

問題 5 | 出題基準 | ▶関連問題39-40(P.27)
I-3-A／国民医療費
過去問 社 P.157

[解答] 1

[解説] 75歳以上の人口1人当たり国民医療費が、65歳未満の人口1人当たり国民医療費（令和2[2020]年度は約18.3万円）の約5倍と突出している。今後も増加する医療費や人口高齢化への対応をめざし後期高齢者医療制度が創設されたことを知っておきたい。**P.28表23**も参照のこと。

1. ○ 令和2年度では（以下すべて令和2年度）国民1

表1 死亡の場所別にみた構成割合

単位は%

| (年) | 施設内 | | | | | | | 施設外 | | |
	総数	病院	診療所	介護医療院・介護老人保健施設	(再掲)介護医療院	助産所	老人ホーム	総数	自宅	その他
2019	84.5	71.3	1.6	3.0	0.4	-	8.6	15.5	13.6	1.9
2020	82.4	68.3	1.6	3.3	0.7	0	9.2	17.6	15.7	1.9
2021	81.0	65.9	1.5	3.5	0.9	0	10.0	19.0	17.2	1.8
2022	80.8	64.5	1.4	3.9	1.0	-	11.0	19.2	17.4	1.8

資料：厚生労働省「人口動態統計」

人当たりが34万600円である。

2.　×　65歳以上1人当たりが73万3,700円である。

3.　×　75歳以上1人当たりが90万2,000円である。

4.　×　まったく関係ない数字である。

【問題6】出題基準　Ⅲ-11-B／生活習慣病ほか　▶関連問題172-176(P.111-113)　過去問 社 P.214

［解答］2

［解説］①健康寿命の延伸と健康格差の縮小、②個人の行動と健康状態の改善、③社会環境の質の向上、④ライフコースアプローチ（胎児期から高齢期に至るまでの人の生涯を経時的に捉えること）を踏まえた健康づくりの4つの基本的な方向をもとに、健康日本21（第三次）が令和6（2024）年度から開始された。期間は令和17（2035）年度までの12年間である。

　過去に2度、健康日本21（第二次）における1日の塩分摂取量の目標値が問われている（正答は8g）が、第三次では目標値が7gとなったことに注意する（2.○）。「日本人の食事摂取基準」（2020年版）における食塩摂取の目標量の成人男性7.5g未満、成人女性6.5g未満と区別して覚える必要がある。

【問題7】出題基準　Ⅲ-10-A／内分泌系　▶関連問題134(P.88)　過去問 人 P.76

［解答］2

［解説］膵臓は外分泌腺として消化酵素を含む膵液を、大十二指腸乳頭〈ファーター乳頭〉を通じて十二指腸へと分泌する。内分泌腺としてはランゲルハンス島A〈α〉細胞からグルカゴン、ランゲルハンス島B〈β〉細胞からインスリン、ランゲルハンス島D〈δ〉細胞からソマトスタチンというホルモンを分泌する（2.○）。

　ホルモンとしては腎臓からはレニンが分泌され、副腎皮質からは糖質コルチコイド、アルドステロンが分泌される（1.4.×）。肝臓は胆汁を生成し、各種ホルモンの分解をおもに行う（3.×）。

【問題8】出題基準　Ⅱ-9-A／退院調整　▶関連問題118(P.76)

［解答］2

［解説］患者と家族が退院後の療養生活に向けて必要な情報を得て、退院後の療養場所や方法などを自己決定し、可能な限り自立して安心した生活を送れることが目的である。

1.　×　入院中・退院後の医療費を抑制することが目的ではない。

2.　○　退院後の療養生活について自己決定するためには、必要な情報提供や支援を受けられることが必要である。

3.　×　入院中と同じ医療スタッフが継続したサービス提供を行うことが目的ではない。

4.　×　退院後の療養生活の満足度が高いと入院生活を肯定的に受け止めることに影響を及ぼす可能性はあるが、それが目的ではない。

【問題9】出題基準　Ⅲ-10-A／消化器系　▶関連問題130(P.86)　過去問 人 P.73

［解答］1

［解説］過去にS状結腸に造設されたストーマからの設定（答えは固形便）で出題されている。1の水様便は回腸から上行結腸の便であり、回腸にストーマを造設した場合は水分や消化酵素の多い便が排泄され、皮膚に付着するとトラブルが生じやすい（1.○）。

2.　×　横行結腸や下行結腸の便は粥状から半固形状の泥状便となる。

3.4.　×　S状結腸・直腸の便は固形便となる。さらに滞留時間が長くなれば硬便となる可能性がある。

【問題10】出題基準　Ⅰ-4-B／倫理原則　▶関連問題55-59(P.38-40)　過去問 113回 P.6

［解答］4

［解説］1.　×　1924年に国際連盟総会で採択された児童の権利に関するジュネーブ宣言や、1989年の国連総会で採択された児童の権利に関する条約などで児童の権利について述べている。

2.　×　健康の定義は1948年発効の世界保健機関〈WHO〉憲章で述べられた。

3. × 疾病の伝播予防については、国際保健規則〈IHR〉に「国際交通に与える影響を最小限に抑えつつ、疾病の国際的伝播を最大限防止すること」と述べられている。

4. ○ 1964年の世界医師会総会で、ヘルシンキ宣言が採択され、被験者の権利を優先するなど、人間を対象とする医学研究にかかわる医師、その他の関係者に対する指針を示した。医学研究に関する倫理は正しい。

▶関連問題258-262(P.156-158)

問題 11 [出題基準] Ⅳ-15-B／医療安全対策

[解答] 4

[解説] リスクマネジメントは、患者と医療者の安全を確保するためのマネジメント(管理)である(4. ○)。リスクマネジメントにはリスクを「把握・分析・対応・評価」するプロセスがある。危険の予測・回避と、事故発生時の適切な対処が重要である。

▶関連問題136-138(P.89-92)

問題 12 [出題基準] Ⅲ-10-A／妊娠・分娩・産褥の経過

過去問 母 P.969

[解答] 2

[解説] 陣痛周期(A＝10)分以内あるいは陣痛頻度1時間に(B＝6)回以上が、日本産科婦人科学会による臨床的な分娩開始時期の定義である(2. ○)。分娩第1期は、この分娩開始から子宮口全開大までをいう。

▶関連問題129(P.85)

問題 13 [出題基準] Ⅲ-10-A／呼吸器系

[解答] 2

[解説] 吸気の二酸化炭素分圧はわずか0.3mmHgであるが、呼気で32mmHg、肺胞気と動脈血は40mmHgで、静脈血は46mmHgである(よって、選択肢のなかでは2の40mmHgが正常値となる)。静脈血では組織の代謝によって生じた二酸化炭素はそのまま5%が血漿中に溶け、5%はヘモグロビンなどの蛋白質と結合する。残り90%は炭酸水素イオンとなり、このうちの2/3は血漿、1/3は赤血球内に溶解して肺へと運搬される。

▶関連問題46(P.32)

問題 14 [出題基準] Ⅰ-3-B／給付の内容

過去問 113回 P.6

[解答] 3

[解説] やや難しいが、第113回午前4で「介護保険法の地域支援事業で正しいのはどれか」という問題が出題されている。基本的なしくみをおさえておきたい。

1. × 介護保険の保険給付は予防給付と介護給付があるが、この事業は保険給付ではない。

2. × 一般介護予防事業は65歳以上であれば対象となるが、介護予防・生活支援サービス事業は要支援1・2の認定を受けた人・基本チェックリスト等により特定高齢者であるとされた人が対象となる。

3. ○ ひとり暮らし高齢者の見守りや栄養改善のための配食サービスは生活支援サービスに含まれる。

4. × 総合事業は介護予防・生活支援サービス事業と一般介護予防事業に分けられる(表2)。地域包括ケアシステムは事業ではなく、地域支援事業を包含したより大きなシステムである。

表2　介護予防・日常生活支援総合事業(総合事業)のおもな内容

介護予防・生活支援サービス事業	●対象：要介護認定で要支援1・2の認定を受けた人または、基本チェックリストにより生活機能が低下しているとされた人(特定高齢者) ●費用：所得等に応じてサービス費用の1～3割を負担。負担割合は介護保険の基準と同じ基準	訪問型サービス(掃除、洗濯等の日常生活上の支援)
		通所型サービス(機能訓練や集いの場など)
		その他の生活支援サービス(栄養改善を目的とした配食、ひとり暮らし高齢者の見守りなど)
		介護予防ケアマネジメント(総合事業によるサービスが提供できるようなマネジメント)
一般介護予防事業	●対象：65歳以上のすべての人 ●費用：実費負担が別途必要な教室などを除き、費用負担なし	介護予防把握事業
		介護予防普及啓発事業
		地域介護予防活動支援事業
		一般介護予防事業評価事業
		地域リハビリテーション活動支援事業

https://www.pref.osaka.lg.jp/kaigoshien/ikigai/sogo_jigyo.html を参考に改変

▶ 関連問題87-89(P.56-57)

問題 15 出題基準 Ⅱ-7-D／学童期

過去問 小 P.865

［解答］1

［解説］1. ○　小学生の総数で、う歯が39.0％と最も高かった（文部科学省「令和3年度学校保健統計調査」より、以下同）。

2. ×　耳疾患は小学生の総数で6.8％であった。

3. 4. ×　小学生の総数で、裸眼視力1.0未満は36.9％、鼻もしくは副鼻腔の疾患は11.9％であった。

▶ 関連問題214(P.129)

問題 16 出題基準 Ⅲ-12-A／中枢神経作用薬

［解答］2

［解説］躁状態における脳のはたらきを鎮静化するのは2の炭酸リチウムである（2. ○）。有効血中濃度の範囲が狭い薬物の1つである。

1. ×　レボドパはパーキンソン病に対して使われる。

3. ×　塩酸ペンタゾシンは非麻薬性鎮痛薬である。

4. ×　クロルプロマジン塩酸塩は統合失調症に使われる。

▶ 関連問題181-185(P.115-117)

問題 17 出題基準 Ⅲ-11-B／感染症

過去問 社 P.201

［解答］5

［解説］1. ×　一類感染症はエボラ出血熱、痘そう、ペストなどで危険性が高いが、過去10年以上国内での発生はない。

2. ×　二類感染症は結核、急性灰白髄炎〈ポリオ〉、SARS、MERS、ジフテリアなどである。

3. ×　三類感染症は腸管出血性大腸菌感染症、コレラ、細菌性赤痢、腸チフス、パラチフスが該当する。

4. ×　四類感染症はA型肝炎、E型肝炎、ボツリヌス症、マラリア、狂犬病などである。

5. ○　五類感染症は後天性免疫不全症候群〈AIDS〉のほか、インフルエンザ（鳥インフルエンザおよび新型インフルエンザ等感染症を除く）、ウイルス性肝炎（E型肝炎およびA型肝炎を除く）、性器クラミジア感染症、梅毒、麻疹、メチシリン耐性黄色ブドウ球菌感染症などがある。

▶ 関連問題97(P.62)

問題 18 出題基準 Ⅱ-7-G／身体的機能の変化

過去問 老 P.741-745

［解答］2

［解説］1. ×　老年期には赤色骨髄が減少し、黄色骨髄が増加するため造血機能が低下する。

2. ○　老年期には動脈硬化や血管の中膜の変性などにより動脈の弾力性が低下して血管抵抗が増大する。

3. ×　加齢により消化管の運動は減弱する。

4. ×　加齢により水晶体の弾性が低下し、視覚における調節力が低下する。

5. ×　老年期には筋肉が減少し、筋肉の貯水能力も低下する。

　P.212資料も参照。

▶ 関連問題227(P.136)

問題 19 出題基準 Ⅳ-13-B／評価

過去問 基 P.272

［解答］4

［解説］アセスメントを日本語にしてしまうと同じ「評価」になってしまうが、看護過程では情報を収集して検討を行い、患者の健康上の問題を明らかにするのがアセスメントである。問題から計画を立案し、それを実施したら、その結果を評価する。計画を修正、終了するのは評価の段階である（4. ○）。

▶ 関連問題34-35(P.23-24)

問題 20 出題基準 Ⅰ-2-C／労働環境

過去問 社 P.154

［解答］2

［解説］男女の区別なく育児休業について定めているのは2の育児・介護休業法である。

1. ×　労働基準法では女性の産前産後の休業や育児時間などについて規定している。

3. ×　男女雇用機会均等法では女性に対して妊婦健康診査を受診するための時間の確保や時差通勤の申請などについて規定している。

4. ×　次世代育成支援対策推進法は、行動計画策定指針に基づく地方公共団体及び事業主の行動計画の策定等、次世代育成支援対策を推進するために必要な事項を規定している。具体的な労働者に対する休業や措置等は規定されていない。

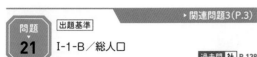

問題 21　[出題基準] I-1-B／総人口

▶関連問題3(P.3)

過去問 [社] P.138

［解答］2

［解説］令和4年の日本の人口ピラミッドは2度のベビーブームの子であった73～75歳と48～51歳付近が膨らむ形をしている。これらの膨らみのすぐ上にある減少（へこみ）は、76～77歳の第二次世界大戦終戦前後の出生減と56歳の出生年が「ひのえうま」であったことによる出生減である。したがって2のピラミッド（つぼ型）が該当する（**P.3図1**参照）。

問題 22　[出題基準] I-1-B／世帯数

▶関連問題7(P.6)

過去問 [社] P.144

［解答］3

［解説］令和4（2022）年の国民生活基礎調査で、65歳以上の者のいる世帯の全世帯に占める割合は50.6％で（3.　○）、全世帯のおよそ半分に高齢者がいる状態になった。過去のデータをみると平成19（2007）年には40.1％であったが、平成28（2016）年には48.4％、平成30（2018）年には48.9％となった。

問題 23　[出題基準] Ⅲ-10-A／運動系

▶関連問題124(P.82)

過去問 [人] P.22

［解答］4

［解説］胸椎は12個あり、胸椎は左右の肋骨1対と関節をつくる。したがって、肋骨の数は12対である（4.○）。過去には5個の椎骨はどれかという問いがあった。椎骨は頸椎7個、胸椎12個、腰椎5個、仙椎5個、尾椎3～5個である（**図1**）。

問題 24　[出題基準] Ⅲ-12-B／薬理効果に影響する要因

▶関連問題220(P.133)

過去問 [疾] P.117

［解答］2

［解説］薬物動態は1の蓄積を除く4つである。吸収→分布→代謝→排泄のプロセスである。

1.　×　蓄積は、薬物が組織や細胞に蓄積することである。代表的なのは脂溶性薬物が脂肪組織に蓄積する現象である。

図1　脊柱の構造

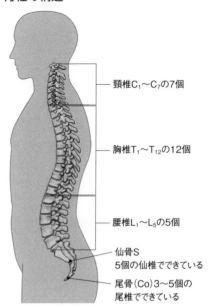

頸椎C_1～C_7の7個

胸椎T_1～T_{12}の12個

腰椎L_1～L_5の5個

仙骨S
5個の仙椎でできている

尾骨（Co）3～5個の尾椎でできている

2.　○　分布は吸収された薬物が人体の各部位に運ばれ、血管壁を通過して組織に移行することである。

3.　×　代謝は生体内に取り込まれた薬物が酵素によって別の物質に変わることをいう。おもに肝臓で行われる。

4.　×　吸収は薬物が血液内に入ることである。

5.　×　排泄は体内の薬物が尿、便、胆汁によって体外に排出されることである。

問題 25　[出題基準] I-1-B／死因の概要

▶関連問題11(P.9)

［解答］4

［解説］令和4（2022）年は先天奇形、変形および染色体異常が23.0％で最も多く、次が不慮の事故11.9％であった（4.　○、**表3**）。

問題 26　[出題基準] I-3-B／要介護・要支援の認定

▶関連問題47(P.34)

過去問 [社] P.170

［解答］4

［解説］介護保険サービスを利用する際は市町村に要介護認定を申請すると、非該当か、要支援1～2と要介護1～5の7段階に認定される（4.　○）。

　非該当の場合は、地域支援事業のうちの総合事業を、介護予防ケアマネジメントのもとで受けることができ

表3 子どもの死因順位［令和4（2022）年］

	第1位	第2位	第3位
0歳	先天奇形、変形および染色体異常	周産期に特異的な呼吸障害等	不慮の事故
1～4歳	先天奇形、変形および染色体異常	不慮の事故	悪性新生物〈腫瘍〉
5～9歳	悪性新生物〈腫瘍〉	先天奇形、変形および染色体異常	不慮の事故
10～14歳	自殺	悪性新生物〈腫瘍〉	不慮の事故
15～19歳	自殺	不慮の事故	悪性新生物〈腫瘍〉

資料 厚生労働省「人口動態統計」

る。サービス計画を立てることで要支援1～2の場合には基本的には予防給付が、要介護1～5の場合には介護給付が受けられる。

P.33図22、P.34図23も参照。

▶関連問題50（P.36）

問題27 出題基準 I-4-A／患者の権利

過去問 基 P.260

［解答］1
［解説］終末期に自分がどのような医療を受けたいかの意思がリビングウィルである（1. ○）。区別すべき語として、将来迎えるであろう意思決定能力の低下に備えて、治療やケアの目標や治療などについて定期的に患者・家族と話し合って共有し、それに沿った医療やケアを提供するアドバンス・ケア・プランニングがある。
2. ×　判断力が低下したときを想定した支援方針や財産についての希望を反映させるのは任意後見制度である。判断力が低下したときの医療行為に関しての意思表示はアドバンスディレクティブである。
3. ×　自分の個人情報がどのように使われるのかについての同意は必要であるが、特に名前はついていない。
4. ×　医療従事者からの十分な説明に基づく医療についての同意はインフォームド・コンセントである。

▶関連問題56（P.39）

問題28 出題基準 I-4-B／善行

過去問 基 P.261

［解答］4
［解説］1. ×　患者に対して正直に接するという原則は「誠実、忠誠」が最も近い。
2. ×　利益や医療資源を平等に配分するという原則は「公正、正義」が最も近い。
3. ×　患者に危害を与えないようにするという原則は「無危害」に最も近い。
4. ○　医療者の考える最善ではなく、患者自身の考

える最善の利益を尊重し実現に努めるという原則は「善行」に最も近く、これが答えである。

▶関連問題75（P.48）

問題29 出題基準 II-6-B／疾病・障害・死の受容

過去問 基 P.310

［解答］1
［解説］1. ○　近しい人と死別した人が、悲嘆（グリーフ）を乗り越えて、立ち直る過程を支援することをグリーフケアという。1の家族を亡くした人が対象である。
2. ×　介護で疲労している人の休息のためにレスパイトケアがある。
3. 4. ×　独居している介護が必要な人、排泄のケアを担当する人はグリーフケアの対象ではない。

▶関連問題78（P.51）

問題30 出題基準 II-7-B／身体の発育

過去問 母 P.983

［解答］2
［解説］新生児は出生3～5日後、不感蒸泄・胎便の排泄・水分の不足などにより、生理的に体重が減少する。出生体重の5～10％が該当する（2. ○）。令和4（2022）年の出生時の平均体重は男3.05kg、女2.96kgであるので、およそ3kgと考えると150～300gの範囲と考えればよい。その他の生理的な特徴をP.198図2に示す。

▶関連問題60（P.40）

問題31 出題基準 I-4-C／説明責任＜アカウンタビリティ＞

［解答］2
［解説］アカウンタビリティは説明責任とも呼ばれ、医療の現場では、自分が行おうとしている行為について、行うべき理由と予測される結果、あるいは自分が行った行為によって生じた結果を説明することである

図2 新生児の生理的特徴

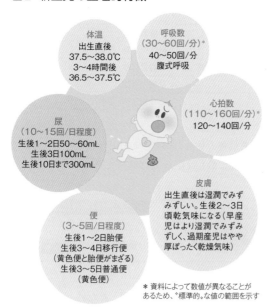

体温
出生直後
37.5～38.0℃
3～4時間後
36.5～37.5℃

呼吸数
（30～60回/分）*
40～50回/分
腹式呼吸

尿
（10～15回/日程度）
生後1～2日50～60mL
生後3日100mL
生後10日まで300mL

心拍数
（110～160回/分）*
120～140回/分

便
（3～5回/日程度）
生後1～2日胎便
生後3～4日移行便
（黄色便と胎便がまざる）
生後3～5日普通便
（黄色便）

皮膚
出生直後は湿潤でみず
みずしい。生後2～3日
頃乾気味になる（早産
児はより湿潤でみずみ
ずしく、過期産児はやや
厚ぼったく乾燥気味）

＊ 資料によって数値が異なることが
あるため、〝標準的〟な値の範囲を示す

古川亮子：母性・小児実習ぜんぶガイド第2版. 照林社, 東京, 2021：10. より引用

（2. ○）。

1. ×　倫理原則が対立することはあるが、特にそれを表す語はない。

3. ×　コミュニケーションの相手と感情的交流が成立することはラポールという。

4. ×　持っている力を最大限に発揮できるよう支援することはエンパワメントという。

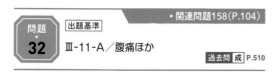

問題 32
出題基準
Ⅲ-11-A／腹痛ほか

▶関連問題158（P.104）

過去問 成 P.510

［解答］2
［解説］マックバーネー圧痛点は、腹部の右上前腸骨棘と臍を結ぶ線上の右側から3分の1の点にある（2. ○）。マックバーネー点の圧痛は急性虫垂炎で現れる可能性が高い。急性虫垂炎では他にキュンメル圧痛点（臍の右下1～2cmの部位）、ランツ圧痛点（左上前腸骨棘と右上前腸骨棘を結ぶ線上の右側から3分の1の点）なども押すと痛みを感じることがある。**P.105 図19**参照。

問題 33
出題基準
Ⅱ-6-A／基本的欲求

▶関連問題70（P.46）

過去問 基 P.256

［解答］3

［解説］マズローの欲求階層で最も低次である生理的欲求に最優先で対応しなければならない（3. ○）。生理的欲求と安全に関する欲求は生命維持に直結するからである（**P.47図1**）。

高いレベルのものから挙げると、4の自己実現の欲求→1の承認・自尊の欲求→2の愛情・所属の欲求→安全に関する欲求→3の生理的な欲求の順となる。

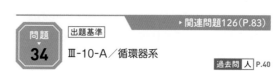

問題 34
出題基準
Ⅲ-10-A／循環器系

▶関連問題126（P.83）

過去問 人 P.40

［解答］4
［解説］1. ×　大動脈の起始部には大動脈弁がある。
2. ×　肺動脈の起始部には肺動脈弁がある。
3. ×　左心房と左心室の間には僧帽弁（左房室弁）がある。
4. ○　右心房と右心室の間には三尖弁（右房室弁）がある。

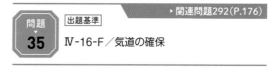

問題 35
出題基準
Ⅳ-16-F／気道の確保

▶関連問題292（P.176）

［解答］3
［解説］3の頸椎損傷が疑われる場合は、頸椎をなるべく動かさないよう下顎を押して前に出す下顎挙上法が最も安全である（3. ○）。通常は頭部後屈顎先挙上法が第1選択である。

P.176図31を参照のこと。

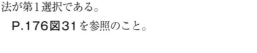

問題 36
出題基準
Ⅳ-14-C／移動、移送

▶関連問題243（P.148）

過去問 基 P.334

［解答］3
［解説］1. ×　患者の両腕は肘置き台の外側ではなく、内側に置く。
2. ×　エレベーターに乗り込むときは前向きではなく、後ろ向きで入る。
3. ○　急な下り坂では患者を後ろ向きにして進み、患者が車椅子から落ちることを防ぐ。
4. ×　段差を越えるときは車椅子を押している者がティッピングレバーを踏んで前輪を上げる。ハンドリムはタイヤの内側にあるタイヤを回すための部位である。

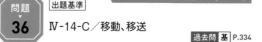

問題 37 出題基準 Ⅲ-11-B／感染症

過去問 母 P.956, 957

[解答]1
[解説]母体がウイルスに感染することで胎児が流産・死産したり、新生児に障害が残ったりする症候群をトキソプラズマ(Toxoplasma)・風疹ウイルス(Rubella)・サイトメガロウイルス(Cytomegalovirus)・単純ヘルペスウイルス(Herpes simplex virus)の頭文字をとってTORCH症候群と呼んでいる(1.○)。近年ではOをothersとしてB型肝炎ウイルス・EBウイルス・水痘-帯状疱疹ウイルス・梅毒などを含める考え方もある。2のアルコール、3の常染色体異常、4の性染色体異常が原因ではない。

▶関連問題230(P.138)

問題 38 出題基準 Ⅳ-13-C／呼吸状態の観察

過去問 基 P.278

[解答]3
[解説]1.×　いびきのような音〈類鼾音〉は低調性連続性副雑音である。
2.×　ヒューヒューという高い音〈笛声音〉は高調性連続性副雑音である。
3.○　耳元で髪をねじるような音〈捻髪音〉は細かい断続性副雑音である。
4.×　ギュッギュッというこすれる音〈胸膜摩擦音〉は断続性、連続性という区別はしない。
　　P.223表9も参照。

▶関連問題38-43(P.26-30)

問題 39 出題基準 I-3-A／医療保険制度の基本

過去問 社 P.160

[解答]4
[解説]国民健康保険の保険者は市町村(特別区を含む)であったが、平成30(2018)年度より都道府県が財政運営の責任主体となり、都道府県単位化が実施された。市町村は従来と変わらず資格の管理、保険料率の決定、保険料徴収、保健事業等を行うため、保険者は4の都道府県と市町村(特別区を含む)となった。

▶関連問題22(P.15)

問題 40 出題基準 I-2-A／活動と運動、レクリエーション

[解答]2
[解説]1.3.×　ワットは1秒間に1ジュールの仕事をする仕事率、またはこれに相当する電力をいう。1ジュールは大きさ1ニュートンの力が物体を力の方向へ1m動かすときになされる仕事、またはその仕事に相当するエネルギーをいう。
2.○　メッツは身体活動・運動の強さを、安静時の何倍に相当するかで表す単位で、座って安静にしている状態が1メッツ、普通歩行が3メッツに相当する。心臓リハビリテーションでよく使われる。
4.×　1992年に日本で計量法が改正され、国際的に合意された国際単位(SI単位)が使われるようになった。メートル、キログラム、モルなどが該当し、7つの基本単位の総称である。

▶関連問題230(P.138)

問題 41 出題基準 Ⅳ-13-C／バイタルサインの観察

過去問 基 P.279

[解答]2
[解説]やや難しいが、過去に「Ⅰ音がⅡ音より大きく聴取されるのはどれか」という必修問題が出題され、同様のイラストが使用されている。左鎖骨中線上第5肋間は僧帽弁領域で(2.○)、三尖弁領域(第4肋間胸骨左縁付近)とならんでⅠ音がⅡ音より大きく聴取される部位である。大動脈弁領域は第2肋間胸骨右縁付近、肺動脈弁領域は第2肋間胸骨左縁付近にある(P.200図3)。

▶関連問題7(P.6)

問題 42 出題基準 I-1-B／世帯数

過去問 社 P.143

[解答]2
[解説]1.×　単独世帯は32.9%であった。
2.○　三世代世帯は3.8%であった。最も少ない。
3.×　夫婦のみの世帯は24.5%であった。
4.×　夫婦と未婚の子のみの世帯は25.8%であった(P.6表3参照)。

必修模試❷

図3 心音の聴診部位

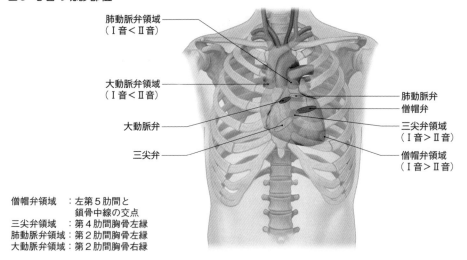

肺動脈弁領域
（Ⅰ音＜Ⅱ音）

大動脈弁領域
（Ⅰ音＜Ⅱ音）

大動脈弁

三尖弁

肺動脈弁
僧帽弁
三尖弁領域
（Ⅰ音＞Ⅱ音）
僧帽弁領域
（Ⅰ音＞Ⅱ音）

僧帽弁領域　：左第5肋間と
　　　　　　　鎖骨中線の交点
三尖弁領域　：第4肋間胸骨左縁
肺動脈弁領域：第2肋間胸骨左縁
大動脈弁領域：第2肋間胸骨右縁

▶関連問題172-176（P.111-113）

問題 43

出題基準

Ⅲ-11-B／生活習慣病

過去問 人 P.96

［解答］3

［解説］インスリンの絶対的欠乏により、ケトン体が過剰に蓄積することによって糖尿病ケトアシドーシスが生じる。ケトン体が酸性物質であるため代謝性アシドーシスとなる。高血糖による浸透圧利尿が生じ、多尿となり、水分・電解質を喪失する。

1．×　糖尿病ケトアシドーシス自体では吐血は生じない。

2．×　糖尿病ケトアシドーシスでは高血糖状態となっている。

3．○　血液が酸性に傾いたのを代償するために速く深いクスマウル呼吸となる。二酸化炭素をより排出しようとする。

4．×　血中ケトン体欠乏ではなく、ケトン体が産生されて増加する。

▶関連問題123（P.81）

問題 44

出題基準

Ⅲ-10-A／神経系

過去問 人 P.10

［解答］1

［解説］ブローカ言語中枢（ブローカ野）は前頭葉の運動野の近くにある、運動性の言語中枢である（1．○）。一方、ウェルニッケ言語中枢は側頭葉の聴覚野の近くにあり、感覚性の言語中枢である。

　ブローカ言語中枢はおもに発語に必要な筋肉運動、ウェルニッケ言語中枢はおもに言語や音の意味の理

解・読字にかかわっている。

▶関連問題146（P.96）

問題 45

出題基準

Ⅲ-11-A／ショック

過去問 成 P.402

［解答］2

［解説］1．×　気胸は心外閉塞・拘束性ショックの原因となりうる。外部からの心臓や肺の圧迫による心拍出量の低下によるものである。

2．○　脱水や出血は循環血液量減少性ショックの原因となりうる。循環血液量の減少による末梢血管の虚脱が起こる。

3．×　心筋梗塞は心原性ショックの原因となりうる。心臓のポンプ機能の障害による心拍出量の減少である。

4．×　脊髄損傷は神経原性ショックの原因となりうる。神経原性ショックは血液分布異常性ショックに含まれ、血液分布異常性ショックには敗血症性ショックとアナフィラキシーショックがある（**P.96表12**参照）。

▶関連問題195（P.122）

問題 46

出題基準

Ⅲ-11-C／血液学検査ほか

過去問 基 P.378

［解答］2

［解説］成人男性の赤血球数の基準値は2の450～550万/μL（女性は400～500万/μL）、ヘモグロビン値は14～17g/dL（女性は12～15g/dL）である。そのほか、血小板は15～35万/μL（男性・女性とも同じ）、白血球は4,000～8,000/μL（男性・女性と

も同じ)であることもおさえておこう。

▶関連問題126(P.83)

| 問題 47 | 出題基準 Ⅲ-10-A／循環器系 | 過去問 113回 P.19 / 過去問 人 P.50 |

[解答]4

[解説]1.3. × 臍静脈は1本、臍動脈は2本ある。臍静脈には動脈血が、臍動脈には静脈血が流れる。よって胎盤から胎児に向かうのが臍静脈で、胎児から胎盤に向かうのは臍動脈である。

2. × 卵円孔は心房の壁にある。

4. ○ 胎児は肺を使っていないので肺動脈からの血液は動脈管を通って、肺をスキップして大動脈へ流れ込む構造をしている(P.49図2参照)。

▶関連問題91(P.58)

| 問題 48 | 出題基準 Ⅱ-7-E／アイデンティティの確立 | 過去問 小 P.831 |

[解答]4

[解説]エリクソンは自我に着目し、心理・社会的発達を8段階で表した(P.61図7参照)。

1. × 親密性 対 孤立は、成人初期の発達課題である。

2. × 積極性 対 罪悪感は、幼児期の発達課題である。

3. × 勤勉性 対 劣等感は、学童期の発達課題である。

4. ○ アイデンティティの確立 対 同一性混乱(役割の拡散)は、青年期の発達課題である。

▶関連問題63-67(P.41-43)

| 問題 49 | 出題基準 Ⅰ-5-A／保健師助産師看護師法 | 過去問 社 P.237 |

[解答]3

[解説]保健師助産師看護師法の条文は次のとおりである。

第9条 次の各号のいずれかに該当する者には、前二条の規定による免許を与えないことがある。

一 罰金以上の刑に処せられた者

二 前号に該当する者を除くほか、保健師、助産師、看護師又は准看護師の業務に関し犯罪又は不正の行為があった者

三 心身の障害により保健師、助産師、看護師又は准看護師の業務を適正に行うことができない者として厚生労働省令で定めるもの

四 麻薬、大麻又はあへんの中毒者

したがって、答えは3の罰金以上の刑に処せられた者である(3.○)。

1. × 年齢による欠格事由はない。

2.4. × 素行が著しく不良である者と伝染性の疾患にかかっている者は2001年の法改正以前にあった欠格事由である。

▶関連問題269(P.162)

| 問題 50 | 出題基準 Ⅳ-15-C／無菌操作 | 過去問 基 P.293 |

[解答]1

[解説]1. ○ 鑷子の先端が包装紙などに接触する確率を低くするには、開いた状態よりも閉じたほうがよい(P.162図20参照)。

2. × 滅菌パックはハサミを用いて開封せず、パックの接着面を外側に開くように開封し、内側を汚染しないようにする。

3. × 滅菌包みは布の最も外側の端をつまんで開く。その後の開き方は、外側だけに触れるように開けていく。鑷子を使う場合には内側だけに触れる。

4. × 綿球の消毒薬は、薬液が垂れないように絞ってから鑷子で持ち上げる。

必修模試❷

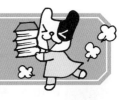

必修模試③ 解答・解説

問題 1

出題基準

I-1-C／有訴者の状況

▶関連問題13（P.10）

過去問 社 P.199

[解答] 2

[解説] 令和4（2022）年の国民生活基礎調査における女性の有訴者の自覚症状で最も多いのは腰痛（111.9）で（2. ○）、次がわずかな差で肩こり（105.4）であった。1の鼻閉は上位5位には入っておらず、4の手足の関節が痛むは第3位であった。男性は腰痛（91.6）、肩こり（53.3）、頻尿（45.6）の順であった。

問題 2

出題基準

I-1-B／婚姻、家族形態

▶関連問題8（P.6）

過去問 社 P.147

[解答] 2

[解説] 令和4（2022）年の人口動態統計における平均初婚年齢は夫31.1歳、妻29.7歳であった（2. ○）。平均初婚年齢は約60年前の1960年は夫27.2歳、妻24.4歳、約20年前の2000年は夫28.8歳、妻27.0歳であった。2000年に比べ夫は2.3歳、妻は2.7歳高くなっている（**表1**）。

表1 夫婦の平均初婚年齢の年次推移

年	夫（歳）	妻（歳）
平成7（1995）	28.5	26.3
17（2005）	29.8	28.0
27（2015）	31.1	29.4
令和元（2019）	31.2	29.6
2（2020）	31.0	29.4
3（2021）	31.0	29.5
4（2022）	31.1	29.7

問題 3

出題基準

I-1-B／死因の概要

▶関連問題11（P.9）

過去問 社 P.196

[解答] 2

[解説] 令和4（2022）年の人口動態統計による自殺者数は2万1,252人（2. ○）で、前年の2万291人より

も増加した。自殺予防は精神保健の最重要課題の1つで、うつ病などの適切な治療体制の整備で自殺者を減少させようという施策が行われている。なお、男女の内訳は男性1万4,362人、女性6,890人と男性が女性の2倍以上を占める。参考に警察庁の「令和4年中における自殺の状況」を**表2**に示す。

問題 4

出題基準

I-2-C／職業と健康障害

▶関連問題33（P.22）

[解答] 3

[解説] 1. × 振動障害は、機械などから与えられる局所振動によるもので、末梢神経症状や循環障害などをきたす。白蝋病（はくろうびょう）が有名である。コンピュータの作業だけでは考えにくい。

2. × 聴力の低下は騒音によるもので、工場や建設現場などで起こりやすく、コンピュータ作業との関連は低い。

3. ○ 頸肩腕症候群（けいけんわんしょうこうぐん）は、上肢を中心とした上半身をある位置に長時間保持したり、ある動作を反復して行ったりすることで、文字どおり頸部・肩・腕をはじめとした痛みやこり、頭痛やしびれ、あるいは精神・神経学的に不眠や疲労感などを呈する異常で、コンピュ

表2 原因・動機別にみた自殺者数・構成割合

		自殺者数（人）		構成割合（%）	
		令和4年（2022）	3（2021）	令和4年（2022）	3（2021）
総数		21,881	21,007	100.0	100.0
原因・動機特定者		19,164	15,093	87.6（100.0）	71.8（100.0）
原因・動機特定者	家庭問題	4,775	3,200	（24.9）	（21.2）
	健康問題	12,774	9,860	（66.7）	（65.3）
	経済・生活問題	4,697	3,376	（24.5）	（22.4）
	勤務問題	2,968	1,935	（15.5）	（12.8）
	男女問題	828	797	（4.3）	（5.3）
	学校問題	579	370	（3.0）	（2.5）
	その他	1,734	1,302	（9.0）	（8.6）
原因動機不特定者		2,717	5,914	12.4	28.2

資料 警察庁「令和4年中における自殺の状況」
注 令和3年までは、遺書等の生前の言動を裏付ける資料がある場合に限り、自殺者一人につき3つまで計上可能としていたが、4年からは、家族等の証言から考えうる場合も含め、自殺者一人につき4つまで計上可能とした。また、原因・動機特定者数と原因・動機数の和が一致するとは限らない。
　なお、警察庁でまとめた自殺の概要と、厚生労働省の人口動態統計の自殺死亡数の差異は、調査対象や調査時点、心中事件に関する死亡原因のとり方、事務手続き上（訂正報告）の違いによるものである。

ータ作業をはじめ幅広い業務でかかりやすい。例えば、体のなかで腕だけをよく使う手話通訳者などでもかかる場合がある。

4. × 電離放射線障害は、医療機関、工業用の検査、原子力関連の施設等で働く人にリスクがある。

▶ 関連問題107(P.69)

問題 ▼ 5

出題基準
Ⅱ-9-A／病院、診療所

過去問 社 P.246

［解答］4
［解説］医療法では、「特定機能病院」について、第4条の2に以下のように定められている。

● 高度の医療を提供する能力、高度の医療技術の開発および評価を行う能力、高度の医療に関する研修を行わせる能力を有すること。

● その診療科名中に、厚生労働省令の定めるところにより、厚生労働省令で定める診療科名を有すること（原則定められた16の診療科※を標榜していること［がん等の特定の領域に対応する特定機能病院は別途、承認要件を設定］）。

● 厚生労働省令で定める数（400床）以上の患者を入院させるための施設を有すること（4. ○）。

● 特定機能病院でないものは、これに特定機能病院またこれに紛らわしい名称をつけてはならない。

※内科、外科、精神科、小児科、皮膚科、泌尿器科、産科、婦人科、眼科、耳鼻咽喉科、放射線科、救急科、脳神経外科、整形外科、麻酔科、歯科

▶ 関連問題172-176(P.111-113)

問題 ▼ 6

出題基準
Ⅲ-11-B／生活習慣病

［解答］3
［解説］表3のように高血圧であるのはⅠ度高血圧からなので、「収縮期血圧が140〜159かつ／または拡

張期血圧が90〜99」の範囲がⅠ度高血圧の分類であることはおさえておきたい（3. ○）。家庭で測定する場合は収縮期血圧が135〜144かつ／または拡張期血圧が85〜89と値が低めになる。令和2（2020）年の患者調査の結果によると高血圧性疾患は約1,511万人と、生活習慣病のなかでも患者数が多い。

▶ 関連問題76(P.49)

問題 ▼ 7

出題基準
Ⅱ-7-A／（胎児期の）形態的発達と異常

［解答］3
［解説］1. × 超音波断層法で胎嚢が確認できるころである。

2. ×／3. ○ 9週ごろから超音波ドップラー法で胎児心音が聴かれるようになってくるが100％ではない。12週ごろには100％聴取できる。

4. × 15〜16週ごろに胎盤が完成する。

5. × 胎動が盛んになり、胎脂が発生したり頭髪が生えるころである。

P.90表6も参照。

▶ 関連問題128(P.85)

問題 ▼ 8

出題基準
Ⅲ-10-A／免疫系　ほか

過去問 小 P.847

［解答］4
［解説］矢印の出生時から大きく増加する実線はIgM（4. ○）、胎児期にも増加している点線はIgG（3. ×）、出生時から10歳にかけてゆるやかに伸びていく点線はIgA（1. ×）である（図1）。1のIgAは局所免疫を担う。3のIgGは胎盤を通過し母体から胎児へと供給される。抗原刺激により最初に産生されるのは4のIgMであり出生後、産生が促進される。2のIgEはヒスタミ

表3　成人における血圧値の分類

分類	診察室血圧（mmHg）			家庭血圧（mmHg）		
	収縮期血圧		拡張期血圧	収縮期血圧		拡張期血圧
正常血圧	<120	かつ	<80	<115	かつ	<75
正常高値血圧	120-129	かつ	<80	115-124	かつ	<75
高値血圧	130-139	かつ／または	80-89	125-134	かつ／または	75-84
Ⅰ度高血圧	140-159	かつ／または	90-99	135-144	かつ／または	85-89
Ⅱ度高血圧	160-179	かつ／または	100-109	145-159	かつ／または	90-99
Ⅲ度高血圧	≧180	かつ／または	≧110	≧160	かつ／または	≧100
（孤立性）収縮期高血圧	≧140	かつ	<90	≧135	かつ	<85

日本高血圧学会高血圧治療ガイドライン作成委員会編：高血圧症治療ガイドライン2019. ライフサイエンス出版. 東京, 2019：18. 表2-5より転載

必修模試❸

図1　年齢別免疫グロブリンの変化

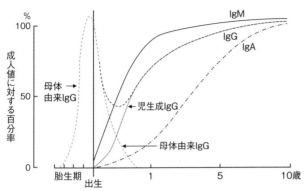

池西静江, 石束佳子, 阿形奈津子 編：看護学生スタディガイド2025. 照林社, 東京, 2024：
1112. より引用

ンの放出を促すなどアレルギーを引き起こす（2.　×）。

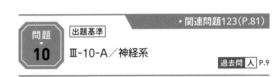

▶関連問題123（P.81）

問題 9 ［出題基準］Ⅲ-10-A／神経系

過去問 人 P.12

［解答］2

［解説］瞳孔反射である対光反射の中枢は中脳にある（2.　○、表4）。ほかに、中脳は姿勢反射や角膜反射の中枢でもある。

1.　×　小脳は運動系の統合的な調節を行う。

3.　×　延髄には呼吸、循環、嚥下などの中枢がある。

4.　×　大脳皮質は運動、感覚、高次脳機能などを支配している。

5.　×　視床下部には自律神経の統合、体温調節の中枢の機能などがある。

表4　脳幹のはたらき

間脳※	視床	全身の感覚器からの情報を伝える神経線維の中継点
	視床下部	自律神経系や内分泌系の中枢（体温、消化、睡眠などの調節）、性機能の中枢
中脳		体のバランス、眼球運動や瞳孔の調節、視覚・聴覚の中枢
橋		呼吸のリズムや深さの調節
延髄		くしゃみや咳の反射中枢、咀嚼、唾液分泌、嚥下、発声などの中枢

※間脳は脳幹に含まない場合もある。

▶関連問題123（P.81）

問題 10 ［出題基準］Ⅲ-10-A／神経系

過去問 人 P.9

［解答］2

［解説］1.　×　運動野のうち、一次運動野は前頭葉の中心前回にある。一次運動野以外の運動野を高次運動野といい、大脳皮質の複数の部位にある。

2.　○　聴覚野は側頭葉の上面にある。

3.　×　視覚野は後頭葉の内側面にある。

4.　×　体性感覚野は頭頂葉の中心後回にある。

▶関連問題18-20（P.13-14）

問題 11 ［出題基準］Ⅰ-2-A／食事と栄養 ほか

過去問 基 P.314

［解答］1

［解説］BMI〈Body Mass Index〉は体重（kg）÷〔身長（m）〕^{2}で求めるので、71.3÷（1.8×1.8）＝71.3÷3.24＝22.00…となり、およそ22である（1.　○）。「日本人の食事摂取基準（2020年版）」では目標とするBMIが示されている（18〜49歳：18.5〜24.9、50〜64歳：20.0〜24.9、65歳〜：21.5〜24.9）。25以上は肥満と判断される。

▶関連問題79（P.51）

問題 12 ［出題基準］Ⅱ-7-B／（新生児・乳児期の）発達の原則

過去問 小 P.843

［解答］5

［解説］1.　×　自動歩行反射は、児の腋窩を持って前傾姿勢で足を床に着けて立位をとらせると、足踏みの

ような動作をする。生後2〜3か月ごろに消失する。

2. × 緊張性頸反射は、児の顔を一方に向けると、向いたほうの手足が伸展し、反対側の手足は屈曲する動作をする。生後4か月ごろに消失する。

3. × パラシュート反射は、児の腋窩を持って立位から急に頭部を床に向けると両手を伸ばし、手を開いて支えようとする動作をする。生後7〜9か月ごろに出現し、消失しない。

4. × Moro（モロー）反射は、児の頭部を保持して、急に高度を下げたり体位を変えたりすると上肢を広げて抱きつくような動作をする。生後4か月ごろに消失する。

5. ○ Babinski（バビンスキー）反射は出生時からあり、2歳ごろに消失する。足底の外側を踵から指のほうへ向けてこすると、母指の背屈と指の間が開く開扇現象がみられる。成人では、錐体路障害を表す病的反射である。

▶ 関連問題181-185（P.115-117）

 問題 13

出題基準 Ⅲ-11-B／感染症

過去問 基 P.346
過去問 疾 P.110

［解答］2
［解説］1. × 水痘は軽い発熱と同時に発疹が現れ、紅斑→水疱→痂皮へと変化して、色素沈着を残さずに治癒する。

2. ○ 麻疹はカタル期に3〜4日間発熱した後、いったん解熱し、再び発熱し、発疹が生じて発疹期となる。発疹が4〜5日続き、解熱して回復期となる。

3. × ムンプスは耳下腺や顎下腺が腫脹し、発熱する。3〜7日で腫脹は治まることが多い。

4. × 百日咳は感冒症状から始まり、次第に咳が強くなり、1〜2週間のうちに発作性の咳〈痙咳〈けいがい〉〉が起こる。熱はないか、あっても微熱である。

▶ 関連問題203（P.124）

問題 14

出題基準 Ⅲ-12-A／狭心症治療薬

［解答］1
［解説］1. ○ β遮断薬には心機能を抑制する作用があるため、心不全・心原性ショック・高度の徐脈などのある患者には使用できない。

2. × ジゴキシンは強心薬であり、心収縮力を増強する。

3. 5. × ドパミン塩酸塩やアドレナリンは昇圧薬

であり、心収縮力を増強する。

4. × 抗コリン薬は副交感神経を遮断するので、心拍数増加や散瞳などの作用があり、心機能は抑制しない。

▶ 関連問題31（P.20）

 問題 15

出題基準 Ⅰ-2-B／食品衛生

過去問 113回 P.6

［解答］2
［解説］2のボツリヌス菌は神経麻痺による呼吸困難による死亡例がある（2. ○）。

1. × 腸炎ビブリオは魚介類などに付着しており、下痢・腹痛などがおもな症状である。

3. × 黄色ブドウ球菌はヒトや動物の常在菌であるが、食中毒ではヒトの手指や創傷からの付着が多い。嘔気・嘔吐・下痢・腹痛などがおもな症状である。

4. × サルモネラ属菌は動物の糞便などに存在し、鶏卵や食肉が原因となることが多い。発熱・腹痛・下痢・嘔気などがおもな症状である。

▶ 関連問題126（P.83）

 問題 16

出題基準 Ⅲ-10-A／循環器系

過去問 人 P.43
過去問 成 P.473

［解答］3
［解説］1. × AはP波で、心房の興奮（収縮）を表す。
2. × Bは心房から心室へ刺激が伝わる部分である。
3. ○ CはQRS波で、心室の興奮を表す。
4. × Dは心室全体の興奮の終了を表す。
5. × EはT波で、心室の興奮の回復を表す。

▶ 関連問題275（P.167）

 問題 17

出題基準 Ⅳ-16-B／与薬方法

過去問 基 P.362

［解答］3
［解説］食間薬は食事の約2〜3時間後に服用する（3. ○）。食事と食事の間という意味である。空腹の状態で服用したほうが吸収率が高い薬剤、胃粘膜を保護する薬剤などが食間薬の代表である（P.206表5）。

必修模試 ③

表5　服用時間

食前	食事の約30分前
食直前	食事の直前
食直後	食事のすぐ後
食後	食事の約30分後
食間	食事の約2～3時間後
就寝前	寝る時間の約30分前
頓服	必要に応じて服用

池西靜江, 石束佳子, 阿形奈津子 編：看護学生スタディガイド2025.照林社.東京.2024：355.より引用

▶ 関連問題83（P.54）

問題18　出題基準　Ⅱ-7-C／運動能力の発達

過去問 小 P.837

［解答］2

［解説］1．×　1歳ころにできるのはつかまり立ち、拇指と示指の指先で物をつかむなどである。

2．○　2歳ころにはボールを蹴るほか、走る、階段を上るなどができるようになる。

3．×　3歳ころには三輪車に乗る、丸をまねて描けるなどができるようになる。

4．×　4歳ころにはけんけん、四角をまねて描けるなどができるようになる。

　P.54表8を参照。

▶ 関連問題136-138（P.89-92）

問題19　出題基準　Ⅲ-10-A／妊娠・分娩・産褥の経過

過去問 113回 P.44

［解答］2

［解説］正期産は妊娠37週0日から41週6日までであり、2が正しい。分娩予定日は最終月経初日を0日として280日、つまり40週0日となる。妊娠14週未満を妊娠初期、妊娠14～28週未満を妊娠中期、妊娠28週以降を妊娠末期と呼ぶ。

▶ 関連問題42-43（P.30）

問題20　出題基準　I-3-A／給付の内容

過去問 社 P.162

［解答］3

［解説］小学生から69歳以下の医療費の自己負担割合は3割である。小児には自治体によって最長で高校生まで助成がある。70歳以上では所得によって自己負担割合が変わる。

▶ 関連問題130（P.86）

問題21　出題基準　Ⅲ-10-A／消化器系

過去問 人 P.73

［解答］2

［解説］1．×　アルコールや薬物などは胃でも吸収されるが、中心的ではない。

2．○　多くの栄養素の吸収は、小腸で行われる。

3．×　結腸では、おもに水分の吸収が行われる。その他、電解質や一部のビタミンも吸収する。

4．×　肝臓は消化器で吸収された物質の代謝を行う。吸収は行わない。

▶ 関連問題107（P.69）

問題22　出題基準　Ⅱ-9-A／病院ほか

［解答］2

［解説］一般病棟等で、看護配置・看護師の比率・平均在院日数などの事項につき、厚生労働大臣が定める施設基準に適合しているものとして保険医療機関が地方厚生局長等に届け出た病棟に入院している患者基準に係る区分により、入院基本料として所定の点数が定められている。例えば、急性期一般入院基本料では7対1と10対1を基本として、重症度や医療・看護必要度に分けた患者割合や平均在院日数などによる基準を設定している。2以外は看護配置によって変わることはない。

▶ 関連問題9-10（P.7-8）

問題23　出題基準　I-1-B／出生と死亡の動向

過去問 社 P.189

［解答］1

［解説］令和4（2022）年の出生数は77万759人で、前年より4万863人減少した。合計特殊出生率も0.04ポイント下がり、1の1.26となった（1．○）。これは過去最低で、これまでで最も低かった平成17（2005）年の1.26と同レベルとなった。

▶ 関連問題111（P.71）

問題24　出題基準　Ⅱ-9-A／地域包括支援センター

過去問 社 P.249

［解答］3

［解説］地域包括支援センターは市町村、または市町

村から委託を受けた法人が設置でき（3. ○）、介護事業所等に併設することも可能である。保健師、社会福祉士、主任介護支援専門員等を配置し、介護予防ケアマネジメント、総合相談支援業務、権利擁護業務、包括的・継続的ケアマネジメント支援業務を担い、地域包括ケア実現のための中核的な機関として機能する。

▶関連問題154(P.102)

問題 25 出題基準 Ⅲ-11-A／呼吸困難

過去問 成 P.457

［解答］4
［解説］慢性閉塞性肺疾患、気管支喘息などが進行すると酸素が不足するが、二酸化炭素は排出できずに蓄積しやすい。この状態で高濃度の酸素を吸入すると、低酸素状態であるという呼吸中枢への刺激がなくなり、呼吸が抑制され二酸化炭素の排出がさらに障害される（4. ○）。二酸化炭素は中枢神経に対して作用し、頭痛や血圧上昇をきたす。やがて意識障害、けいれんなどに至る。

CO_2ナルコーシス自体により、咳嗽、難聴、浮腫は生じない（1. ～3. ×）。

▶関連問題168(P.110)

問題 26 出題基準 Ⅲ-11-A／感覚過敏・鈍麻

［解答］1
［解説］1. ○　糖尿病によって神経障害が起こる。多発性のニューロパチーの形式をとることが多く、感覚神経と自律神経が侵される。
2. ×　手根管症候群では正中神経が圧迫されて感覚障害が起こる。多発的ではない。
3. ×　神経の長時間の圧迫は単神経障害の原因で、チクチクする感覚、しびれ、筋力低下などが生じる。感覚障害が多発的に起こることは考えにくい。
4. ×　上肢への注射や採血によって前腕皮神経や橈骨神経などを損傷することがあるが、感覚障害が多発的に起こることは考えにくい。

▶関連問題192-194(P.120-121)

問題 27 出題基準 Ⅲ-11-B／高齢者の疾患

過去問 老 P.779

［解答］4
［解説］1. ×　男性よりも女性に多い。

2. ×　大脳がびまん性（全般的に）に萎縮する。
3. ×　パーキンソン症状が強く現れるのはレビー小体型認知症である。
4. ○　初期の症状は記銘記憶障害で、末期には神経症状として筋固縮・けいれん・失禁などが生じる。そのほか、アルツハイマー型認知症では大脳皮質の神経細胞間に老人斑（βアミロイドの沈着）ができる。

▶関連問題173(P.112)

問題 28 出題基準 Ⅲ-11-B／生活習慣病ほか

過去問 成 P.425, 482

［解答］3
［解説］関連痛は内臓と皮膚などにある求心性神経が同じ脊髄節に入っていることから、内臓の異常が皮膚の痛みとして現れる。
1. ×　胃潰瘍の関連痛は左上腹部、左背部に生じやすい。
2. ×　胆石症の関連痛は右上腹部、右背部に生じやすい。
3. ○　心筋梗塞の関連痛は左肩・左上肢・顎のほか、頸部や歯などに及ぶこともある。
4. ×　尿管結石症の関連痛は患側の側腹部から下腹部に生じやすい。

▶関連問題273(P.165)

問題 29 出題基準 Ⅳ-16-A／経管・経腸栄養法

［解答］1
［解説］1. ○　胃瘻カテーテルのボタン型バンパーで、外科手術で挿入したカテーテルを通じて栄養剤を注入する。
2. ×　人工肛門も皮膚に造設されるが、図のようなカテーテルとバンパーはない。
3. ×　中心静脈栄養ではカテーテルを鎖骨下静脈あるいは内頸静脈から挿入し、先端を上大静脈に留置して、輸液を滴下する。
4. ×　脳室-腹腔シャントは脳室と腹腔を接続するチューブを皮下に通し、過剰な脳脊髄液を腹腔から排出する治療で、水頭症で行われる。

▶関連問題34-35(P.23-24)

問題 30 出題基準 Ⅰ-2-C／労働環境

過去問 社 P.151
過去問 112回 P.6

［解答］2

必修模試 ❸

207

[解説]労働基準法では原則として休憩時間を除いて1日に8時間以上、1週間に40時間以上労働させてはならないと規定されている（2. ○）。そのほか、8時間労働の場合には最低1時間、6時間労働の場合には最低45分の休憩をとることや、時間外・休日・深夜の労働に対しては割増賃金を払うことも規定されている。

▶関連問題109（P.70）

問題 **31**

出題基準 Ⅱ-9-A／訪問看護ステーション

過去問 在 P.1126

[解答]2

[解説]看護職員（保健師、看護師、准看護師等）は、常勤換算で2.5人以上（サービス提供責任者を含む）配置する必要がある（2. ○）。常勤換算方法はその事業所の従業者の1週間の合計勤務時間を、常勤職員が1週間に勤務すべき勤務時間（週32時間を下回る場合は32時間で計算する）で除して、非常勤職員・パート職員の人数を一般常勤職員の人数に換算する。

▶関連問題260（P.157）

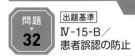

問題 **32**

出題基準 Ⅳ-15-B／患者誤認の防止

過去問 基 P.298

[解答]2

[解説]写真はネームバンド（患者識別バンド）である。ネームバンドの最も重要な目的は2の患者誤認の防止である（2. ○）。医療行為の前に患者確認のために氏名（生年月日も必要な医療機関も多い）を述べることと、ネームバンドの確認をすることで患者誤認を防ぐ。麻酔下や意識障害のある場合などで口頭による確認が難しい場合でも、患者の確認ができるメリットがある。医療機関によっては、点滴などの前にネームバンドについているバーコードもスキャンすることがある。

1. ×　血液型も記載されていることが多いが、血液型を確認する目的は小さい。輸血などの場合には、血液検査の結果と血液製剤を照らし合わせて確認する。

3. ×　医療コストの削減という目的はない。

4. ×　ネームバンド自体に無断外出を防止する効果は少ないと考えられる。

表6　呼吸数と深さの異常

種類	呼吸数	呼吸の深さ	疾患などの例
頻呼吸	24回/分以上に増加	変化なし	●肺炎 ●呼吸不全
徐呼吸	12回/分以下に減少	変化なし	●頭蓋内圧亢進 ●睡眠薬投与時 ●麻酔時
多呼吸	増加	深い	●過換気症候群 ●肺塞栓
少呼吸	減少	浅い	●麻痺 ●危篤時
過呼吸	ほとんど変化なし	深い	●神経症
無呼吸	安静呼気位で呼吸が一時停止した状態		●睡眠時無呼吸症候群
奇異呼吸 （シーソー呼吸）	●正常では、吸気時、胸部と腹部が同時に膨隆し、呼気時には同時に沈む ●奇異呼吸では、胸部が膨隆したとき腹部が沈み、胸部が沈んだときに腹部が膨隆してシーソーのようになる。横隔膜がうまく機能していない状態		●気道閉塞 ●肋骨骨折 ●肺気腫
努力呼吸	●正常では、吸気時はおもに横隔膜が収縮し外肋間筋が使用され、呼気時は拡張した肺が元に戻る力で行われる ●努力呼吸では、吸気時には胸鎖乳突筋、斜角筋群が、呼気時には内肋間筋、腹直筋、内腹斜筋、外腹斜筋、腹横筋などの呼吸補助筋が使われる ●下顎呼吸、肩呼吸なども努力呼吸という		●重度の低酸素血症 ●喘息の呼吸困難時 ●危篤時
	下顎呼吸（あえぎ呼吸）	●下顎を下方に動かし吸気する	
	肩呼吸	●肩を上下させる呼吸	
	鼻翼呼吸	●吸気時、鼻翼（小鼻）が開く呼吸	
	陥没呼吸	●吸気時に胸骨の上や鎖骨の上が陥没する。さらに悪化すると肋骨の間が陥没する	

染では、その後も好中球優位で増加する（2. ○）。ウイルス感染では4のリンパ球が有意に増加する。1の好酸球はアレルギーや寄生虫感染、3の好塩基球はアレルギーに関与している。

▶ 関連問題87-89（P.56-57）

問題 **33**

出題基準 Ⅱ-7-D／学童期

過去問 小 P.849

［解答］3
［解説］1．×　鼻翼呼吸は異常な呼吸であり（表6）、学童期の呼吸の型ではない。
2．×　腹式呼吸は新生児と乳児期の呼吸の型である。
3．○　胸式呼吸は学童期の呼吸の型である。
4．×　胸腹式呼吸は幼児期の呼吸の型である。

▶ 関連問題232（P.140）

問題 **34**

出題基準 Ⅳ-13-C／運動機能の観察

過去問 人 P.28

［解答］4
［解説］1．×　外旋である。足先は内側に移動するので内旋と間違いやすいが、大腿を軸として内側と外側のどちらに回すかを考えると、外側に回すことによって足先が内側を向いていることがわかる。
2．×　外転である。
3．×　内転である。
4．○　内旋である。1と同様に大腿を軸として内側に回すことで足先が外側を向く。

▶ 関連問題261（P.158）

問題 **35**

出題基準 Ⅳ-15-B／誤嚥・窒息の防止

過去問 基 P.316

［解答］3
［解説］1．×　食材は細かく刻んでしまうと口腔内で食塊をまとめることができず、誤嚥しやすい。
2．×　固形物と水分を混ぜると水分が気管に入りやすい。
3．○　頸部を前屈して嚥下すると誤嚥しにくくなる。
4．×　表面に粉のついた食材はむせやすいため、粉を落とすか表面を湿らす。

▶ 関連問題128（P.85）

問題 **36**

出題基準 Ⅲ-10-A／免疫系

過去問 人 P.53

［解答］2
［解説］細菌感染による急性炎症で早期に反応するのは2の好中球と単球である。ほとんどの細菌による感

▶ 関連問題296（P.178）

問題 **37**

出題基準 Ⅳ-16-F／自動体外式除細動器＜AED＞

過去問 基 P.369

［解答］3
［解説］一次救命処置は呼吸の確認、胸骨圧迫、気道確保、人工呼吸、除細動である。AEDは医療資格がなくても扱うことができ、3のAEDによる除細動は一次救命処置（BLS）である。医療従事者が薬剤や医療機器を用いて行う1の気管挿管、2の酸素吸入、4の静脈路の確保は二次救命処置（ACLS）となる。

なお、自動体外式除細動器（AED）の電極パッドは2個あり、図2のように心臓をはさむ形で貼付する。四肢につける電極はない。

図2　AEDの電極パッド装着位置

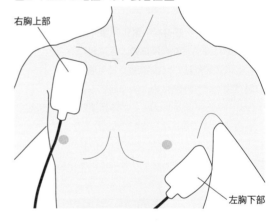

右胸上部

左胸下部

▶ 関連問題51（P.37）

問題 **38**

出題基準 Ⅰ-4-A／自己決定権と患者の意思

過去問 基 P.259

［解答］2
［解説］1．×　専門用語を患者や家族が理解できないことがあるため、専門用語を使わずに説明する。
2．○　理解できない点や心配している点について患者が質問する機会をつくる。
3．×　患者が理解できない説明を省略するのは適切ではない。理解できないとあらかじめ判断しているのであれば、理解できるように準備する必要がある。
4．×　患者の自己決定を支援するには家族の意見よ

必修模試 ❸

りも患者の意見を尊重する。

▶関連問題181-185（P.115-117）

問題 **39**

出題基準
Ⅲ-11-B／感染症

［解答］4

［解説］健康な人には病原性を発揮しない病原体が、宿主の抵抗力が低下しているときに病原性を発揮して起こる感染症を日和見感染症という。病原体として、ニューモシスチス肺炎（4. ○）、緑膿菌、サイトメガロウイルス、カンジダ、メチシリン耐性黄色ブドウ球菌などが該当する。

　ニューモシスチス肺炎（以前はカリニ肺炎と呼ばれていた）の原因は真菌で、免疫機能が低下している患者がかかりやすい。

▶関連問題123（P.81）

問題 **40**

出題基準
Ⅲ-10-A／神経系

過去問 113回 P.47

［解答］4

［解説］1. ×　交感神経の緊張状態では瞳孔は散大する。収縮は副交感神経優位のときに起こる。

2. ×　交感神経の緊張状態では気管支は拡張する。収縮は副交感神経優位のときに起こる。

3. ×　唾液分泌促進は副交感神経優位のときに起こる。交感神経は唾液腺を支配しない。

4. ○　交感神経の緊張状態では心拍数が増加し、心筋の収縮力も増強する。冠状動脈は拡張する。

▶関連問題186-188（P.117-118）

問題 **41**

出題基準
Ⅲ-11-B／精神疾患

過去問 精 P.1044

［解答］4

［解説］1. ×　症状が1か月以上持続する。

2. ×　他人の注視を受けることに不安をもつのは社交不安障害（社交不安症）である。

3. ×　結婚などのライフイベントではなく、災害・事故などの外傷的出来事〈トラウマ〉が原因となる。

4. ○　原因になった出来事の記憶を繰り返し思い出すほか、原因となった出来事を思い出させる物事を回避するなどが心的外傷後ストレス障害（心的外傷後ストレス症）の症状である。

▶関連問題46（P.32）

問題 **42**

出題基準
Ⅰ-3-B／給付の内容

過去問 老 P.789, 790

［解答］5

［解説］5の認知症対応型共同生活介護（グループホーム）は「地域密着型サービス」であり（5. ○）、2～4は「施設サービス」、1は「居宅サービス」である。グループホームはそこで生活をするため、施設サービスと誤解しやすいので注意する。

▶関連問題254（P.154）

問題 **43**

出題基準
Ⅳ-14-D／寝衣交換

過去問 基 P.345

［解答］3

［解説］麻痺か拘縮がある・点滴をしているといった条件で頻出の問題である。動きやすい健側から脱げば、制約のある患側の寝衣がより自由になる。動きにくい患側から着れば、片袖しか通していない寝衣はより自由度が高い。したがって、左麻痺のある場合には脱がせるときは右手から行い、着せるときは左手から行うのが正しい（3. ○）。

▶関連問題79（P.51）

問題 **44**

出題基準
Ⅱ-7-B／運動能力の発達

過去問 小 P.840

［解答］1

［解説］ここではDENVERⅡ（デンバー発達判定法）をもとに解説する。

1. ○　首すわりの90％通過ラインは4か月ころなので、6か月でできていない場合は発達の遅れを疑う。

2. ×　つかまり立ち（5秒以上）の90％通過ラインは11か月ころである。

3. ×　ひとり座りの90％通過ラインは11か月ころである。

4. ×　親指を使って物をつまむことができるのは11か月ころが90％通過ラインである。

▶関連問題142（P.94）

問題 **45**

出題基準
Ⅲ-10-B／脳死

過去問 疾 P.135

［解答］2

［解説］脳死の判定基準は次のとおりである。

（1）深昏睡：JCSでⅢ-300、GCSで3
（2）瞳孔の固定・瞳孔径が左右とも4mm以上
（3）すべての脳幹反射の消失
● 対光反射・角膜反射・毛様脊髄反射・眼球頭反射・咽頭反射・
　前庭反射・咳反射
（4）脳波平坦（少なくとも4導出で30分間以上）
（5）自発呼吸の消失（無呼吸テスト）：（1）～（4）がすべて終了し
　た後に行う

　2回目の検査は、成人では第1回目の検査終了時から6時間以上*経過した時点において行う（2．○）。判定をする医師は脳死判定について豊富な経験を有し、かつ臓器移植にかかわらない医師2名以上でなくてはならない。

※6歳未満では24時間以上とされている。

問題 46
出題基準 Ⅳ-16-A／経管・経腸栄養法
▶関連問題273（P.165）
過去問 基 P.318

［解答］4
［解説］1．×　男性の尿道カテーテル挿入の長さは18～20cmが適切である。14～17cmでは短い。
2．×　女性の尿道カテーテル挿入の長さは4～6cmが適切である。7～10cmでは長い。
3．×　グリセリン浣腸の挿入の長さは5cm程度とする。8cmでは長い。
4．○　経鼻胃管チューブの挿入の長さは45～50cmが適切である。
5．×　胸骨圧迫は5cmで、6cmを超えない深さが適切である。3cmでは浅い。

問題 47
出題基準 Ⅳ-15-B／誤薬の防止
▶関連問題259（P.157）

［解答］3
［解説］6つの「Right」〈6R〉は与薬のミス（誤薬）の防止のために薬剤の準備時・投与直前に確認すべきものである（3．○）。6Rは次の6つである。
（1）正しい患者（Right Patient）
（2）正しい薬剤（Right Drug）
（3）正しい目的（Right Purpose）
（4）正しい用量（Right Dose）
（5）正しい方法（Right Route）
（6）正しい時間（Right Time）
　さらに、薬剤のラベル類はトリプルチェック（①薬剤を取り出すとき、②薬剤を準備するとき、③薬剤を

戻すときあるいは空容器を捨てるとき）をすることが推奨されている。

問題 48
出題基準 Ⅱ-7-G／（老年期の）身体的機能の変化
▶関連問題97（P.62）
過去問 老 P.741

［解答］2
［解説］1．×　関節液は減少して、関節の機能低下や関節痛と関係する。
2．○　関節面に存在する軟骨は石灰化あるいは硬化するため、関節の機能が低下する。
3．×　重心動揺の低下ではなく、増大が起こり、運動能力が低下する。
4．×　加齢によって歩行時は後傾姿勢ではなく、前傾姿勢になりやすい。転倒しそうになると、容易に前のめりになる。

問題 49
出題基準 Ⅳ-16-G／褥瘡の予防・処置
▶関連問題300（P.180）
過去問 基 P.355

［解答］4
［解説］褥瘡は骨が皮膚表面に突出している部位に発生しやすい。
1．2．3．×　踵骨部、仙骨部、肩甲骨部は仰臥位の褥瘡好発部位である。そのほか、後頭部、肘頭部なども褥瘡に注意する。
4．○　側臥位の褥瘡好発部位は大転子部、耳介部、肩峰突起部、肋骨部、膝関節顆部、外顆部である。

問題 50
出題基準 Ⅳ-13-C／意識レベルの評価
▶関連問題229（P.138）
過去問 基 P.276

［解答］5
［解説］まず5の呼びかけを行い、開眼・反応するか確認する（5．○）。次に、名前を訊くなど見当識の保たれた会話が可能か確認する。呼びかけに反応しない場合には、揺さぶって開眼するか確認し、反応しない場合には痛み刺激で確認する。意識障害が高度な場合には、対光反射や瞳孔の大きさで程度や障害部位、脳幹機能の状態を推測する。

必修模試 ❸

資料　国試に出た加齢に伴う身体・認知機能の変化

神経系	⬇：神経伝達速度
運動器系	⬇：手指の巧緻性 ● 骨塩量は加齢による変化の性差が大きい（女性＞男性）
感覚器系	● 味覚閾値の上昇（塩味などの味覚が鈍感になる） ● 嗅覚閾値の上昇 ● 視野が狭くなる ● 皮膚感覚の低下
循環器系	⬆：収縮期血圧、心臓重量 ⬇：拡張期血圧、心拍出量（運動時） ● 左心室壁の肥厚 ● 胸腺の重量の減少
血液・造血器系	⬇：造血機能（赤血球の減少） ⬆：血管抵抗
免疫系	⬇：抗体産生、獲得免疫の反応性 ⬆：炎症性サイトカイン産生、自己抗体産生
呼吸器系	⬆：残気量 ⬇：肺活量、1秒率、気道クリアランス、肺の弾性、気道粘膜の 　　線毛運動、咳嗽反射
消化器系	⬇：消化液の分泌、肝血流量 ⬆：食後血糖値
腎・泌尿器系	⬇：膀胱容量、糸球体数 ⬆：残尿量の増加 ⬆：尿素窒素
内分泌・代謝系	⬆：空腹時血糖値 ⬇：基礎代謝、皮下脂肪、体温調節機能、発汗能力
生殖器系	● 卵巣は萎縮する ● 腟壁は薄くなる ● 精液量・精子量は減少する ● 男性ではテストステロンが減少する
知能	● 結晶性知能（これまでに獲得した知識を統合して物事に対処 　する能力）は保持されやすい
記憶力、判断力、 計算力、遂行力	● 体験そのものではなく体験の一部を忘れる ● 動作性能力は早期に低下する ● 記銘力、短期記憶が低下しやすい

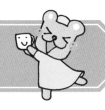

必修模試④ 解答・解説

問題 1 出題基準 I-1-A／ウェルネスの概念 ▶関連問題2(P.2)

[解答] 2

[解説] 1946年に世界保健機関〈WHO〉憲章で示された健康の概念を、日本WHO協会は「健康とは、病気でないとか、弱っていないということではなく、肉体的にも、精神的にも、そして社会的にも、すべてが満たされた状態にあることをいう」と訳している。近年、健康の概念はさらに拡がり、ウェルネスという言葉がよく使われるようになった。

1．× ウェルネスの定義ではない。世界保健機関〈WHO〉憲章で示された健康の概念でも「病気や障害がないことだけではない」としている。

2．○ ウェルネスを最初に定義したのがアメリカのハルバート・ダンで、「輝くように生き生きしている状態」とした。

3．× 1と同じで、健康上の問題がないだけではない。

4．× ヘルスプロモーションの定義「人々が自らの健康をコントロールし、改善することができるようにするプロセス」がめざす状態である。

問題 2 出題基準 I-1-B／世帯数 ▶関連問題7(P.6)　過去問 社 P.143

[解答] 1

[解説] P.6表3を参照。

1．○ 単独世帯は32.9%で近年増加している。

2．× 夫婦のみの世帯は24.5%で微増している。

3．× 夫婦と未婚の子のみの世帯は25.8%で近年は減少傾向である。

4．× 三世代世帯は3.8%で減少している。

問題 3 出題基準 I-1-B／出生と死亡の動向 ▶関連問題9-10(P.7-8)　過去問 社 P.189

[解答] 2

[解説] 出生率の低下は大きな社会問題になっている。

出生数（令和4年約77万人）（2．○）、出生率（令和4年6.3）、合計特殊出生率（令和4年1.26）、総再生産率（令和3年0.64）、第1子の母の平均年齢（令和3年30.9歳）などは覚えておきたい。

問題 4 出題基準 I-1-B／死因の概要 ▶関連問題11(P.9)　過去問 社 P.190

[解答] 3

[解説] 高齢化の進行に伴い、老衰の死亡率は増加している。

1．× 悪性新生物〈腫瘍〉である。

2．× 心疾患である。

3．○ 老衰である。

4．× 不慮の事故である。

　P.9図6を参照。

問題 5 出題基準 I-1-B／平均余命、平均寿命、健康寿命 ▶関連問題12(P.9)　過去問 社 P.197

[解答] 1

[解説] 健康寿命は、健康上の問題によって日常生活が制限されることなく生活できる期間をいう。令和元（2019）年の健康寿命は、男性72.68年、女性75.38年と近年順調に延びている。健康日本21（第三次）においても、平均寿命の増加分を上回る健康寿命の増加をめざしている。

1．○ 前述のとおり、正しい。

2．3．× 日常生活に制限のない期間である。

4．× ある年齢の人が平均的にあと何年生きられるかの予測値を平均余命と呼び、0歳児の平均余命が平均寿命である。

問題 6 出題基準 I-2-A／活動と運動、レクリエーション ▶関連問題22(P.15)　過去問 社 P.229

[解答] 2

[解説] 適切な運動は生活習慣病予防やメンタルヘル

スにおいても重要で、適切な運動を継続することは健康維持に欠かせない。そのため、厚生労働省は健康日本21（第二次）のスタート時に「健康づくりのための身体活動基準2013」を策定した。併せて、国民健康・栄養調査において、運動習慣のある者についてその数（割合）を把握している。運動習慣のある者とは、1日30分以上の運動を週2回以上実施し、1年以上持続している者をいう（2.○）。

令和元（2019）年の調査では、運動習慣のある者の割合が高いのは男女ともに70歳以上であるが、男性は42.7%、女性は35.9%で半数に満たない状況であった。

問題7
▶ 関連問題25（P.18）

出題基準
I-2-A／喫煙、嗜好品

［解答］4
［解説］飲酒はいくつかの健康障害との関連が指摘されている。特に過剰飲酒はさまざまな生活習慣病のリスクを高めるといわれ、具体的には肝臓疾患、がん、高血圧、脳出血、脂質異常症などがある。わが国の飲酒習慣のある者（厚生労働省は週3日以上で、清酒に換算し1日1合以上飲酒する者としている）は、近年減少傾向（令和元年男性33.9%、女性8.8%）ではあるものの、生活習慣病のリスクを高める量の飲酒（純アルコール摂取量で男性40g／日以上、女性20g／日以上）をしている者の割合は改善していない。純アルコール20gは清酒で1合である。
1.× 10g／日以上ではない。
2.× 20g／日以上は女性のめやすである。
3.× 30g／日以上ではない。
4.○ 男性の場合、40g／日以上で正しい。

問題8
▶ 関連問題34-35（P.23-24）

出題基準
I-2-C／労働環境

過去問 社 P.233

［解答］1
［解説］労働衛生の3管理は、①作業環境管理（環境内の有害物質の除去や温度、騒音などの調整など）、②作業管理（作業の方法や姿勢などの管理）、③健康管理（一般健康診断と特殊健康診断に大別される）である。
1.○ 作業姿勢の改善は作業管理である。
2.× 特殊健康診断の実施は、健康管理である。

3.4.× 有害物質の作業環境測定と騒音の許容基準の遵守はいずれも作業環境管理である。

問題9
▶ 関連問題38（P.26）

出題基準
I-3-A／医療保険の種類

過去問 社 P.162

［解答］3
［解説］社会保険制度は、①医療保険、②年金保険、③雇用保険、④労働者災害補償保険、⑤介護保険の大きく5つに分かれる（**表1**）。そのなかで、疾病、負傷、死亡、出産に伴い給付を受けるのが、医療保険である。医療保険には大きく分けて、地域保険（国民健康保険）、被用者保険（健康保険、共済組合保険、船員保険）、後期高齢者医療制度の3つがある。
1.× 医療保険ではなく、年金保険である。
2.× 医療保険のうち、地域保険である。
3.○ 医療保険のうち、被用者保険である。
4.× 医療保険ではなく、失業給付などを行う雇用保険である。

表1 社会保険制度一覧

種類	種別・根拠法令	給付の内容
医療保険	①地域保険：国民健康保険法 ②職域保険（被用者保険）：健康保険法・船員保険法・各種共済組合法 ③後期高齢者医療制度：高齢者の医療の確保に関する法律	疾病、負傷、死亡、出産 ＊健康診断や正常分娩は保険診療の対象外となる 給付率7割（自己負担3割ただし、70歳以上と就学前の乳幼児は2割、70歳以上の現役並み所得者は3割） 後期高齢者医療制度の給付率は9割（自己負担1割ただし、一定以上所得者は2割、現役並み所得者は3割）
年金保険	①国民年金：国民年金法 ②厚生年金：厚生年金保険法	老齢・障害・死亡を主な事由として年金を受ける制度 ②の厚生年金に加入していない20歳～60歳までの者は、①の国民年金に加入する。これを国民皆年金制度という
雇用保険	雇用保険法	失業給付・育児休業給付
労災保険	労働者災害補償保険法	業務上の事由や通勤による労働者の負傷、疾病、障害、死亡に対する保険給付
介護保険	介護保険法	被保険者の要介護状態または要支援状態に対する保険給付（要介護給付・要支援給付）

池西靜江, 石束佳子, 阿形奈津子 編：看護学生スタディガイド2025. 照林社. 東京. 2024：213. より一部改変して引用

▶関連問題48（P.35）

問題 10　出題基準　I-3-B／地域支援事業

過去問 113回 P.6

［解答］2

［解説］介護保険法において、「市町村は、被保険者の要介護状態等となることの予防又は要介護状態等の軽減若しくは悪化の防止及び地域における自立した日常生活の支援のための施策を総合的かつ一体的に行うため、厚生労働省令で定める基準に従って、地域支援事業として、介護予防・日常生活支援総合事業を行うものとする」とある（第115条の45）。具体的な地域支援事業は**P.216表2**を参照のこと。

1.　×　訪問看護ステーション等の事業であり、介護給付における居宅サービスの訪問サービスである。

2.　○　市町村が行う地域支援事業で介護予防・生活支援サービス事業の1つである。

3.　×　介護給付における居宅サービスの訪問サービスである。

4.　×　介護給付における居宅サービスの短期入所サービスである。

▶関連問題51（P.37）

問題 11　出題基準　I-4-A／自己決定権と患者の意思

過去問 基 P.259

［解答］1

［解説］「人生の最終段階における医療・ケアの決定プロセスに関するガイドライン」は平成30（2018）年に改訂された。本人と医療・ケアチームとの合意形成に向けた十分な話し合いを踏まえた本人による意思決定を基本として、多職種から構成される医療・ケアチームとしての決定を行う。同時に時間の経過、心身の状態の変化などにより本人の意思は変化しうるものであり、そのつど、十分な情報提供、説明のもと、本人が自らの意思を伝えられるように支援することが必要とされている。

1.　○　前述のとおり、本人による意思決定を基本としている。

2.　×　時間の経過や心身の状態の変化、さらには医学的評価の変更などから本人の意思は変化しうるものである。

3.　×　生命を短縮させる意図をもつ安楽死は対象としていない。

4.　×　医師と本人・家族のみならず、多職種で構成される医療・ケアチームとしての決定を行う。

▶関連問題53（P.37）

問題 12　出題基準　I-4-A／ノーマライゼーション

過去問 基 P.260

［解答］4

［解説］ノーマライゼーションは、障害をもつ人も一般市民と同じ環境で、同じように、家庭や地域でともに暮らすことをめざすものである。決して特別視するのではなく、社会の障壁を除く（バリアフリー）など、社会的な環境を整えて、障害者の社会参加を促進し、自立とQOL向上をめざすものである。

1.　×　保護という考え方ではなく、自立や社会参加をめざすものである。

2.　×　障害の原因追求と治療の促進をめざすものではなく、社会的な障壁をなくすことをめざすものである。

3.　×　収容施設の充実ではなく、一般市民とともに地域で家族とともに暮らすことをめざすものである。

4.　○　心のバリアフリーにつながるように、市民の理解の促進を図る。

▶関連問題66（P.43）

問題 13　出題基準　I-5-A／保健師・助産師・看護師の義務（守秘義務、業務従事者届出の義務、臨床研修等を受ける努力義務）

過去問 社 P.235

［解答］3

［解説］1.　×　退職しても、業務上知り得た情報を漏らしてはいけない。

2.　×　守秘義務違反には罰金、懲役などの罰則がある。

3.　○　助産師の守秘義務は刑法の規定による。

4.　×　保健師、看護師、准看護師の規定がある。

▶関連問題69（P.45）

問題 14　出題基準　I-5-B／ナースセンター

過去問 社 P.241, 242

［解答］4

［解説］看護師等免許保持者が離職した場合は届出の努力義務があり、届出データベースとして「とどけるん」がある。

1.　×　都道府県ナースセンターに届け出る。

2.　×　努力義務であり、罰則の規定はない。

3.　×　根拠法令は看護師等の人材確保の促進に関する法律である。

表2 地域支援事業

地域支援事業	介護予防・日常生活支援総合事業	介護予防・生活支援サービス事業	訪問型サービス
			通所型サービス
			その他生活支援サービス
			介護予防ケアマネジメント
		一般介護予防事業	
	包括的支援事業	地域包括支援センターの運営	総合相談支援業務、権利擁護業務、包括的・継続的ケアマネジメント支援業務
		社会保障充実分	在宅医療・介護連携推進事業
			認知症総合支援事業
			生活支援体制整備事業
			地域ケア会議推進事業
	任意事業		

4.○ そのとおり。離職時に加えて、免許取得後ただちに就業しない場合も届けるように努めなければならない（努力義務）。

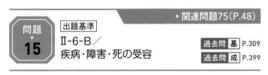

問題15 出題基準 Ⅱ-6-B／疾病・障害・死の受容
▶関連問題75（P.48）
過去問 基 P.309
過去問 成 P.399

［解答］3
［解説］コーンの危機モデルを理解したい（表3）。
1.× 防衛は、できることもできなくなるなどの退行や逃避などの防衛反応を示す。
2.× 悲嘆は、回復できないと受け止めた後に、無力感から抑うつ状態や、ときには易怒的になる。
3.○ ショックは最初にみられる。適切な洞察力を欠く状態である。
4.× 回復への期待は、不安を抱きながらも障害は治ると信じている状態である。

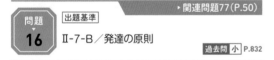

問題16 出題基準 Ⅱ-7-B／発達の原則
▶関連問題77（P.50）
過去問 小 P.832

［解答］2
［解説］原則として、成長・発達は連続的だが、速度は一定ではない。個人差もある。器官別の発育には違いがあることを示すのが、スキャモンの器官別発育曲線である（P.50図3参照）。
1.× ①はリンパ系型である。乳幼児期に著しく発育し、10～12歳頃にピークに達して、その後、落ち着きをみせるのが特徴である。
2.○ ②は神経系型である。乳幼児期の早い時期から著しく発育する。

表3 コーンの危機モデル（障害受容モデル）

第1段階	ショック	自分の障害や予後に対して適切な洞察力を欠く
第2段階	回復への期待	不安を抱きながらも障害が元に戻ると固く信じる
第3段階	悲嘆	回復不可能と認識し、抑うつ状態か易怒状態に陥る
第4段階	防衛	心理的葛藤が強く、幼児的退行など防衛反応を示す
第5段階	適応	過去より未来を大切に思い、新しい人生を創造する

3.× ③は一般型と呼ばれ、筋・骨格、各臓器、血液量などの体幹の発育で、乳幼児期と思春期の2回急激に発育をして20歳くらいでピークになる。
4.× ④は生殖系型で、思春期以降に著しい発育を遂げる。

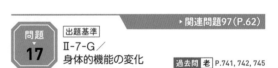

問題17 出題基準 Ⅱ-7-G／身体的機能の変化
▶関連問題97（P.62）
過去問 老 P.741, 742, 745

［解答］3
［解説］加齢に伴いさまざまな身体機能は低下する。
1.× 動脈壁の変性に伴い、弾力性が低下し、動脈硬化により収縮期血圧が上昇する。一方、血管の弾力性は低下するため拡張期血圧は下がり、脈圧が大きくなるのも特徴である。
2.× 直腸内圧の閾値が上昇することで、高齢者の便秘や宿便の原因になる。
3.○ 尿細管の再吸収力が低下することで、尿の濃縮力が低下する。
4.× エクリン汗腺からの発汗機能は低下するため、発汗量は減少する。

▶ 関連問題100-102（P.64-65）

問題 18 出題基準 Ⅱ-8-A. 家族の機能

[解答]3

[解説]フリードマンによると家族は絆を共有し、情緒的な親密さによって互いに結びついた、しかも、家族であると自覚している2人以上の成員をいう。さらに家族の機能として、①情緒的機能、②社会化機能、③ヘルスケア機能、④生殖機能、⑤経済的機能の5つを挙げている。

1. × 情緒的機能とは安らぎ、癒しの場としての機能である。

2. × 社会化機能は、子どもを躾（しつけ）、社会の中で生きられるようにする機能である。

3. ○ 病人の看病や高齢者を含む家族の健康管理をする機能である。

4. × 子どもを産むことで社会の構成員を補充する機能である。

▶ 関連問題105, 107（P.67, 69）

問題 19 出題基準 Ⅱ-9-A／病院、診療所

過去問 社 P.249

[解答]3

[解説]1. × 厚生労働大臣の承認を受けるのは特定機能病院である。地域医療支援病院は都道府県知事の承認施設である（P.67表21参照）。

2. × 20人以上の患者を入院させるのは病院である。地域医療支援病院の承認要件には「200床以上の病床」が含まれる。

3. ○ そのとおり、救急医療の提供能力を有する。

4. × 高度な医療提供能力を有するのは特定機能病院である。

このほか、病院には高度の臨床研究を行う臨床研究中核病院があり、資料として表4に示す。

▶ 関連問題109（P.70）

問題 20 出題基準 Ⅱ-9-A／訪問看護ステーション

過去問 在 P.1125

[解答]1

[解説]訪問看護ステーションは介護保険法、健康保険法等に基づき、都道府県知事の指定を受けて、保健師・助産師・看護師が管理者となって運営する事業所である（介護保険のみの場合は助産師を除く）。訪

表4 臨床研究中核病院

定義	● 革新的医薬品・医療機器の開発などに必要となる、国際水準の臨床研究などで中心的役割を担う病院
能力	● 特定臨床研究の新規実施件数、多施設共同研究の主導件数など
施設	● 10以上の診療科と400以上の病床を有し、技術能力について外部評価を受けた臨床検査室を有する
人員	● 医師・歯科医師　5人 ● 薬剤師　5人 ● 看護師　10人 ● 臨床研究の実施支援者（臨床研究コーディネーターなど）　専従24人 ● データマネジャー　専従3人 ● 生物統計家　専任2人 ● 薬事承認審査機関経験者　専従1人
承認	● 厚生労働大臣が、社会保障審議会の意見を聴いたうえで承認するものである

問看護ステーションには人員に関する基準が定められている。

1. ○ 常勤換算で2.5名以上の看護職員が必要である。

2. × 常勤換算で2.5名以上の看護職員のうち、1名は常勤である必要がある。

3. × 管理者は保健師、看護師（介護保険のみの場合）で、健康保険の指定の場合は助産師も管理者になれる。

4. × 実情に応じて、理学療法士、作業療法士、言語聴覚士も配置できる。

▶ 関連問題112-113, 116（P.72, 74）

問題 21 出題基準 Ⅱ-9-A／市町村、保健所

過去問 社 P.213

[解答]2

[解説]地域保健法が定める保健活動の場には、保健所と市町村がある。保健所は、都道府県、政令指定都市、中核都市などに設置され、より専門的・技術的・広域的な拠点としての機能をもつ。市町村は、地域住民の生活に密着した、身近で利用頻度の高い対人保健サービスを担う。

1. × 乳幼児健康診査は市町村の業務である。

2. ○ 保健所は、エイズ、結核、性病、伝染病その他の疾病予防にかかわる。

3. × 予防接種は市町村の業務である。

4. × 介護認定審査は市町村が行う。

市町村の保健師の業務はP.72表26、保健所の業務についてはP.73表27を参照。

▶関連問題114, 121（P.73, 78）

問題 22

出題基準

II-9-A／学校

過去問 小 P.863

［解答］2
［解説］1．×　結核は医師において感染のおそれがないと認めるまでである（**表5**）。
2．○　そのとおり。麻疹は解熱後3日を経過するまでである。
3．×　風疹は発疹が消失するまでである。
4．×　水痘はすべての発疹が痂皮化するまでである。

▶関連問題126（P.83）

問題 23

出題基準

III-10-A／循環器系

過去問 人 P.40

［解答］2
［解説］動脈は心臓から出る血液を運ぶ血管であり、静脈は心臓に戻る血液を運ぶ血管である。動脈血は酸素や栄養を多く含む血液、静脈血は二酸化炭素や老廃物を多く含む血液である。区別して理解しておきたい。
1．×　弁があるのは静脈の特徴である（**P.220図1**）。
2．○　動脈壁は厚い。動脈壁は中膜が発達し、弾性線維や平滑筋細胞が多く、伸縮性がある。
3．×　内腔は静脈のほうが広い。
4．×　動脈は、心臓から出る血液を運ぶ。

▶関連問題127（P.84）

問題 24

出題基準

III-10-A／血液、体液

過去問 人 P.57

［解答］2
［解説］成人の血液量は、体重の約1/13（約8%）である。体重当たりで算出する場合のめやすは、男性80mL/kg、女性75mL/kgでも算出できる。
　60kg×0.08＝4.8Lのため、約5Lに相当する（2.○）。

▶関連問題130（P.86）

問題 25

出題基準

III-10-A／消化器系

過去問 人 P.72

［解答］3
［解説］胃腺を構成する細胞には主細胞（ペプシノゲン分泌）、副細胞（粘液分泌）、壁細胞（胃酸分泌）の3つがある。

1．×　粘液を分泌するのは副細胞で、噴門腺、幽門腺は副細胞が主で、胃粘膜を保護する。
2．×　胃酸を分泌するのは壁細胞で、胃酸には、①殺菌作用、②主細胞から分泌されるペプシノゲンをペプシンに換える作用、③小腸での鉄の吸収がしやすくなるように食物中の鉄を2価鉄イオンにする作用などがある。
3．○／4．×　主細胞から分泌されるのはペプシノゲンで、ペプシノゲンは胃酸の作用で蛋白質の消化酵素であるペプシンになる。

▶関連問題134（P.88）

問題 26

出題基準

III-10-A／内分泌系

過去問 人 P.94

［解答］3
［解説］甲状腺ホルモンには濾胞細胞から分泌されるサイロキシン（T_4）とトリヨードサイロニン（T_3）がある。ほかに、甲状腺の傍濾胞細胞から分泌されるカルシトニンがあり、カルシトニンはカルシウム代謝にかかわる。副甲状腺から分泌されるパラソルモンはカルシトニンとの拮抗作用をもつ。
1．×　サイロキシンは甲状腺濾胞細胞から分泌される甲状腺ホルモンで、全身の臓器等に作用し、エネルギー産生や代謝に影響を与える。甲状腺ホルモンのなかで最も多く分泌される。
2．×　トリヨードサイロニンはサイロキシンと同様の甲状腺ホルモンで、サイロキシンより強い生理作用をもつ。
3．○　甲状腺の傍濾胞細胞から分泌されるカルシトニンは、破骨細胞にカルシトニン受容体を介して抑制的に作用するため、血中のカルシウム濃度の上昇を抑える作用がある。一方、パラソルモンは破骨細胞を活性化して血中のカルシウム濃度を上昇させる作用がある。カルシトニンとの拮抗作用をもつのはパラソルモンである。
4．×　グルカゴンは膵ランゲルハンス島のα細胞から分泌され、血糖値を上げる作用があり、膵ランゲルハンス島β細胞から分泌されるインスリンの作用と拮抗する。

表5 学校保健安全法による感染症の分類と出席停止期間（2023年5月現在）

分類	感染症		出席停止の基準
第1種	エボラ出血熱 クリミア・コンゴ出血熱 痘瘡、南米出血熱、ペスト マールブルグ病、ラッサ熱 ジフテリア、重症急性呼吸器症候群（病原体がベータコロナウイルス属SARSコロナウイルスであるものに限る） 急性灰白髄炎（ポリオ） 鳥インフルエンザ（H5N1、H7N9）、中東呼吸器症候群（病原体がベータコロナウイルス属MERSコロナウイルスであるものに限る） 新型インフルエンザ等感染症、指定感染症および新感染症		治癒するまで
第2種	新型コロナウイルス感染症		発症した後5日、かつ症状軽快後1日を経過するまで
	インフルエンザ［鳥インフルエンザ（H5N1、H7N9）および新型インフルエンザ等感染症を除く］		発症後5日、かつ解熱後2日（幼児は3日）を経過するまで
	百日咳		特有の咳が消失するまで、または5日間の適正な抗菌薬による治療が終了するまで
	麻疹		解熱後3日を経過するまで
	流行性耳下腺炎（おたふくかぜ）		耳下腺、顎下腺または舌下腺の腫脹が発現した後5日を経過し、かつ、全身状態が良好になるまで
	風疹		発疹が消失するまで
	水痘（みずぼうそう）		すべての発疹が痂皮化するまで
	咽頭結膜熱（プール熱）		主要症状が消退した後2日を経過するまで
	結核および髄膜炎菌性髄膜炎		病状により学校医その他の医師において感染のおそれがないと認めるまで
第3種	コレラ 細菌性赤痢 腸管出血性大腸菌感染症 腸チフス パラチフス 流行性角結膜炎 急性出血性結膜炎		病状により学校医その他の医師において感染のおそれがないと認めるまで
	その他の感染症	溶連菌感染症	適正な抗菌薬治療開始後24時間を経て全身状態がよければ登校可能
		ウイルス性肝炎	A型・E型：肝機能正常化後登校可能（B型・C型：出席停止不要）
		手足口病	発熱や喉頭・口腔の水疱・潰瘍を伴う急性期は出席停止、治癒期は全身状態が改善すれば登校可
		伝染性紅斑	発疹（リンゴ病）のみで全身状態がよければ登校可能
		ヘルパンギーナ	発熱や喉頭・口腔の水疱・潰瘍を伴う急性期は出席停止、治癒期は全身状態が改善すれば登校可
		マイコプラズマ感染症	急性期は出席停止、全身状態がよければ登校可能
		感染性胃腸炎（流行性嘔吐下痢症）	下痢・嘔吐症状が軽快し、全身状態が改善されれば登校可能
		アタマジラミ	出席可能（タオル、櫛、ブラシの共用は避ける）
		伝染性軟疣腫（水いぼ）	出席可能（多発発疹者はプールでのビート板の共用は避ける）
		伝染性膿痂疹（とびひ）	出席可能（プール、入浴は避ける）

池西靜江, 石束佳子, 阿形奈津子 編：看護学生スタディガイド2025. 照林社, 東京, 2024：204. より引用

必修模試❹

図1　血管の構造

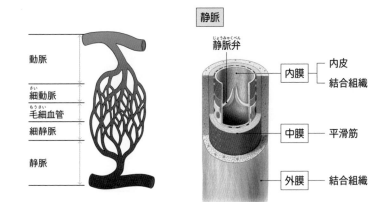

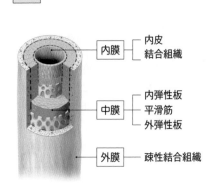

▶関連問題145(P.95)

問題 **27**　出題基準　Ⅲ-11-A／言語障害

過去問 人 P.10

［解答］1

［解説］失語症は脳の障害により、読み書き、聞く、話すなどの言語機能が障害された状態を指す。構音障害は脳自体の障害ではなく、発声器官などの障害であり、失語症とは区別される。

1.　○　話し言葉は流暢でないが人の話は理解できるのは、ブローカ失語症(運動性失語症)である。

2.　×　ウェルニッケ失語症(感覚性失語症)は、言語は流暢だが、人の話の理解が困難である。

3.　×　全失語症は、言語は流暢でなく、人の話の理解も困難である。

4.　×　構音障害は、前述のとおり、失語症とは区別される。

▶関連問題148(P.97)

問題 **28**　出題基準　Ⅲ-11-A／脱水

過去問 成 P.562

［解答］1

［解説］細胞外液量の欠乏によって脱水が生じるが、細胞外液は水とナトリウムを多く含む。水とナトリウムのいずれを多く喪失するかで、水欠乏性脱水(高張性脱水)とナトリウム欠乏性脱水(低張性脱水)に大別される(P.97表14・図15参照)。

1.　○　そのとおり。水欠乏性脱水では強い口渇を生じる。

2.　×　循環血液量が減少するため、血圧上昇は起こらない。ナトリウム欠乏性脱水では血圧は低下する。

3.　×　ナトリウム欠乏性脱水の場合、細胞外液から内液への移動をみるため、頭痛が生じやすい。

4.　×　水が欠乏することで血清ナトリウム濃度は上昇する。

▶関連問題151(P.100)

問題 **29**　出題基準　Ⅲ-11-A／咳嗽、喀痰

［解答］2

［解説］乾性咳嗽は喀痰の絡まない咳嗽で、咳受容体が直接刺激を受けて出る咳嗽である。湿性咳嗽は気道内にある喀痰(気道分泌物)を出そうとして起こる咳嗽である(表6)。

1.　×　結核は、慢性の湿性咳嗽を主徴とする。

2.　○　間質性肺炎は肺胞を取り囲む間質の炎症であり、喀痰はほとんど出ない。乾性咳嗽を主徴とする。

3.　×　気管支拡張症は、膿性あるいは血性の多量の喀痰を主徴とするため、湿性咳嗽となる。

4.　×　肺水腫は、肺毛細血管から血漿成分が血管外に漏出し貯留する病態で、ピンク色の泡沫状喀痰がみられる。湿性咳嗽を主徴とする。

▶関連問題156-157(P.103)

問題 **30**　出題基準　Ⅲ-11-A／不整脈

過去問 成 P.486

［解答］1

［解説］アダムス-ストークス症候群(発作)は、不整脈が原因で起こる失神発作をいう。不整脈によって心臓のポンプ機能が低下し、心拍出量が減少することで脳虚血による意識消失が起こる。

表6 咳・痰の分類とおもな原因疾患

咳	痰	痰の特徴	原因疾患
湿性咳嗽	漿液性	サラサラした水様(毛細血管の透過性亢進による)	気管支喘息発作時、肺癌
	粘液性	半透明で粘稠(透明～白色)(健常者でもみられる)	慢性閉塞性肺疾患、気管支喘息発作後
	膿性	黄色ないし緑色(細菌感染により好中球などが混じる)	細菌性肺炎、肺結核、肺化膿症、気管支拡張症(血痰を伴う)など
	血性	血液が混じる(茶色・暗赤色)	肺癌、肺結核、肺炎、肺化膿症、気管支拡張症、肺血栓塞栓症、肺うっ血など
	泡沫性	泡状(ピンク色)(肺循環のうっ血による漏出液・血液が混入することもある)	肺水腫
乾性咳嗽	なし		間質性肺炎、自然気胸、縦隔腫瘍、大動脈瘤による気管支圧迫など

池西静江, 石束佳子, 阿形奈津子 編:看護学生スタディガイド2025. 照林社, 東京, 2024:508. より引用

1. ○ 前述のとおり、不整脈が原因で起こる。
2. 3. 4. × 肝性脳症や低血糖、呼吸不全が原因ではアダムス-ストークス症候群は起こらない。

▶関連問題158(P.104)

問題31 出題基準 Ⅲ-11-A／腹痛、腹部膨満

過去問 成 P.510

[解答]2
[解説]腹痛には、内臓痛、体性痛、関連痛がある。管腔臓器(消化管)や実質臓器(肝臓、膵臓など)の炎症や虚血に由来する腹痛は内臓痛である。内臓痛は、疼痛を自覚する部位から、疾病部位の推定ができる。心窩部であれば、胃、十二指腸などが考えられる。食事との関連で疼痛が増強・軽減する場合は上部消化管の疾病が考えられる。

1. × 食道であれば、その部位から胸痛、胸やけなどの症状が考えられる。
2. ○ 心窩部痛であれば胃か十二指腸が考えられる。そのうえで、食事摂取で軽減するのは十二指腸潰瘍、軽減しないのは胃潰瘍と推定できる。
3. × 胆石症は、主として食後、右季肋部に急に出現する疼痛である。
4. × 急性膵炎は、大量飲酒後に、持続的に上腹部あるいは背部痛として自覚する。

▶関連問題164(P.108)

問題32 出題基準 Ⅲ-11-A／乏尿、無尿、頻尿、多尿

過去問 成 P.698

[解答]1
[解説]乏尿とは1日の尿量が400mL以下になることをいう。乏尿に至る原因は、腎前性(循環不全による)、腎性(腎疾患)、腎後性(上部尿路の障害)に分けられる。なお、下部尿路の閉塞は、腎臓での尿生成段階の問題ではないので尿閉と呼び、乏尿とは区別される。

1. ○ 脱水では、腎前性(循環不全)の乏尿をきたす。
2. × 尿崩症では、尿量2,500mL/日以上となる多尿をきたす。抗利尿ホルモン(バソプレシン)の分泌障害で起こる。
3. × 前立腺肥大症は下部尿路の障害で、膀胱に溜まった尿の排泄の障害により尿閉をきたす。
4. × 膀胱炎では、排尿回数が増加し頻尿をきたす。同時に排尿痛、尿混濁もみられる。

▶関連問題181-185(P.115-117)

問題33 出題基準 Ⅲ-11-B／感染症

過去問 疾 P.114
過去問 112回 P.42

[解答]1
[解説]感染経路は微生物が伝播する過程から垂直感染と水平感染に大別できる。垂直感染は母体から胎児や新生児に感染するもので母子感染ともいう。水平感染はヒトからヒトへの感染で、経路別に飛沫感染、飛沫核(空気)感染、経口感染、接触感染、経皮感染などに分けられる。

1. ○ 飛沫感染もあるが、母体からの垂直感染(経胎盤感染)もある。垂直感染により胎児に奇形や重篤な症状を引き起こす感染症にTORCH症候群がある。
2. × 飛沫・飛沫核感染、接触感染する。初感染では水痘を発症し、回帰発症(潜伏感染による)して帯状疱疹を発症する。
3. × 湿潤環境を好むグラム陰性桿菌で、日和見感染を起こす。病院の湿潤環境のなかで定着し、医療従事者による接触感染や医療器具を介して伝播する。
4. × マイコプラズマ肺炎や尿道炎を発症する。飛沫感染する。

必修模試 ④

問題 34

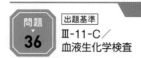

出題基準 Ⅲ-11-B／がん

▶関連問題177-180（P.113-115）

過去問 成 P.715

［解答］4

［解説］悪性腫瘍は生活習慣病の1つとされており、悪性腫瘍のリスク因子には、喫煙、運動習慣、飲酒、食事などの生活習慣が挙げられる。なかでも喫煙は、多くの悪性腫瘍のリスク因子として指摘されている。また、悪性腫瘍のなかには感染がリスク因子とされるものもある。

1．× 胃癌はヘリコバクター・ピロリ菌がリスク因子で、ウイルスではない。生活習慣としては喫煙、食事などがリスク因子に挙げられる。

2．× 大腸癌のリスク因子には感染の明らかな関連は示されていない。生活習慣では、運動や肥満の関連が強く指摘されており、喫煙、飲酒、食事などもリスク因子に挙げられる。

3．× 肺癌は大気汚染などがリスク因子に挙げられるが、感染の明らかな関連は示されていない。生活習慣では喫煙との関連が強く指摘されている。

4．○ 子宮頸癌は、ヒトパピローマ・ウイルスの感染が原因として強く指摘されている。生活習慣では喫煙がリスク因子に挙げられる。

問題 35

出題基準 Ⅲ-11-B／小児の疾患

▶関連問題189-191（P.118-120）

［解答］2

［解説］ロタウイルス感染症は乳幼児期に好発し、冬季〜春季に流行する。一般には1週間程度で軽快するが、重症化すると脱水、急性脳症を起こし、後遺症を残すことがある。

1．× 経口感染・接触感染である。感染者の吐物や便に触った手からの感染が多い。

2．○ そのとおり。水様性便は白色になることがある。

3．× 頻度は少ないが急性脳症を合併することがある。

4．× 定期予防接種となっている。生ワクチンで接種方法は経口である。

問題 36

出題基準 Ⅲ-11-C／血液生化学検査

▶関連問題196-197（P.122）

過去問 成 P.539, 563, 586

［解答］3

［解説］いずれも血液生化学検査で、脂質異常症の診断基準は、**表7**のとおりである。空腹時に採血する。

1．× 総コレステロールの基準値は120〜220mg/dLで、正常範囲内である。脂質異常症の診断基準には入っていない。

2．× LDLコレステロール118mg/dLは正常範囲内である。

3．○ HDLコレステロール36mg/dLは正常範囲に達しておらず、低HDLコレステロール血症を呈す。

4．× トリグリセリド138mg/dLは、正常範囲内である。

表7 脂質異常症の診断基準

①LDLコレステロール：140mg/dL以上（高LDLコレステロール血症）、120〜139mg/dL（境界域高LDLコレステロール血症）
②HDLコレステロール：40mg/dL未満（低HDLコレステロール血症）
③トリグリセリド：150mg/dL以上（高トリグリセリド血症）
④non-HDLコレステロール：170mg/dL以上（高non-HDLコレステロール血症）、150〜169mg/dL（境界域高non-HDLコレステロール血症）

問題 37

出題基準 Ⅲ-12-A／麻薬

▶関連問題215（P.131）

過去問 疾 P.130-132

［解答］3

［解説］1．× 抗がん薬の一般的な副作用は、骨髄抑制、悪心・嘔吐、脱毛などである。呼吸抑制はみられない。

2．× 副腎皮質ステロイド薬のおもな副作用には、**P.129表38**のようなものがある。呼吸抑制はみられない。

3．○ 麻薬性鎮痛薬の副作用に呼吸抑制がある。ほかにも便秘、悪心・嘔吐、薬物依存がある。

4．× 硝酸薬は狭心症治療薬である。副作用には頭痛、動悸、めまい、血圧低下がある。呼吸抑制はみられない。

▶関連問題204(P.125)

[解答]4

[解説]抗血栓薬には、血栓の進展や形成を防止する抗凝固薬、血小板の粘着・凝集能を阻害する抗血小板薬、血液凝固により生じた血栓を溶解する血栓溶解薬の3種があり、できた血栓を溶かす目的で使用するのは血栓溶解薬である。いずれも出血には注意が必要である。

1．× 抗血小板薬である。

2．3．× 抗凝固薬である。

4．○ 血栓溶解薬である。rt-PA製剤はできるだけ早期に投与しないと効果はなくなる。脳梗塞では4.5時間以内といわれている。

▶関連問題209(P.127)

[解答]4

[解説]下痢(便の水分量が増加し、形状が無形、泥状、水様などになる)を止める薬物を止痢薬という。おもな止痢薬は、①腸管運動抑制薬、②腸収斂薬(炎症粘膜の分泌物と結合して膜をつくり、炎症や腸管運動を抑制する)、③吸着薬(ガスや粘膜などの有害物質を吸着して有害物質が腸管壁に吸収されるのを防ぐ)、④乳酸菌製剤(乳酸菌が腸内で増殖し、産生する乳酸によって腸内を酸性にして、病原性大腸菌などの増殖を阻止する)の4つに大別される(**表8**)。

1．× 天然ケイ酸アルミニウムは吸着薬である。

2．× ビフィズス菌は乳酸菌製剤である。

3．× タンニン酸アルブミンは腸収斂薬である。

4．○ ロペラミド塩酸塩はアセチルコリンの遊離を抑制し、腸管運動を抑制する。

▶関連問題230(P.138)

[解答]3

[解説]副雑音(肺雑音)は、呼吸運動に伴って生じる異常呼吸音のことをいう。連続性副雑音は高調性と低調性に分けられ、高調性は気管支などの狭窄により生じる音で、低調性はおもに気管や主気管支など

の中枢気道の部分狭窄により生じる(**表9**)。

1．× 低調性連続性副雑音(いびき音)で、比較的太い気管支や気管などの部分狭窄で起こる。

2．× 高調性連続性副雑音で、比較的細い気管支などの狭窄により起こる。気管支喘息などで聴取される。

3．○ 粗い断続性副雑音で、水泡音ともいう。痰の貯留など分泌物のなかを空気が通る場合に生じる。肺水腫や肺炎などで聴取される。

4．× 胸膜が擦れ合う音で、胸膜摩擦音である。胸膜炎などで聴取される。

表8 おもな止瀉薬

分類	一般名(商品名)	特徴など
腸管運動抑制薬	ロペラミド塩酸塩(ロペミン) トリメブチンマレイン酸塩(セレキノン) ロートエキス(ロートエキス)	腸管においてアセチルコリンの遊離抑制
腸収斂薬	タンニン酸アルブミン(タンニン酸アルブミン) ベルベリン塩化物水和物配合(フェロベリン) ビスマス製剤(次硝酸ビスマス、次没食子酸ビスマス)	炎症粘膜の保護鉄剤との併用禁忌
吸着薬	天然ケイ酸アルミニウム(アドソルビン) ジメチコン(ガスコン)	有害物質を吸着透析患者には禁忌
乳酸菌製剤	ラクトミン製剤(ビオフェルミン) ビフィズス菌(ラックビー)	腸内で増殖して乳酸などを産生

池西靜江,石束佳子,阿形奈津子 編:看護学生スタディガイド2025. 照林社,東京, 2024：147. より一部改変して引用

表9 副雑音の種類

種類		特徴	原因
連続性副雑音	いびき音(類軒音)(rhonchi)	●低調性 ●「ウーウー、グーグー」といびきのような音	気管支狭窄、肺癌など(気管や主気管支の一部狭窄があるとき)
	笛声音(wheeze)	●高調性 ●「ヒューヒュー、ピーピー」と口笛のような音	気管支喘息、気管支炎など(比較的細い気管支の狭窄があるとき)
断続性副雑音	捻髪音(fine crackle)	●細かい音 ●「パリパリ、メリメリ」と髪の毛を耳の前で擦り合わせたような音	肺線維症、うっ血性心不全初期、肺炎初期、肺水腫初期など
	水泡音(coarse crackle)	●粗い音 ●「ブクブク、ブツブツ」とお湯が沸騰しているような音	気管支拡張症、肺水腫、うっ血性心不全、肺炎など(痰の貯留など分泌物のなかを空気が通過して弾けるような音がする)
その他	胸膜摩擦音	●「ギュッギュッ」と擦れ合う音	胸膜炎、転移性がんなど(胸膜が擦れ合って音がする)

▶ 関連問題232（P.140）

問題 41

出題基準

Ⅳ-13-C／運動機能の観察

過去問 成 P.632
過去問 基 P.283

[解答] 3

[解説] 小脳機能を評価する方法には、①ロンベルグ試験、②マン試験（両足を前後に縦に並べて立ってふらつきをみる）、③片足立ち試験、④指鼻試験などがある。

1. × バレー徴候では運動麻痺をみる。上肢・下肢で観察する。上肢の場合は両腕を水平位にすると、麻痺のあるほうの上肢は回内しながら下がってくるため、麻痺と判断できる。

2. × リンネテストでは難聴を確認する。音叉を振動させて、耳の後ろの乳様突起部に当てて振動を感じる（骨伝導）。その後、振動を感じなくなったら耳元に音叉を移動して振動音を聞く（気伝導）。

3. ○ 爪先をそろえて立ち、ふらつきをみる。平衡機能（小脳機能）をみる。

4. × リンネテストと同様で、難聴の確認に用いる。音叉を振動させ頭頂部に置き、左右の聞き取りの差を確認する。

▶ 関連問題258（P.156）

問題 42

出題基準

Ⅳ-15-B／転倒・転落の防止

過去問 基 P.297

[解答] 2

[解説] 転倒・転落防止のための対応として、アセスメントスコアシートの活用や、離床センサーの設置、低床ベッドの導入などが挙げられる。

1. × 臥床患者で自らベッド昇降できない状態であれば4点ベッド柵の使用が考えられるが、4点ベッド柵は身体的拘束に該当する。認知症患者の場合、ベッド柵を乗り越えようとすることも考えられ、かえって危険になることがある。適切とはいえない。

2. ○ 認知症患者には、離床センサーを設置して、動きを看護師が把握して、対処することが大切である。

3. × 抑制は望ましくない。抑制は①切迫性、②非代替性、③一時性を判断して、必要時、行うことがあるが、それらの要件がそろわない場合は原則、行わない。

4. × ベッドは低床ベッドにする。

▶ 関連問題270（P.163）

問題 43

出題基準

Ⅳ-15-C／滅菌と消毒

過去問 基 P.290, 291

[解答] 2

[解説] 消毒薬は目的の微生物に感受性のある適切なものを選び、正しい濃度・温度・時間で行う（表10）。

1. × グルタラールは高水準消毒薬で、芽胞も殺滅する。器材の消毒に用いる。

2. ○ 次亜塩素酸ナトリウムは中水準消毒薬で、芽胞を除くすべての栄養型細菌、ウイルス、真菌に使用する。哺乳瓶に使用するのは濃度が大切で0.01％である。

3. × エタノールは中水準消毒薬で、正常な皮膚などを消毒する。

4. × ポビドンヨードは中水準消毒薬で、術野、創部、粘膜を消毒する。

表10 消毒薬の分類

分類	消毒薬	使用対象物	特徴・有効範囲
高水準消毒薬	グルタラール	内視鏡、ウイルスに汚染した器材など	適切な条件下で芽胞を殺滅する。すべての微生物を殺滅する。
	フラタール		
	過酢酸		
中水準消毒薬	次亜塩素酸ナトリウム	0.01％：哺乳瓶など 1％：ウイルスに汚染した血液が付着したもの	結核菌、真菌、ウイルスなどすべての栄養型細菌（芽胞を除く）を死滅させる。
	エタノール	正常な皮膚、アンプルなど	
	ポビドンヨード	術野、創部、粘膜	
低水準消毒薬	クロルヘキシジングルコン酸塩	正常な皮膚、創部、器材	結核菌を除く栄養型細菌、一部の真菌、脂質膜をもたない一部のウイルス、脂質膜をもつウイルスを死滅させるが、芽胞は死滅できない。
	塩化ベンゼトニウム	0.02％：粘膜 0.1〜0.2％：器材、環境	
	塩化ベンザルコニウム	0.02％：粘膜 0.1〜0.2％：器材、環境	

池西靜江, 石束佳子, 阿形奈津子 編：看護学生スタディガイド2025. 照林社. 東京, 2024：294. より引用

<table>
<tr><td>問題
▼
44</td><td>出題基準</td><td>▶関連問題275(P.167)</td></tr>
</table>

Ⅳ-16-B／与薬方法

過去問 基 P.366

［解答］4

［解説］（250mL×20）÷（90［分］）＝55.6滴/分である。4の55滴が最も近い（4. ○）。

<table>
<tr><td>問題
▼
45</td><td>出題基準</td><td>▶関連問題279(P.168)</td></tr>
</table>

Ⅳ-16-C／輸血

過去問 基 P.368

［解答］2

［解説］輸血用の血液製剤はさまざまな温度で適切に保存し、間違いのないように投与しなければならない。新鮮凍結血漿は－20℃以下で凍結保存されている。37℃を超えた温度で融解すると凝固因子の活性が低下する。さらに高温、あるいは低温で融解すると蛋白変性が起こる。

1. ×　－20℃以下で凍結保存する。
2. ○　そのとおりである。
3. ×　融解後はすみやかに（24時間以内）に投与する。
4. ×　一度融解したものは再凍結してはいけない。

<table>
<tr><td>問題
▼
46</td><td>出題基準</td><td>▶関連問題280(P.169)</td></tr>
</table>

Ⅳ-16-D／刺入部位

過去問 基 P.376, 377

［解答］3

［解説］1. ×　太く、浅く、真っ直ぐで弾力性がある血管を選ぶ。
2. ×　麻痺がある場合は健側で行う。
3. ○　そのとおりである。橈側皮静脈、肘正中皮静脈、尺側皮静脈は、太く、浅く、真っ直ぐで弾力性があり、採血に適している。
4. ×　拍動があると動脈に近く、動脈を穿刺する危険性がある。

<table>
<tr><td>問題
▼
47</td><td>出題基準</td><td>▶関連問題284(P.171)</td></tr>
</table>

Ⅳ-16-E／酸素ボンベ

過去問 基 P.349

［解答］1

［解説］医療用酸素ボンベの容量は一般に500Lで、14.7Mpa（150kgf/cm²）の内圧で酸素が充填されている。したがって、圧力計をみて、充填圧（14.7Mpa）

の減少度合いで、残量を計算する。

1. ○　アは圧力計であり、前述のとおりこれが正しい（図2）。
2. ×　イは今流れている酸素の量を表す流量計である。
3. ×　ウは加湿器（びん）である。滅菌蒸留水を入れることが多い。加湿の目的で使用し、加湿が必要な場合は加湿器の蒸留水の減り具合に注意する。
4. ×　エの酸素ボンベの重量は、ほとんどボンベ自体の重さで、残量測定には役立たない。

図2　酸素ボンベのしくみ

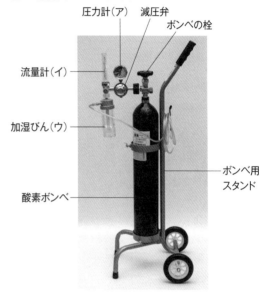

<table>
<tr><td>問題
▼
48</td><td>出題基準</td><td>▶関連問題288(P.174)</td></tr>
</table>

Ⅳ-16-E／ネブライザー

［解答］4

［解説］写真の機器は超音波ネブライザーである。気道内に薬剤を投与する吸入療法で使用する。ネブライザーには超音波ネブライザーとジェットネブライザーがある。ジェットネブライザーに比べて、超音波ネブライザーのほうがより細かい粒子（1μm）にすることができるため、肺胞レベルにまで到達することができる（P.174図29参照）。

1. ×　超音波ネブライザーである。
2. ×　二槽式になっており、超音波により発振した振動は蒸留水などを通して薬液に伝わり霧状になるため、滅菌精製水や蒸留水などの水が必要である。
3. ×　嘴管はジェットネブライザーで使用する。超音波ネブライザーではマウスピースを使用する。

必修模試④

図3　点眼法

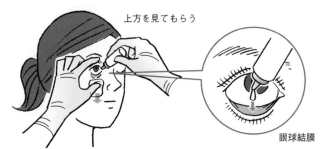

上方を見てもらう

眼球結膜

4.　○　口腔内に薬剤が残ることがあるため、使用後はうがいを促す。

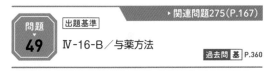

▶関連問題275（P.167）

問題 49　出題基準

Ⅳ-16-B／与薬方法

過去問 基 P.360

［解答］3
［解説］1.　×　複数の点眼薬の指示があれば、5分間隔で点眼する。
2.　×　眼軟膏ではなく、水溶性の薬剤を先に点眼する。
3.　○　点眼は1滴でよく、そのとおりである。
4.　×　上眼瞼ではなく下眼瞼を軽く引き、眼球結膜に点眼する（図3）。

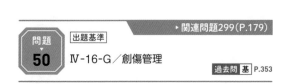

▶関連問題299（P.179）

問題 50　出題基準

Ⅳ-16-G／創傷管理

過去問 基 P.353

［解答］2
［解説］創傷の治癒過程は、①出血・凝固期、②炎症期、③増殖期、④成熟期を経る（P.179図34参照）。
1.　×　出血・凝固のあとに炎症期になり、発赤、腫脹などがみられる。
2.　○　出血・凝固が最初である。
3.　×　肉芽形成は増殖期にみられる。炎症期のあとである。
4.　×　瘢痕形成は成熟期にみられる。

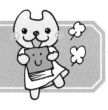

必修模試⑤ 解答・解説

問題 1 | 出題基準 | I-1-B／年齢別人口

▶関連問題3(P.3)

過去問 社 P.138

［解答］2

［解説］日本の人口ピラミッドは、2つの膨らみをもつ、つぼ型で表される（**P.3図1参照**）。上から1つ目の膨らみは、73～75歳の戦後の第1次ベビーブーム期である。上から2つ目の膨らみは、そのベビーブームに生まれた人が出産した第2次ベビーブーム期で、48～51歳である（2．○）。第1次ベビーブームに生まれた人たちが後期高齢者になる2025年の人口問題や今後さらに減少する生産年齢人口が、医療・福祉を中心とした国の施策にさまざまな影響を与えていることを理解したい。

問題 2 | 出題基準 | I-1-B／年齢別人口

▶関連問題4(P.3)

過去問 社 P.140

［解答］2

［解説］従属人口とは、年少人口（0～14歳）と老年人口（65歳以上）を合わせたものを指す。従属人口指数とは年少人口＋老年人口を生産年齢人口で割って100をかけて算出する（**P.4表1参照**）。

令和4（2022）年は68.4で（2．○）、近年増加傾向である。老年人口の増加と生産年齢人口の減少が近年の従属人口指数を増加させている。なお、年少人口指数、老年人口指数も生産年齢人口で割って100をかけて算出する。

問題 3 | 出題基準 | I-1-B／死因の概要

▶関連問題11(P.9)

過去問 社 P.191

［解答］3

［解説］部位別悪性新生物〈腫瘍〉の年齢調整死亡率で、近年増加傾向にあるのは膵である（**P.228表1**）。年齢調整死亡率は平成27年モデル人口を基準として、算出している。死亡数そのものとは一致しない点に注意が必要である。

1．× 胃は減少している。

2．× 肝および肝内胆管は平成7～12年をピークに近年は減少している。

3．○ 前述のとおり、膵は近年増加している。

4．× 気管、気管支および肺は平成7～12年をピークに近年は減少している。

問題 4 | 出題基準 | I-1-C／
有病率、罹患率、受療率

▶関連問題14-15(P.10-11)

過去問 社 P.199

［解答］4

［解説］受療率は患者調査によって求められる。患者調査は都道府県単位で無作為に抽出した医療機関に受診した患者を、医療機関の管理者が記入する方式で行う。入院および外来患者の調査は10月の3日間で行う静態調査である。性・年齢別受療率も算出される。

1．× 筋骨格系及び結合組織の疾患の外来の受療率は高く、消化器系の疾患に次いで2番目に多い。

2．× 精神及び行動の障害の入院の受療率は高く1位であるが、外来の受療率はそれに比べると少ない。

3．× 呼吸器系の疾患の外来の受療率は消化器系の疾患などに比べて高くない。

4．○ 消化器系の疾患の外来の受療率は最も高い。

5．× 循環器系の疾患の入院の受療率は精神及び行動の障害に次いで高く、外来の受療率も3位と高い。

問題 5 | 出題基準 | I-2-B／水質、大気、土壌

▶関連問題29-30(P.19)

過去問 社 P.210

［解答］1

［解説］環境基本法第16条に基づき、大気汚染、水質汚濁、土壌汚染、騒音に係る環境基準が定められている。大気汚染については、二酸化硫黄、一酸化炭素、浮遊粒子状物質（SPM）、微小粒子状物質（PM2.5）、二酸化窒素、光化学オキシダント、ベンゼン、トリクロロエチレン、テトラクロロエチレン、ジクロロメタンの10種が定められている。別途、ダイオキシン類対策特別措置法によりダイオキシン類に対しても基準が設けられている。

必修模試⑤

表1 部位別にみた悪性新生物〈腫瘍〉の年齢調整死亡率（人口10万対）の推移

	昭和30年 (1995)	40 ('65)	50 ('75)	60 ('85)	平成7 ('95)	12 (2000)	15 ('05)	22 ('10)	27 ('15)	令和2 ('20)	3 ('21)
男											
悪性新生物〈腫瘍〉	310.8	383.1	412.0	478.6	537.7	519.3	494.4	469.4	433.0	394.7	390.8
食道	18.8	21.4	22.1	21.2	21.6	22.1	21.2	20.2	18.1	15.6	15.2
胃	174.0	186.7	165.7	132.4	110.6	97.0	83.2	73.8	60.9	49.6	47.9
結腸	5.9	8.8	15.2	24.8	37.2	37.0	35.1	34.1	34.2	32.4	32.2
肝および肝内胆管	37.2	33.5	33.7	48.6	63.2	59.0	52.5	44.6	36.5	28.9	27.9
胆のうおよびその他の胆道	…	6.6	10.7	19.2	23.5	22.2	21.5	19.9	18.6	17.0	17.1
膵	3.7	10.2	15.5	25.2	29.3	28.8	29.2	30.6	30.8	33.0	33.4
気管、気管支および肺	14.2	35.6	58.9	96.3	117.5	116.5	114.9	112.2	104.4	94.3	92.8
白血病	2.6	4.2	6.1	8.7	10.1	9.8	9.8	10.0	9.6	9.6	9.6
（再掲）大腸[1]	17.9	23.8	32.9	44.6	59.1	57.9	55.8	52.7	52.6	49.4	49.3
女											
悪性新生物〈腫瘍〉	217.0	240.1	236.4	241.5	244.6	236.1	225.0	216.2	206.6	196.4	195.5
食道	6.6	7.0	5.7	4.3	3.5	3.2	3.0	2.9	2.7	2.6	2.7
胃	92.6	94.5	79.8	60.2	43.7	36.9	31.0	26.0	21.3	17.5	17.0
結腸	6.3	8.9	12.7	18.6	24.4	24.1	24.1	22.8	23.1	21.7	21.8
肝および肝内胆管	24.7	20.0	16.3	16.8	21.2	21.3	19.4	17.1	13.2	10.1	9.5
胆のうおよびその他の胆道	…	5.9	11.1	18.7	19.3	17.7	15.5	13.8	11.9	9.7	9.7
膵	2.6	6.3	9.8	14.7	17.4	18.1	18.7	20.5	21.4	23.5	23.7
気管、気管支および肺	4.6	11.9	16.9	25.6	30.0	30.3	29.6	29.5	28.7	27.3	27.6
乳房	8.5	8.1	9.7	11.4	14.7	16.1	17.6	19.4	20.2	20.6	20.6
子宮	36.5	29.4	22.3	14.5	10.9	9.9	9.0	9.1	9.4	9.6	9.6
白血病	1.6	2.9	4.1	5.0	5.1	5.3	5.1	4.9	4.9	4.5	4.5
（再掲）大腸[1]	14.6	19.1	24.7	29.3	34.1	33.3	32.8	30.8	30.8	29.2	29.0

資料　厚生労働省「人口動態統計」
注　1）大腸は、結腸と直腸S状結腸移行部および直腸を示す。ただし、昭和40年までは直腸肛門部を含む。
　　2）年齢調整死亡率の基準人口は「平成27年モデル人口」である。

1. ○　浮遊粒子状物質（SPM）は大気汚染に係る物質で、環境基準が設けられている。

2. 3. 4. ×　いずれも水質汚濁に係る物質で、環境基準が設けられている。

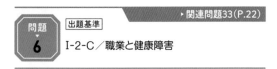

▶関連問題33（P.22）

問題 6　出題基準　I-2-C／職業と健康障害

［解答］3

［解説］令和3（2021）年の定期健康診断の実施結果は**図1**のとおりである。

全体の有所見率は年々増加傾向にあり、令和3年は58.7％に上っている。

1. ×　血圧は17％くらいである。
2. ×　肝機能検査は血圧とおおむね同様である。
3. ○　血中脂質は最も多く30％を超えている。
4. ×　血糖検査は12％程度である。

図1　有所見率の推移

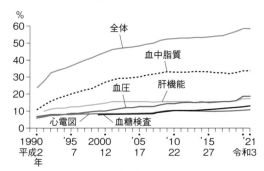

資料　厚生労働省「定期健康診断結果調」

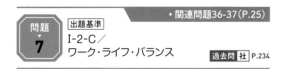

▶関連問題36-37（P.25）

問題 7　出題基準　I-2-C／ワーク・ライフ・バランス　過去問　社 P.234

［解答］3

［解説］内閣府の示すワーク・ライフ・バランス憲章では「国民一人ひとりがやりがいや充実感を感じなが

ら働き、仕事上の責任を果たすとともに、家庭や地域生活などにおいても、子育て期、中高年期といった人生の各段階に応じて多様な生き方が選択・実現できる社会」をめざすとしている。具体的には、

①就労による経済的自立が可能な社会

②健康で豊かな生活のための時間が確保できる社会

③多様な働き方・生き方が選択できる社会

を挙げている。

1. × 一方を犠牲にする、という考え方ではなく「調和」をめざす。

2. × 現在の問題として指摘されているのが働き方の二極化である。非正規労働者の増加、やりがいを見いだせず経済的自立困難な者の増加と、一方では、仕事の負担が正規労働者にかかり、長時間労働になるなどの二極化が問題として指摘されている。その改善のためにもワーク・ライフ・バランスが提唱されるようになった。

3. ○ 設問のとおり、多様な働き方・生き方が選択できる社会をめざしている。

4. × 男女の雇用機会均等も考慮し、女性だけが家で子育てをすることを支援する考え方ではない。

<table>
<tr><td>問題
▼
8</td><td>出題基準

I-3-A／給付の内容</td><td>▶ 関連問題42-43(P.30)

過去問 113回 P.24
過去問 社 P.158</td></tr>
</table>

［解答］3

［解説］通勤途上の事故は労働者災害補償保険の適用になる。

1. × 医療保険は業務上の疾病や負傷を除いて、疾病、負傷、死亡、出産に適用される。

2. × 介護保険は第1号被保険者あるいは第2号被保険者で要介護・要支援認定を受けた者に対する介護・介護予防の給付を行うものであり、通勤途上の事故の医療費の支給は適用外である。

3. ○ そのとおり。業務上の事由や通勤による負傷、疾病、障害、死亡に対する保険給付に適用される。

4. × 年金保険は老齢・障害・死亡を主な事由として年金を受け取る制度で、通勤途上の事故の医療費は適用外である。

<table>
<tr><td>問題
▼
9</td><td>出題基準

I-3-A／
高齢者医療制度</td><td>▶ 関連問題41(P.28)

過去問 社 P.163</td></tr>
</table>

［解答］4

［解説］後期高齢者（75歳以上の者および65～74歳で一定の障害がある者）が、これまで加入していた医療保険に代わって加入する。給付については、他の医療保険と同様で、自己負担額が1割（ただし、一定以上の所得がある者は2割、現役並みの所得がある者は3割）で、給付率は9割である。

1. × 原則として75歳以上の者である。

2. × 保険者は後期高齢者医療広域連合である。

3. × 根拠法令は高齢者の医療の確保に関する法律（高齢者医療確保法）である。

4. ○ 前述のとおり、一定以上あるいは現役並みの所得者を除いた給付率は9割である。

<table>
<tr><td>問題
▼
10</td><td>出題基準

I-3-B／給付の内容</td><td>▶ 関連問題46(P.32)

過去問 老 P.789</td></tr>
</table>

［解答］3

［解説］介護保険で利用できるサービスは、居宅サービス、地域密着型サービス、施設サービスに分けられる。

1. 2. × 居宅サービスである。

3. ○ 表2のとおり地域密着型サービスである。

4. × 地域密着型サービスではない。

<table>
<tr><td>問題
▼
11</td><td>出題基準

I-4-B／倫理原則</td><td>▶ 関連問題55-59(P.38-40)

過去問 基 P.261</td></tr>
</table>

［解答］2

［解説］医療の倫理に基づく「自律尊重の原則」「善行の原則」「公正・正義の原則」「無危害の原則」に、看護では「誠実・忠誠の原則」が加えられている。

1. × 善行の原則はよきことを行う、ということで、患者にとって何がよいかを考えて行動することである。

2. ○ 公正・正義の原則は、活用可能な資源・サービスを、平等に、公平に分けて提供するということで、災害時のトリアージはこれに該当する。

3. × 誠実・忠誠の原則は嘘をつかない（誠実）、秘密を守る、約束を守って行動（忠誠）することをいう。

4. × 無危害の原則は、危害が及ばないようにすることであり、セーフティマネジメントなどを行うことである。

表2 介護保険で利用できるおもなサービス

対象		介護給付	介護予防給付
		要介護1〜5認定者	要支援1・2認定者
居宅 サービス	訪問	訪問介護 訪問看護 訪問入浴介護 訪問リハビリテーション 居宅療養管理指導	介護予防訪問看護 介護予防訪問入浴介護 介護予防訪問リハビリテーション 介護予防居宅療養管理指導
	通所	通所介護 通所リハビリテーション	介護予防通所リハビリテーション
	短期 入所	短期入所療養介護 短期入所生活介護	介護予防短期入所療養介護 介護予防短期入所生活介護
	その他	特定施設入居者生活介護 福祉用具貸与 特定福祉用具販売（購入費の支給）	介護予防特定施設入居者生活介護 介護予防福祉用具貸与 特定介護予防福祉用具販売（購入費の支給）
地域密着型 サービス		定期巡回・随時対応型訪問介護看護 夜間対応型訪問介護 認知症対応型通所介護 小規模多機能型居宅介護 看護小規模多機能型居宅介護 認知症対応型共同生活介護（グループホーム）　ほか	介護予防認知症対応型通所介護 介護予防小規模多機能型居宅介護 介護予防認知症対応型共同生活介護（グループホーム）
施設サービス		介護老人福祉施設 介護老人保健施設 介護療養型医療施設（令和5年度末に廃止予定） 介護医療院	

※なお、要介護・要支援ともに、自宅（介護保険被保険者証に記載する家）に住んでいる場合、「住宅改修費」の給付が受けられる。

池西靜江, 石束佳子, 阿形奈津子 編：看護学生スタディガイド2025. 照林社, 東京, 2024：406. より引用

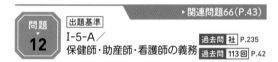

▶ 関連問題66(P.43)

問題 12
出題基準
I-5-A／
保健師・助産師・看護師の義務

過去問 社 P.235
過去問 113回 P.42

［解答］4
［解説］業務従事者届は保健師助産師看護師法に定める義務の1つであり、義務違反は罰則規定がある。保健師助産師看護師法第33条に「業務に従事する保健師、助産師、看護師または准看護師は（中略）2年ごとの12月31日現在における氏名、住所、その他厚生労働省令で定める事項を、当該年の翌年の1月15日までに、その就業地の都道府県知事に届け出なければならない」と規定されている（4. ○）。

ルの反射（姿勢反射といわれる）が出現する。ランドー反射やパラシュート反射が代表的である（表3）。
1. ✕　モロー反射は原始反射である。頭部を支え、急に下げると上肢を広げ抱きつくような動作をする反射で、定頸ごろには消失する。
2. ✕　探索反射は原始反射である。口唇の周りを触れると首を動かし探すようにする反射で、定頸ごろには消失する。
3. ✕　手掌把握反射は原始反射である。児の手掌を圧迫すると握りしめる反射で、定頸ごろには消失する。
4. ○　パラシュート反射は姿勢反射である。この反射により、転びそうになったら手をつくことができるようになる。一生みられる反射である。

▶ 関連問題77(P.50)

問題 13
出題基準
Ⅱ-7-B／発達の原則

過去問 小 P.842, 843

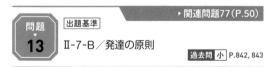

［解答］4
［解説］原始反射は胎生期から出現し、大脳、中脳の成熟に伴い消失する。したがって多くのものは生後3〜4か月で消失する。その後、中脳から大脳皮質レベ

▶ 関連問題90(P.58)

問題 14
出題基準
Ⅱ-7-E／第二次性徴

過去問 小 P.865, 866

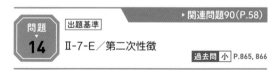

［解答］2
［解説］第二次性徴は性ホルモン（エストロゲン、アンドロゲン）の分泌により、女性らしい、あるいは男性らしい身体つきになり、生殖機能をもつようになること

表3 反射・反応の消失、出現時期のめやす

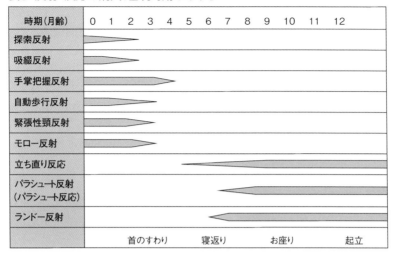

時期(月齢)	0	1	2	3	4	5	6	7	8	9	10	11	12
探索反射													
吸綴反射													
手掌把握反射													
自動歩行反射													
緊張性頸反射													
モロー反射													
立ち直り反応													
パラシュート反射 (パラシュート反応)													
ランドー反射													
				首のすわり		寝返り		お座り			起立		

を指し、この時期を特に思春期という。第二次性徴は女児では8〜9歳ころから始まり、男児は少し遅く10歳ころから始まる。女児の第二次性徴の出現順序は、乳房の発育、陰毛の発生・身長の増加、初経、そして、骨端線の閉鎖がみられると、おおむね思春期は終わる。

1. × 乳房の発育がみられたあとに陰毛が発生する。
2. ○ 乳房の発育から始まる。
3. × 陰毛の発生後で、12歳ころには約半数の女児に初経がみられる。
4. × 骨端線の閉鎖で身長の伸びは止まる。女児は16〜17歳で多くが閉鎖する。

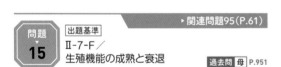

問題 15　出題基準　Ⅱ-7-F／生殖機能の成熟と衰退　▶関連問題95(P.61)　過去問 母 P.951

[解答]3
[解説]更年期にはエストロゲンの分泌低下に伴い、さまざまな症状が出現する。①エストロゲン欠乏による月経異常、そして、閉経する。②ホルモンのフィードバック機構で、視床下部が刺激を受けて、自律神経中枢に影響し自律神経症状(ほてり、発汗、動悸など)が現れる。③精神・神経症状(焦燥感、不安など)が現れる。④エストロゲンは骨吸収の抑制と骨形成を促進するため骨格系への影響としては骨粗鬆症が起こりやすくなる。⑤エストロゲンは脂質代謝に影響し、血管拡張などの作用があるため、心血管系にも影響を与え、動脈硬化や高血圧などが起こりやすくなる。そのほか、認知機能や女性生殖器の変化や泌尿器への影響もある。エストロゲンの分泌低下はこのようなさまざまな症状をもたらす。

1. × 血圧は上昇することが多い。
2. × 浮腫は特徴的な症状とはいえない。
3. ○ 自律神経症状で特徴的である。
4. × 不整脈は特徴的な症状とはいえない。

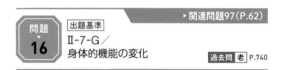

問題 16　出題基準　Ⅱ-7-G／身体的機能の変化　▶関連問題97(P.62)　過去問 老 P.740

[解答]3
[解説]1. × 肺活量は60％程度に減少する。
2. × 標準腎血漿流量は50％程度に減少する。
3. ○ 神経伝導速度は80〜90％程度維持できる。
4. × 心拍出量係数は70％程度に減少する。

図2 生体機能の変化

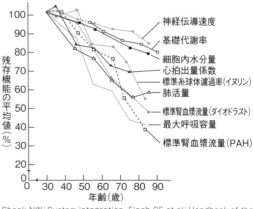

Shock NW：System integration. Finch CE et al：Handbook of the Biology of Aging. Van Nostrand Reinhold. New York. 1996.

必修模試❺

▶関連問題108(P.69)

問題 17 出題基準 II-9-A／助産所

[解答]4

[解説]医療法に規定される医療提供施設には、病院、診療所、助産所、介護老人保健施設、介護医療院、調剤薬局などがあり、入院患者数や入所者数が規定されている。病院には、地域医療支援病院や特定機能病院として承認されるものがある（P.67表20、表21参照）。

1. × 地域医療支援病院は都道府県知事が承認する。200人以上である。

2. × 病院は20人以上である。

3. × 診療所は19人以下である。

4. ○ 助産所は9人以下であり、管理者は助産師で、入所できるのは妊婦・産婦・褥婦である。助産所の開設者は嘱託する産科・産婦人科の医師と病院・診療所を定めなくてはならない。

▶関連問題115(P.73)

問題 18 出題基準 II-9-A／企業

過去問 113回 P.42

[解答]2

[解説]労働安全衛生法で、事業者は常時雇用する労働者に対して一般健康診断を行うよう規定されている。一般健康診断には雇入時の健康診断、定期健康診断などが含まれる（P.74表28参照）。

1. × 労働基準法では、労働者が人たるに値する生活を営むために必要な労働条件が定められている。

2. ○ 前述のとおり、労働安全衛生法において雇入時の健康診断について定められている。

3. × 健康保険法では、労働者の勤務外の事由による疾病・負傷・死亡・出産、または被扶養者の疾病・負傷・死亡・出産に対する保険給付について定められている。

4. × 労働者災害補償保険法では、業務上の事由による疾病・負傷・死亡に対する保険給付について定められている。

▶関連問題118(P.76)

問題 19 出題基準 II-9-A／退院調整

[解答]4

[解説]退院調整は、社会資源などを利用し、地域に戻り、対象・家族が望む療養生活を継続できるように調整・支援することといえる。

1. × 退院して地域で生活できるように調整をするが、1日でも早くするという役割ではない。

2. × 退院調整は他職種との協働で行うもので、施設を探すには介護支援専門員などの力を借り、決定するのは本人・家族である。

3. × 自宅訪問は必要なこともあるが、むしろ、退院前カンファレンスなどを開催して、訪問看護師などから情報提供を受け、ともに考えることが効果的である。必要な物品を準備するのは本人・家族で、そのために活用できる社会資源を紹介することは必要と考えられる。

4. ○ そのとおりである。

▶関連問題126(P.83)

問題 20 出題基準 III-10-A／循環器系

過去問 人 P.44

[解答]2

[解説]運動時は安静時に比べて心拍出量は約5倍になるといわれ、多くは骨格筋に行く。一方、生命維持のために重要な臓器には、循環調節機構のはたらきにより、どのような状態でも一定量は配分される。腎臓の場合、安静時には1/4～1/5（約1,000～1,200mL/分）の血流が配分される（2.○）。

▶関連問題143(P.95)

問題 21 出題基準 III-11-A／嚥下障害

過去問 人 P.71

[解答]4

[解説]摂食嚥下は5期モデルを活用して理解するとよい。①先行期（視覚などで食べ物を認識する）、②口腔準備期（咀嚼し食塊をつくる）、③口腔送り込み期（食塊を舌で口腔から咽頭に送る）、④咽頭期（咽頭に入った食塊を嚥下反射で食道へ送る）、⑤食道期（食塊が食道から胃に送られる）である。

1. × 滑車神経は眼球の運動を行う。

2. × 三叉神経は咀嚼運動にかかわる。おもに口腔準備期ではたらく。

3. × 顔面神経は表情筋の運動にかかわる。嚥下には直接かかわらない。

4. ○ 舌下神経は舌の運動で食塊を咽頭に送り込む。

表4 脳神経の種類とはたらき

神経名称	種類	はたらき	核
Ⅰ 嗅神経	感覚神経	嗅覚	なし
Ⅱ 視神経	感覚神経	視覚	間脳 中脳
Ⅲ 動眼神経	運動神経	眼球運動(内・上・下・斜上)と開眼(眼瞼挙筋)(輻輳反射)	中脳
	自律神経	縮瞳(対光反射)	
Ⅳ 滑車神経	運動神経	眼球運動(斜外下)	中脳
Ⅴ 三叉神経	感覚神経	顔面・鼻口腔粘膜・角膜の触覚と温痛覚(瞬目反射・角膜反射)	橋 中脳
	運動神経	咀嚼	
Ⅵ 外転神経	運動神経	眼球運動(外)	橋
Ⅶ 顔面神経	運動神経 感覚神経 自律神経	表情筋の運動 舌前2／3の味覚 唾液(舌下腺・顎下腺)分泌と涙の分泌	橋
Ⅷ 内耳神経	感覚神経	聴覚(蝸牛神経) 平衡・加速度感覚(前庭神経)	橋
Ⅸ 舌咽神経	感覚神経	咽喉頭・中耳道の知覚、舌後1／3の味覚	延髄
	運動神経	咽喉頭の運動(嚥下)、発声	
	自律神経	唾液の分泌(耳下腺)	
Ⅹ 迷走神経	自律神経 運動神経	内臓支配 咽喉頭の運動(嚥下)、発声	延髄
	感覚神経	外耳道の知覚、内臓の知覚	
Ⅺ 副神経	運動神経	首の運動(胸乳突筋・僧帽筋)、肩の挙上(僧帽筋)	延髄
Ⅻ 舌下神経	運動神経	舌の運動	延髄

池西靜江, 石束佳子, 阿形奈津子 編：看護学生スタディガイド2025. 照林社. 東京. 2024：700. より引用

▶関連問題125(P.83)

問題 22 出題基準 Ⅲ-10-A／感覚器系 過去問 人 P.33

［解答］3

［解説］眼房水は血管のない角膜、水晶体に栄養を供給するもので、毛様体で分泌された眼房水は、後眼房、前眼房と循環し、多くは強膜静脈洞(シュレム管)で吸収される。

1. × 角膜は光の透過や屈曲に関与し、感覚神経(三叉神経)が分布し、異物に痛みを感じ、刺激で角膜反射を生じる。

2. × 網膜には視細胞があり光を感受する機能をもつ。

3. ○ 毛様体は水晶体の厚みを調節(遠近調節)する

とともに眼房水を分泌する。

4. × シュレム管は角膜と強膜の移行部にあり、眼房水を静脈に流出させる。

図3 眼球の構造

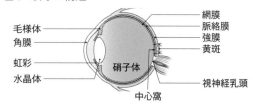

▶関連問題127(P.84)

問題 23 出題基準 Ⅲ-10-A／血液、体液 過去問 人 P.53

［解答］3

［解説］血液の細胞成分は大きく分けて、赤血球、白血球、血小板の3つであるが、いずれも骨髄で分化・成熟する。そのうち白血球はさらに、①顆粒球(好中球・好塩基球・好酸球)、②単球、③リンパ球(Tリンパ球、Bリンパ球)に分化する。P.234図4のように血管外に出て、組織に入るとマクロファージになるのは単球である(3. ○)。

▶関連問題134(P.88)

問題 24 出題基準 Ⅲ-10-A／内分泌系 過去問 成 P.583
過去問 人 P.96

［解答］4

［解説］ホルモンの作用を知っておきたい(P.88表5参照)。

1. × 脳下垂体後葉から分泌されるホルモンで、おもに腎の集合管で水の再吸収を促進する。

2. × 甲状腺から分泌される甲状腺ホルモンで、熱量産生、基礎代謝を亢進する。

3. × 膵島のA(α)細胞から分泌されるホルモンで、血糖値を上昇させるが、抗炎症作用はない。

4. ○ 副腎皮質ホルモンは、多様な作用をもち、血糖値の上昇、抗炎症作用を併せもつ。代表的なのは糖質コルチコイド(コルチゾール)である。

▶関連問題130(P.86)

問題 25 出題基準 Ⅲ-10-A／消化器系 過去問 人 P.76, 97

［解答］2

［解説］消化器系のはたらきを調節する消化管ホルモ

図4　血液の分化と成熟

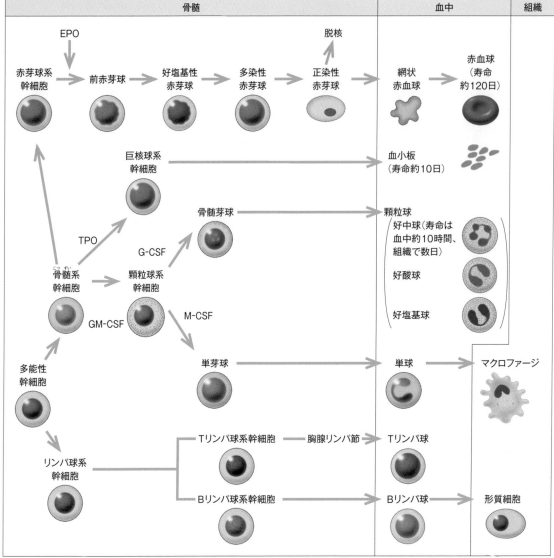

池西靜江 編著，竹内修二 医学監修：看護につなぐ人体の構造と機能. 照林社，東京，2024：10. より引用

ンである（**表5**）。

1．×　ガストリンは胃酸・ペプシノゲンの分泌を促進する。

2．○　セクレチンは膵液の分泌を促進する。

3．×　カルシトニンは甲状腺ホルモンで、血中カルシウム濃度を調節する。

4．×　ソマトスタチンはガストリン、セクレチンなどの消化管ホルモンの分泌を抑制する。

[解説]疼痛は、**表6**のように体性痛、内臓痛、関連痛に大別される。

　関連痛は、内臓痛が脊髄内で他の部位の疼痛と交錯し、疼痛が生じた部位と異なる部位に感じる痛みをいう。

1．×　狭心症の場合、内臓痛は心筋虚血に伴うもので、前胸部の激しい疼痛である。

2．○　心筋虚血で生じた内臓痛が知覚神経を通り、脊髄に伝わったときに、左の下顎の体性求心神経と合流することで、脳が左の下顎の疼痛と認識することで起こる。遠く離れた部位に疼痛を訴える場合、特に放散痛という。

3．×　深部痛は体性痛のなかの、筋肉・腱・骨などで起こる疼痛である。

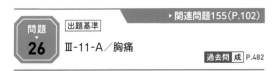

▶関連問題155（P.102）

問題 **26**　出題基準　Ⅲ-11-A／胸痛

過去問 成 P.482

[解答] 2

表5　消化管ホルモン

分泌ホルモン	分泌要因（刺激）	分泌部位	主な作用
ガストリン（酸性化）	食物による拡張 幽門部pH上昇	胃・十二指腸G細胞	胃酸・ペプシノゲン分泌の促進 胃壁細胞の増殖 下部食道括約筋収縮、幽門括約筋・オッディ括約筋の弛緩
セクレチン（アルカリ化）	十二指腸のpH低下	十二指腸S細胞	膵液分泌の促進 胃酸分泌の抑制 幽門括約筋の収縮 胆汁産生の促進
コレシストキニン（CCK）	消化管へのアミノ酸・脂肪酸刺激	十二指腸・空腸のI細胞	胆嚢の収縮 膵液（酵素）分泌の促進 オッディ括約筋の弛緩
ソマトスタチン	ガストリン・セクレチン・CCK刺激	胃・十二指腸・膵島のD細胞	ガストリン・セクレチン等、消化管ホルモンの全体抑制
モチリン	空腹	小腸M細胞	消化管運動促進
グレリン		胃底腺の内分泌細胞	食欲促進

池西靜江, 石束佳子, 阿形奈津子 編：看護学生スタディガイド2025. 照林社, 東京, 2024：616. より引用

表6　疼痛の種類

種類	原因		疼痛の特徴
1. 体性痛	1）表在痛	皮膚、皮下組織、粘膜への刺激・損傷による	圧・温度にも反応 限局的
	2）深部痛	筋肉、腱、骨、漿膜などの炎症、浮腫、壊死などによる化学的刺激による	持続的、疼痛部位はわかりやすい、体動で増強
2. 内臓痛	管腔臓器のおもに平滑筋のけいれんや拡張刺激、実質臓器の牽引、腫脹、虚血などの皮膜伸展により起こる		非限局的、さまざまな痛みの訴えあり、周期的・間欠的
3. 関連痛	内臓痛が脊髄内で他の部位から入るニューロンと交錯し、疼痛が発生した部位と違う部位の痛みと感じられる。遠く離れた部位に疼痛を生じる場合は放散痛という		原因の部位と違うので注意、原因が解消しても残ることがある

4．×　表在痛は体性痛のなかの、皮膚・皮下組織などで起こる疼痛である。

▶関連問題164（P.108）

問題 27
出題基準
Ⅲ-11-A／乏尿、無尿、頻尿、多尿
過去問 成 P.584

[解答]3

[解説]多尿は尿量の異常である。成人の正常な尿量は、飲水量や不感蒸泄などに影響を受けるが、おおむね1,000～1,500mL/日である。この量が少なくなる場合、400mL/日以下を乏尿、100mL/日以下を無

尿という。多尿は2,500mL/日以上の尿量を指す。多尿のおもな原因は、①腎臓で水の再吸収を促進する抗利尿ホルモン（バソプレシン）の分泌低下、②尿の濃度が濃くなって起こる浸透圧利尿、③慢性腎不全などによる腎萎縮、④心因性の多飲（水中毒など）である。

1．×　アルドステロンは腎臓からのナトリウムの再吸収を促進し、体液量を増やすはたらきがある。したがって、アルドステロンの分泌が過剰になると、尿量は減少する。

2．×　バソプレシンは腎臓の集合管で水の再吸収を促進する。したがって、バソプレシンの分泌が過剰になると、尿量は減少する。

3．○　高血糖が持続する状態（糖尿病など）になると、尿の浸透圧が高くなり、浸透圧利尿が起こり、多尿が生じる。

4．×　水欠乏性脱水は、脱水で細胞外液の水分量が減少するため、循環血液量の減少により、尿量も減少する。

▶関連問題165（P.108）

問題 28
出題基準
Ⅲ-11-A／浮腫
過去問 疾 P.105

[解答]2

[解説]1．×　脱水時の皮膚は張りがなくなり、ツルゴール反応は低下する。手の甲の皮膚をつまみ上げて離し、2秒以内に戻らなければ脱水を疑う。

2．○　写真は浮腫の圧痕である（**P.236図5**）。

3．×　変性とは、細胞が障害されて生じる可逆性の構造・機能の変化をいう。皮膚が変性を起こすと、一

必修模試⑤

235

般的に異常乾燥、肌荒れなどがみられる。

4. ×　壊死とは障害による細胞死である。皮膚の構造と機能は障害され、不可逆的である。皮膚の一部に黒色変化が起こり、通常の皮膚組織ではなくなる。

図5　浮腫の触診方法

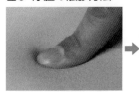 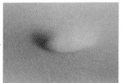

● 浮腫のある部位を確認し、浮腫の程度を観察するため、母指または示指で5秒程度圧迫する

● 圧迫を解除し、圧痕の深さと元の皮膚の状態に戻るまでの時間を計測する

問題 29　出題基準　▶関連問題172-176（P.111-113）

Ⅲ-11-B／生活習慣病

過去問 成 P.395-397

［解答］1

［解説］生活習慣病とは「食習慣、運動習慣、休養、喫煙、飲酒などの生活習慣がその発症、進行に関与する疾患群」をいう。

1. ○　生活習慣病には、高血圧症、脂質異常症、肥満とやせ、脳血管疾患、心疾患などがある。

2. ×　百日咳菌による飛沫感染によって発症する感染症である。

3. ×　1型糖尿病は、膵臓のB（β）細胞の破壊に伴う絶対的インスリン欠乏によって起こる。B（β）細胞破壊の原因は、自己免疫関与によるものと特発性のものがある。生活習慣病とはいえない。生活習慣が関与しているのは2型糖尿病である。

4. ×　関節リウマチは膠原病の1つで、炎症性自己免疫疾患である。生活習慣がその発症要因とはいえない。

問題 30　出題基準　▶関連問題181-185（P.115-117）

Ⅲ-11-B／感染症

過去問 基 P.290
過去問 老 P.770

［解答］4

［解説］ウイルス性下痢症の代表的なものはロタウイルス、ノロウイルスによるものがある。食中毒の原因物質としてその数が多いのはノロウイルス感染症である。

1. ×　ノロウイルス感染症は秋から冬が多い。

2. ×　カキなどの2枚貝の生食によること、患者の下痢便や嘔吐物などからの経口感染が多い。

3. ×　ノロウイルスに対する免疫は感染しても短期

間しか持続せず、何度も感染する。ワクチンが開発されているのはロタウイルスである。

4. ○　ノロウイルスには次亜塩素酸ナトリウムが有効で、アルコールや逆性石けんなどは効果がない。

問題 31　出題基準　▶関連問題192-194（P.120-121）

Ⅲ-11-B／高齢者の疾患

過去問 老 P.779

［解答］1

［解説］1. ○　発症のしかたは、認知症は緩徐で漸進的であるが、せん妄は急激に出現する。

2. ×　経過は、せん妄は可逆的であるが、認知症は不可逆的である。

3. ×　せん妄ではしばしば幻覚が出現することがあるが、認知症では一部の病型を除いて幻覚の出現は少ない。

4. ×　認知症では見当識障害は重症になってから出現する。

問題 32　出題基準　▶関連問題196-197（P.122）

Ⅲ-11-C／
血液生化学検査

過去問 成 P.563

［解答］3

［解説］腎臓の機能は、①物質代謝の分解産物や体内の有害物質を排泄する役割と同時に、②血漿中の過剰な酸・塩基、水などを尿として排泄し、体内の水や電解質を調節する役割がある。したがって、腎臓の機能が低下すると、不要な老廃物の排泄や水・電解質の調節が難しくなる。

1. ×　アルブミンは血漿タンパクの約6割を占めるもので、おもに肝臓で合成される。したがって、血清アルブミン値の低下は肝臓の機能低下や低栄養でみられる。

2. ×　血清カルシウム値の増加は、主に副甲状腺ホルモン（パラソルモン）の分泌過多によるものが多い。腎臓ではカルシウムの再吸収を行うため、慢性的な腎機能低下は、低カルシウム血症をきたすことがある。

3. ○　クレアチニンは、クレアチンの最終代謝産物である。クレアチンは筋肉に存在し、筋肉の収縮に必要な物質である。筋肉の収縮により産生されたクレアチニンは腎臓で濾過された後、再吸収されないので、糸球体濾過量の指標となり、糸球体濾過量が減少することで血清クレアチニン値が増加する。

4. ×　ビリルビンは肝臓で代謝を受けて直接型ビリ

ルビンになるが、血清ビリルビン値の上昇は黄疸の指標であり、肝臓の機能低下などで増加する。

▶関連問題199(P.123)

問題 33　出題基準　Ⅲ-11-C／尿検査

［解答］1
［解説］1．○　水分の過剰摂取では尿量が多くなるとともに、尿比重は低下する。
2．×　糖尿病は高浸透圧利尿で多尿になるが、尿糖陽性になり、尿比重は低下しない。
3．×　発汗多量は尿量が減少することで、尿比重は上昇する。
4．×　下痢では体液を喪失するため尿量は減少し、尿比重は上昇することが多い。

▶関連問題211(P.128)

問題 34　出題基準　Ⅲ-12-A／免疫療法薬

［解答］1
［解説］インターフェロンは、病原微生物や腫瘍細胞などの異物の体内侵入に反応して細胞が分泌する蛋白質であり、免疫を増強するはたらきがある。免疫療法薬には、免疫増強薬と免疫抑制薬がある。免疫増強薬にはインターフェロン製剤やヒト免疫グロブリンなどがある。インターフェロン製剤はおもにウイルス感染症（肝炎など）やがんに使用される。免疫抑制薬は自己免疫疾患や臓器移植時の拒絶反応などに使用される。
1．○　インターフェロン製剤は、体内の生物学反応（NK細胞や細胞傷害性T細胞）を活性化して、がん細胞を破壊するはたらきをする。
2．×　インターフェロン製剤は、おもにウイルス感染に効果を発揮する。結核菌には抗結核薬を使用する。
3.4．×　関節リウマチや全身性エリテマトーデスは自己免疫疾患と考えられており、免疫抑制薬を使用する。

▶関連問題203(P.124)

問題 35　出題基準　Ⅲ-12-A／狭心症治療薬

過去問　疾　P.125

［解答］3

［解説］ニトログリセリンは硝酸薬であり、体内で一酸化窒素を放出し、血管平滑筋を弛緩させる作用がある。そのため、冠動脈の拡張により狭心症の症状を改善することが期待できる。
1．×　血管拡張作用により、血圧の低下がみられる。
2．×　舌下錠は舌の下に入れて唾液で溶解し、粘膜から吸収する。経口薬のように消化管を経由し、肝臓での代謝（初回通過効果）は受けない。
3．○　血管拡張作用により、起立性低血圧やめまいが生じるため、仰臥位または座位で服用する。
4．×　噛まずに、舌下で溶解するのを待つ。飲み込まない。

▶関連問題213(P.129)

問題 36　出題基準　Ⅲ-12-A／糖尿病治療薬

［解答］1
［解説］一般に注射薬では「mL」を単位として表記されることが多いが、インスリンは、さらに少ない量で使用される。そのため、量を間違えないように1単位を0.01mLと定めている。つまり、10単位が0.1mL（1.○）、100単位が1mLである。

▶関連問題204(P.125)

問題 37　出題基準　Ⅲ-12-A／抗血栓薬

過去問　疾　P.132

［解答］1
［解説］抗血栓薬の副作用には出血傾向があり、投与を控えるか、投与しなければならないときには細心の注意が必要である。抗血栓薬のなかには、血栓溶解薬（血液凝固でできた血栓を溶かす薬）、抗血小板薬（血小板の粘着、凝集能を阻害する薬）、抗凝固薬（血栓の進展を防止する薬）の3つがある。いずれも副反応に出血傾向がある。
1．○　アスピリンは酸性抗炎症薬であるが、抗血小板薬の作用もある。副反応に出血傾向がある。
2．×　アトロピンは抗コリン作用薬である。抗コリン作用により眼圧上昇や排尿困難のおそれがあり、緑内障や前立腺肥大時には投与してはならない（禁忌）。
3．×　イソニアジドは抗結核薬である。副反応では末梢神経炎や肝機能障害に注意が必要である。
4．×　フロセミドはループ利尿薬である。副反応では低カリウム血症に注意が必要である。

問題 38 出題基準 Ⅳ-13-B／看護過程

▶ 関連問題224-227（P.135-136）

過去問 基 P.272, 273

［解答］4

［解説］看護記録の方式は、PONR（問題志向型看護記録）とフォーカスチャーティングの2つがよく用いられる。PONR（問題志向型看護記録）は患者の健康上の問題に焦点をあてて、問題解決状況を追い、問題解決をめざす記録方式である。フォーカスチャーティングはその日の患者の状態に応じて、記録者がフォーカス（焦点化）した内容について書く方式である（**表7**）。

1. × PONRの説明である。
2. × 医療者が共有できる記録方式である。
3. × PONRの説明である。
4. ○ フォーカスチャーティングの説明であり、正しい。

問題 39 出題基準 Ⅳ-13-C／バイタルサインの観察

▶ 関連問題228（P.137）

過去問 基 P.274, 275

［解答］1

［解説］1. ○ 成人の脈拍の基準値は60〜90/分である。頻脈は100/分以上である。
2. × 25/分以上は、頻呼吸である。
3. × 腋窩温で平熱は36.0〜37.0℃である。
4. × 収縮期血圧140〜159mmHgかつ/または拡張期血圧90〜99mmHgでⅠ度の高血圧である。

問題 40 出題基準 Ⅳ-13-C／意識レベルの評価

▶ 関連問題229（P.138）

過去問 基 P.276

［解答］2

［解説］ジャパン・コーマ・スケール（JCS）は急性期の患者の意識状態を評価するのに用いられる。刺激に対する覚醒状況を評価する（**P.138表2**参照）。

1. × 10は呼びかけで容易に開眼するである。痛み刺激で払いのける動作をするのは100である。
2. ○ Rは不穏状態を表している。
3. × 尿失禁はIで表す。
4. × 自発性喪失はAで表す。

問題 41 出題基準 Ⅳ-14-B／摘便

▶ 関連問題240（P.146）

［解答］3

［解説］摘便は、直腸下部に便が停滞し自力で排泄ができない場合に、用手的に排出させる方法で、緩下薬や浣腸などでは便秘の解決ができない場合に行う。

1. × 直腸下部に便の停滞がみられるときに行う。
2. × 緩下薬や浣腸などで便秘が解決できないときに行う。
3. ○ ディスポーザブル手袋を着用したうえで、便を掻き出すときに直腸を傷つけないよう、潤滑剤としてワセリンを十分に示指に塗って実施する。
4. × 肛門括約筋を緩めるために、口呼吸をするように促す。摘便後に残便を排泄するときには腹圧をかけてもらうとよい。

問題 42 出題基準 Ⅳ-14-C／睡眠

▶ 関連問題246（P.150）

過去問 人 P.16

［解答］2

［解説］睡眠は大脳を休ませ、身体を休ませ、回復を図るために必要である。睡眠は、脳波により、レム睡眠（身体の眠り）とノンレム睡眠（脳の眠り）の2種類に大別できる。レムとは、急速眼球運動（rapid eye

表7 記録の種類と特徴

	特徴	記述方法
PONR （問題志向型看護記録）	対象の問題に焦点を合わせ、科学的・分析的に記録し、問題解決をめざす記録方式	S：Subjective data、主観的情報 O：Objective data、客観的情報 A：Assessment、アセスメント P：Plan、計画
フォーカスチャーティング	記録者が注目しているものを記録し、対象がもつ問題や目標などにフォーカス（焦点）を当てる記録方式	D：Data、情報 A：Action、行為 R：Response、反応
経時的経過記録	バイタルサイン、体重、処置などの看護記録を経時的にまとめた記録用紙	バイタルサインはグラフとして記す。観察項目、処置などは項目ごとに記す

池西靜江, 石束佳子, 阿形奈津子 編：看護学生スタディガイド2025. 照林社, 東京, 2024：260. より引用

movement：REM）を指し、夢をみている状態で、呼吸も不規則で、骨格筋は弛緩しているが、顔や指先がピクピク動くことがある。一方、ノンレム睡眠は、身体のみならず脳も眠る深い眠りである。睡眠時間の前半に多くみられる（**P.16表13**参照）。

1．×　前述のとおり、眼球運動はレム睡眠の特徴である。

2．○　ノンレム睡眠は脳の眠りで、脳波はデルタ波がみられる。

3．×　睡眠中は尿意を感じずに長い時間寝ることができる。これは抗利尿ホルモンの分泌による。したがって、抗利尿ホルモンの分泌が低下することはない。

4．×　ノンレム睡眠では呼吸は規則的になる。

問題 **43** ┃ 出題基準 ┃ ▶関連問題300（P.180）
IV-16-G／
褥瘡の予防・処置
過去問 基 P.356

［解答］1

［解説］1．○　知覚の認知、湿潤、活動性、可動性、栄養状態、摩擦とずれの6項目について評価し、病院では14点、在宅・施設では17点以下を褥瘡発生のリスクが高いと判断する。予測スケールである。

2．×　褥瘡重症度分類である。Dは深さ、Eは滲出液、Sは大きさ、Iは炎症/感染の有無、Gは肉芽組織、Nは壊死組織であり、これにP（ポケット）を加えて深さを除外した6項目の合計点で、重症度を判定する。

3．×　肝硬変の重症度分類である。肝性脳症、腹水、血清アルブミン値、プロトロンビン（PT）時間、血清総ビリルビン値の5項目を評価する。

4．×　進行性大腸癌の注腸造影でみられる、りんごの芯様にみえる像をアップルコアサインという。

問題 **44** ┃ 出題基準 ┃ ▶関連問題270（P.163）
IV-15-C／滅菌と消毒

［解答］2

［解説］使用する消毒液の量＝作成する消毒薬の量×希釈する濃度（％）÷使用する消毒液の濃度（％）で計算する。

　1,000×0.1÷10＝10で、10mL必要である（2．○）。

問題 **45** ┃ 出題基準 ┃ ▶関連問題264（P.159）
IV-15-C／
感染経路別予防策
過去問 基 P.286

［解答］4

［解説］飛沫は直径5μmより大きく、マスクはサージカルマスクで効果がある。同時に飛沫が飛ぶ範囲はおおむね1mであり、距離をとることが有効である。

1．×　原則個室管理が望ましい。病室の都合で多床室になった場合は、ベッド間隔を1m以上あけて、カーテンで仕切るようにするとよい。

2．×　原則必要時以外は室外に出ないのが望ましい。必要な用件で室外に出るときは、飛沫の大きさからサージカルマスクの着用が有効である。

3．×　咳エチケットにはマスクの着用のほか、「ティッシュ・ハンカチなどで口や鼻を覆う」「上着の内側や袖で口や鼻を覆う」などがあり、患者には心がけてもらう必要がある。

4．○　前述のとおり、サージカルマスクでよい。

問題 **46** ┃ 出題基準 ┃ ▶関連問題275（P.167）
IV-16-B／与薬方法
過去問 基 P.365

［解答］1

［解説］15％塩化カリウム注射液は点滴静脈内注射のみで使用する（1．○、2．3．4．×）。

　塩化カリウム注射液は急速に血中濃度が高くなると、心臓伝導障害が起こり、心停止も起こりうる重大な副作用がある。したがって、用法・用量を厳守して、医療事故を防ぐ必要がある。

　用法・用量は、必ず、5％ブドウ糖液や生理食塩水などの希釈液で希釈して使用し、1分間に8mLを超えない速度で投与する、といった細かい注意が必要である。また、腎障害による乏尿の患者や高カリウム血症の患者には使用禁忌のため注意する。

問題 **47** ┃ 出題基準 ┃ ▶関連問題275（P.167）
IV-16-B／与薬方法
過去問 基 P.359

［解答］3

［解説］1．×　舌下錠は、舌を挙上してもらい、舌下の中央部におく。ニトログリセリンは舌下錠で、すみやかに吸収させる目的で使用する。

2．×　トローチは、舌の上におく。できるだけ噛ま

必修模試 ⑤

ずに口腔内でゆっくり溶解させる。

3. ○ そのとおり。バッカル錠は、臼歯と頬の間に挿入し、唾液で溶解しながらゆっくり吸収させる。舌下錠とは反対にゆっくり溶解・吸収させる目的で使用する。

4. × チュアブル錠は、小児や高齢者用に、口腔内で溶解しても、噛んでもよく、水なしで飲めるように開発された。

▶関連問題282（P.170）
問題▼48
出題基準
IV-16-D／採血後の観察内容、採血に関連する有害事象

［解答］1
［解説］採血に関連する有害事象には、神経損傷、血管迷走神経反応、感染症、皮下血腫・止血困難、そして、アレルギー過敏症などがある。

1. ○ 穿刺部の周りの神経を損傷する有害事象を確認している。深い位置の静脈穿刺をできるだけ避け、刺入角度も30度を超えないなどの対応が必要である。強い痛みや手のしびれがあれば神経損傷を疑い、抜針する必要がある。

2. × 血管迷走神経反応〈VVR〉は、採血時の有害事象として最も多い。採血中や採血後に不安や緊張などにより迷走神経が興奮して起こるさまざまな症状の総称である。血圧低下、徐脈、悪心などがみられる。重症の場合には、意識消失、けいれんにいたることもある。リラックスできる環境づくりを行うが、症状がみられたら採血を中止して、バイタルサインが安定するのを待つ必要がある。

3. × 採血に関連した有害事象に、穿刺による感染がある。局所の発赤、腫脹、熱感などがみられる。予防が重要で、①皮膚消毒を確実に行う、②採血時の手袋着用、③清潔な器具の使用などで防ぐことができる。

4. × 皮下血腫は、止血が不十分なために起こる。通常5分間の圧迫止血で止血する。必要に応じて止血ベルトを着用することもある。抗凝固薬を使用している患者は止血時間が長引くので注意が必要である。

▶関連問題297（P.178）
問題▼49
出題基準
IV-16-F／止血法

過去問 基 P.373

［解答］2
［解説］全血液量の約20％を失うとショック状態になり、30％以上になると死に至る。循環血液量の喪失

図6　間接的圧迫止血をする部位

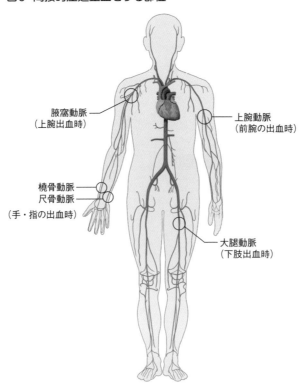

腋窩動脈（上腕出血時）
上腕動脈（前腕の出血時）
橈骨動脈
尺骨動脈
（手・指の出血時）
大腿動脈（下肢出血時）

を防ぐ目的で止血法が行われる。

止血法には直接的圧迫止血法（出血部位を直接ガーゼなどで圧迫する）と間接的圧迫止血法がある。間接的圧迫止血法は直接的圧迫止血法で止血できない場合、出血部位の中枢側の動脈を止血帯などで圧迫する。

1．× 出血部位を心臓より高い位置に置く。この場合、上肢は挙上する。

2．○ 直接的・間接的圧迫止血法の場合は、感染予防として、手袋をつける。災害時などはビニール袋やラップなどで代用する。

3．× 間接的圧迫止血法は出血部位に近い中枢側の動脈を圧迫する。この場合は上腕動脈を圧迫する。

4．× 30分以上止血を続ける必要がある場合には、30分に1回、止血帯をゆるめ、血流を再開させる必要がある。

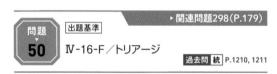

▶関連問題298（P.179）

問題 **50** 〔出題基準〕 Ⅳ-16-F／トリアージ

〔過去問〕続 P.1210, 1211

［解答］4

［解説］スタート法で最初に確認するのは歩行可能か否かである（**図7**、4．○）。選択肢を評価する順番で並べると、4．歩行→2．呼吸→3．橈骨動脈触知→1．簡単な指示に応じるか、となる。

図7 START法を用いた1次トリアージ

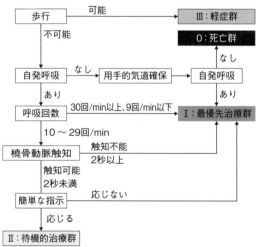

図8 トリアージタッグ（例）とトリアージ区分

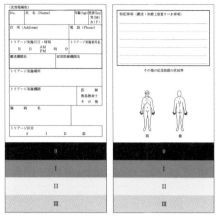

0	黒	救命不能群	生命徴候のないもの、その状況では明らかに救命の可能性がない状態
Ⅰ	赤	緊急（最優先）治療群	生命の危険が迫っており、すぐに処置が必要な状態
Ⅱ	黄	準緊急（待機）治療群	2～3時間処置を遅らせても救命可能な状態
Ⅲ	緑	保留（軽症）治療群	軽症外傷（通院が可能な程度）

国試にでる統計一覧

【総人口［人口推計（2022年（令和4年）10月1日現在）］】

総人口	男性	女性
1億2,494万7,000人	6,075万8,000人	6,418万9,000人

【年齢別人口［人口推計（2022年（令和4年）10月1日現在）］】

	年少人口 （0～14歳）	生産年齢人口 （15～64歳）	老年人口 （65歳以上）
人口（千人）	14,503	74,208	36,236
構成割合（%）	11.6	59.4	29.0

【労働人口［労働力調査（令和4年平均）］】

労働力人口			完全失業率
総数	男性	女性	
6,902万人	3,805万人	3,096万人	2.4%

【世帯構造別にみた世帯数（令和4年国民生活基礎調査）】

総数	単独世帯	夫婦のみの世帯	夫婦と未婚の子のみの世帯	ひとり親と未婚の子のみの世帯	三世代世帯
5,431万 世帯 （100%）	1,785万2,000 世帯 （32.9%）	1,333万 世帯 （24.5%）	1,402万2,000 世帯 （25.8%）	366万6,000 世帯 （6.8%）	208万6,000 世帯 （3.8%）

【65歳以上の者のいる世帯の世帯構造（令和4年国民生活基礎調査）】

65歳以上の者の いる世帯	全世帯に占める割合	単独世帯	夫婦のみの世帯	親と未婚の子 のみの世帯	三世代世帯
2,747万4,000 世帯	50.6%	873万世帯 （31.8%）	882万1,000世帯 （32.1%）	551万4,000世帯 （20.1%）	194万7,000世帯 （7.1%）

【婚姻・離婚（令和4年人口動態統計）】

婚姻件数	婚姻率	離婚件数	離婚率	平均初婚年齢
50万4,930組	4.1（人口千対）	17万9,099組	1.47（人口千対）	夫31.1歳 妻29.7歳

【出生の動向（令和4年人口動態統計）】

出生数	出生率	合計特殊出生率
77万759人	6.3	1.26

【母の年齢（5歳階級）別　出生数（令和4年人口動態統計）】

総数	14歳以下	15〜19歳	20〜24歳	25〜29歳
77万759人	27人	4,531人	5万2,850人	20万2,505人
30〜34歳	35〜39歳	40〜44歳	45〜49歳	50歳以上
27万9,517人	18万3,327人	4万6,338人	1,600人	58人

【母の年齢（5歳階級）別　合計特殊出生率（令和4年人口動態統計）】

総数	15〜19歳	20〜24歳	25〜29歳
1.26	0.0085	0.0921	0.3483
30〜34歳	35〜39歳	40〜44歳	45〜49歳
0.4706	0.2722	0.0629	0.0019

【死亡の動向（令和4年人口動態統計）】

死亡数	乳児死亡数	新生児死亡数	自然増減
156万9,050人	1,356人	609人	△79万8,291人
自然死産数	人工死産数	周産期死亡数	
7,391胎	7,788胎	2,527胎	

【粗死亡率・年齢調整死亡率（令和4年人口動態統計）】

粗死亡率（人口千対）			年齢調整死亡率（人口千対）	
総数	男	女	男	女
12.9	13.5	12.3	14.4	7.9

【死因順位（令和4年人口動態統計）】

順位	死因	死亡数（人）	死亡総数に占める割合（%）
1位	悪性新生物〈腫瘍〉	385,797	24.6
2位	心疾患	232,964	14.8
3位	老衰	179,529	11.4
4位	脳血管疾患	107,481	6.9
5位	肺炎	74,013	4.7
6位	誤嚥性肺炎	56,069	3.6
7位	不慮の事故	43,420	2.8
8位	腎不全	30,739	2.0
9位	アルツハイマー病	24,860	1.6
10位	血管性等の認知症	24,360	1.6
	全死因	1,569,050	100.0

【平均寿命・健康寿命】

平均寿命（令和4年簡易生命表）		健康寿命（令和元年、厚生労働省「第16回健康日本21（第二次）推進専門委員会資料」）	
男	女	男	女
81.05年	87.09年	72.68年	75.38年

【有訴者・通院者（令和4年国民生活基礎調査）】

	有訴者		通院者	
有訴者率／通院者率	276.5（人口千対）		417.3（人口千対）	
性別	男	女	男	女
有訴者率／通院者率	246.7（人口千対）	304.2（人口千対）	401.9（人口千対）	431.6（人口千対）
主な症状・傷病	①腰痛 ②肩こり	①腰痛 ②肩こり	①高血圧症 ②糖尿病	①高血圧症 ②脂質異常症

【受療率（令和2年患者調査）】

	入院（人口10万対）		外来（人口10万対）	
率（総数）	960		5,658	
高い傷病	①精神及び行動の障害 ②循環器系の疾患		①消化器系の疾患 ②健康状態に影響を及ぼす要因及び保健サービスの利用	
性別	男	女	男	女
率	910	1,007	4,971	6,308
高い年齢階級	90歳以上	90歳以上	80～84歳	75～79歳
低い年齢階級	5～9歳	5～9歳	20～24歳	15～19歳

【健康に関する割合（令和元年国民健康・栄養調査）】
●肥満者とやせの者の割合

	肥満者（BMI≧25kg/m²）			やせの者（BMI＜18.5kg/m²）		
	総数	高い年齢階級	低い年齢階級	総数	高い年齢階級	低い年齢階級
男	33.0%	40～49歳	20～29歳	3.9%	20～29歳	40～49歳
女	22.3%	60～69歳	20～29歳	11.5%	20～29歳	60～69歳

●運動習慣のある者の割合（20歳以上）

	総数	高い年齢階級	低い年齢階級
男	33.4%	70歳以上	40～49歳
女	25.1%	70歳以上	30～39歳

【病床区分別　平均在院日数（令和4・3年病院報告）】

	全病床	精神病床	感染症病床	結核病床
令和4年	27.3日	276.7日	10.5日	44.5日
令和3年	27.5日	275.1日	10.1日	51.3日
	療養病床	一般病床	介護療養病床	介護療養病床を除く全病床
令和4年	126.5日	16.2日	307.8日	27.2日
令和3年	131.1日	16.1日	327.8日	27.3日

【国民医療費（令和2年度）】

	総数	65歳未満	65歳以上	70歳以上（再掲）	75歳以上（再掲）
国民医療費（億円）	429,665	165,350	264,315	224,296	167,784
人口1人当たり（千円）	340.6	183.5	733.7	807.1	902.0

【就業している看護師の就業場所別割合（令和4年衛生行政報告例、実人員）】

就業場所	病院	診療所	訪問看護ステーション	介護保険施設等	社会福祉施設
看護師	67.8%	13.7%	5.4%	7.7%	1.7%
准看護師	34.3%	32.8%	2.1%	24.7%	4.0%

【児童・生徒の疾病・異常被患率（令和3年度学校保健統計調査）】

	1位（一番高い疾病）	2位（二番目に高い疾病）
幼稚園	むし歯（う歯） 26.5%	裸眼視力1.0未満 24.8%
小学校	むし歯（う歯） 39.0%	裸眼視力1.0未満 36.9%
中学校	裸眼視力1.0未満 60.7%	むし歯（う歯） 30.4%
高等学校	裸眼視力1.0未満 70.8%	むし歯（う歯） 39.8%

【業務上疾病発生件数・総数に対する割合（令和3年業務上疾病発生状況等調査）】

総数	負傷に起因する疾病		病原体による疾病
28,071人	24.0%	うち災害性腰痛 20.8%	69.4%※
物理的因子による疾病	作業態様に起因する疾病	化学物質による疾病	じん肺症およびじん肺合併症
2.7%	1.5%	0.9%	0.5%

※うち新型コロナウイルス感染症罹患によるもの68.9%

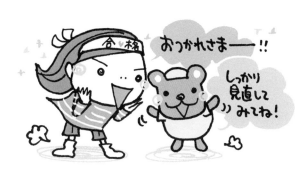

索 引

かんごししこくし
看護師国試 2025
ひっしゅうもんだい かんぜんよそう もん
必修問題 完全予想550問

2009年11月4日	第1版第1刷発行
2010年7月14日	第2版第1刷発行
2011年7月13日	第3版第1刷発行
2012年7月4日	第4版第1刷発行
2013年10月5日	第5版第1刷発行
2014年7月23日	第6版第1刷発行
2015年7月22日	第7版第1刷発行
2016年8月3日	第8版第1刷発行
2017年7月25日	第9版第1刷発行
2018年7月15日	第10版第1刷発行
2019年7月24日	第11版第1刷発行
2020年7月15日	第12版第1刷発行
2021年7月20日	第13版第1刷発行
2022年7月25日	第14版第1刷発行
2023年7月24日	第15版第1刷発行
2024年7月22日	第16版第1刷発行

編　集　　看護師国家試験対策プロジェクト
かんごしこっかしけんたいさく
発行者　　有賀　洋文
発行所　　株式会社照林社
　　　　　〒112-0002
　　　　　東京都文京区小石川2丁目3-23
電　話　　03-3815-4921（編集）
　　　　　03-5689-7377（営業）
https://www.shorinsha.co.jp/
印刷所　　大日本印刷株式会社

検印省略（定価は表紙に表示してあります）
ISBN978-4-7965-2755-2
©Shorinsha/2024/Printed in Japan

別冊付録　必修模試　解答一覧

模試①

問題	1	2	3	4	5	6	7	8	9	10	11	12	13	14	15	16	17	18	19	20	21	22	23	24	25
解答	3	3	2	4	2	2	4	3	4	1	4	3	1	2	1	2	1	1	2	4	2	1	2	1	3

問題	26	27	28	29	30	31	32	33	34	35	36	37	38	39	40	41	42	43	44	45	46	47	48	49	50
解答	4	3	4	2	2	3	3	2	2	3	3	3	3	1	2	4	2	4	1	1	2	1	2	2	4

模試②

問題	1	2	3	4	5	6	7	8	9	10	11	12	13	14	15	16	17	18	19	20	21	22	23	24	25
解答	2	3	1	4	1	2	2	2	1	4	4	2	2	3	1	2	5	2	4	2	2	3	4	2	4

問題	26	27	28	29	30	31	32	33	34	35	36	37	38	39	40	41	42	43	44	45	46	47	48	49	50
解答	4	1	4	1	2	2	2	3	4	3	3	1	3	4	2	2	2	3	1	2	2	4	4	3	1

模試③

問題	1	2	3	4	5	6	7	8	9	10	11	12	13	14	15	16	17	18	19	20	21	22	23	24	25
解答	2	2	2	3	4	3	3	4	2	2	1	5	2	1	2	3	3	2	2	3	2	2	1	3	4

問題	26	27	28	29	30	31	32	33	34	35	36	37	38	39	40	41	42	43	44	45	46	47	48	49	50
解答	1	4	3	1	2	2	2	3	4	3	2	3	2	4	4	4	5	3	1	2	4	3	2	4	5

模試④

問題	1	2	3	4	5	6	7	8	9	10	11	12	13	14	15	16	17	18	19	20	21	22	23	24	25
解答	2	1	2	3	1	2	4	1	3	2	1	4	3	4	3	2	3	3	1	2	2	2	2	2	3

問題	26	27	28	29	30	31	32	33	34	35	36	37	38	39	40	41	42	43	44	45	46	47	48	49	50
解答	3	1	1	2	1	2	1	1	4	2	3	4	4	3	2	4	2	3	1	4	2	3	1	4	2

模試⑤

問題	1	2	3	4	5	6	7	8	9	10	11	12	13	14	15	16	17	18	19	20	21	22	23	24	25
解答	2	2	3	4	1	3	3	3	4	3	2	4	4	2	3	3	4	2	4	2	4	3	3	4	2

問題	26	27	28	29	30	31	32	33	34	35	36	37	38	39	40	41	42	43	44	45	46	47	48	49	50
解答	2	3	2	1	4	1	3	1	1	3	1	1	1	4	1	2	3	2	1	2	4	1	3	1	2